U0221612

编辑委员会

Construction and Application of
Healthy Ningbo Development Index

健康宁波发展指数
构建及应用

孙统达　王幸波　等　/编著

ZHEJIANG UNIVERSITY PRESS
浙江大学出版社
·杭州·

图书在版编目(CIP)数据

健康宁波发展指数构建及应用 / 孙统达等编著. —
杭州：浙江大学出版社，2022.12
ISBN 978-7-308-23280-7

Ⅰ. ①健… Ⅱ. ①孙… Ⅲ. ①医疗保健事业—发展—
指数—研究—宁波 Ⅳ. ①R199.2

中国版本图书馆 CIP 数据核字(2022)第 222286 号

健康宁波发展指数构建及应用

JIANKANG NINGBO FAZHAN ZHISHU GOUJIAN JI YINGYONG

孙统达　王幸波　等　编著

策划编辑	吴伟伟
责任编辑	陈　翮
责任校对	丁沛岚
封面设计	春天书装
出版发行	浙江大学出版社
	（杭州市天目山路 148 号　邮政编码 310007）
	（网址：http://www.zjupress.com）
排　　版	杭州晨特广告有限公司
印　　刷	广东虎彩云印刷有限公司绍兴分公司
开　　本	710mm×1000mm　1/16
印　　张	19.5
字　　数	320 千
版 印 次	2022 年 12 月第 1 版　2022 年 12 月第 1 次印刷
书　　号	ISBN 978-7-308-23280-7
定　　价	78.00 元

序

"民生为本，健康为先"，健康已成为人民群众最关心、最直接、最现实的民生福祉，健康中国建设也已成为中国式现代化的重要目标之一。习近平总书记在党的二十大报告中再次强调"推进健康中国建设，把保障人民健康放在优先发展的战略位置"，遵循"为民造福是立党为公、执政为民的本质要求"，坚持"人民至上、生命至上"的执政理念，把人民群众的生命安全和身体健康放在第一位。回顾 2018 年 11 月颁布《"健康中国 2030"规划纲要》以来，国家确立了新时代卫生与健康工作方针，把建设健康中国和积极应对人口老龄化上升为国家战略，开启了健康中国建设新征程，走出了一条中国特色卫生健康事业改革发展新路子。中国的主要健康指标部分已超过中高收入国家，并经受住新冠肺炎疫情的应急、阻击和常态化防治的全局性考验。卫生健康在现代化建设中的基础性地位和全局性作用更加凸显，为开启全面建设社会主义现代化国家新征程奠定了坚实的健康基础[1]。

宁波是浙江"两个先行"的前哨阵地。近年来，宁波市委、市政府紧紧围绕健康中国战略和浙江省委、省政府健康浙江建设工作部署，切实强化健康优先发展理念，将健康融入所有政策，紧扣"共建共享、全民健康"主题，聚焦卫生健康领域发展不平衡不充分的突出短板，立足"全人群、全方位和全周期"推进健康宁波行动；基于大数据分析，建立了健康宁波指标、政策、工作和评价四大体系，在精准防控新冠肺炎疫情、科学推动卫生创新等一系列的改革举措中展示了宁波特色。健康宁波建设为健康中国建设提供了鲜活的宁波经验和可复制的宁波范例。

习近平总书记在二十大报告中提出健康中国建设新目标，包括"建立生育支持政策体系""实施积极应对人口老龄化国家战略""促进中医药传承创新发展""健全公共卫生体系""加强重大疫情防控救治体系和应急能力建

---

[1] 马晓伟.传承党领导卫生健康事业百年经验 在新征程上推动健康中国建设迈上新台阶[N].学习时报，2022-01-12.

设,有效遏制重大传染性疾病传播"等。健康中国建设是我国全面建成小康社会、开启全面建设社会主义现代化国家新征程、扎实推进共同富裕的历史新阶段中,必须担负起来的一项全局性、综合性、复杂性、交叉性的社会系统工程,需要以"新阶段、新理念、新格局"来推进。宁波的做法是,坚定不移沿着"八八战略"指引的路子继续前进,在浙江"两个先行"中勇担当、做示范、走在前,迭代完善推进"六大变革"、打造"六个之都"①,创立"甬有健康""甬有善育""甬有颐养"幸福民生品牌,形成更多的有宁波标识的"窗口经验"和宁波元素,提供更多的卫生健康领域标志性新成果,把宁波建设成为全国健康城市样板市和健康中国市域示范区,为高质量发展建设现代化滨海大都市贡献卫生健康的力量。

《健康宁波发展指数构建及应用》正是在全国健康城市样板市创建和健康中国市域示范区建设的背景下产生的。该书立足宁波实际,面向全国,以高质量发展建设共同富裕先行市背景下的健康宁波发展指数监测评价为切入点,跳出卫生小圈子讨论社会大健康。该书从健康环境、健康社会、健康服务、健康人群、健康文化、健康产业、健康治理等 7 个方面,系统梳理2018——2021 年健康宁波建设的经验、特色、亮点,创建了一套与国情相适应、可复制可操作的健康宁波发展指数评价指标体系(含数学模型)。同时,基于宁波面临的新挑战、新机遇、新需求,提出高质量发展建设健康宁波的重点任务,勾画健康宁波行动的"路线图"和"施工图",供政府决策部门参考。《健康宁波发展指数构建及应用》既是对健康宁波建设现状的总结与检验,也是对未来高质量发展建设方向的研判与定标;基于健康宁波建设的理论逻辑与实践探索,验证了宁波建设成为健康中国市域示范区、打造健康城市样板市具有科学性、针对性、示范性,既为同类区域或城市推动卫生健康事业高质量发展提供借鉴和参考,又为卫生健康领域一线工作人员和关心健康福祉的社会各界了解健康中国建设打开了一扇窗户。该书值得一读,特此为序!

健康浙江行动咨询委员会副主委　李　鲁

2022 年 10 月 8 日

---

① 彭佳学.忠实践行"八八战略" 奋力推进"两个先行":在高质量发展中加快建设现代化滨海大都市[J].宁波通讯,2022(13):10-13.

前　言

　　"民生为本,健康为先",卫生健康现代化是经济社会现代化的根基和支撑。在 2016 年 8 月 19—20 日召开的全国卫生与健康大会上,习近平总书记强调,"没有全民健康,就没有全面小康。要把人民健康放在优先发展的战略地位"①。当前,我国已全面建成小康社会,开启全面建设社会主义现代化国家新征程。"新阶段、新理念、新格局"对健康宁波提出了新的更高目标要求。高质量发展卫生健康事业是宁波市在浙江省"两个先行"新征程中勇担当、做示范、走在前,在高质量发展中加快建设现代化滨海大都市,为全国全省大局作出更大贡献的重要内容,是实现人民对美好生活的向往,提升人民群众获得感、幸福感、安全感的重要保障。

　　近年来,宁波市委、市政府紧紧围绕健康中国战略和浙江省委、省政府健康浙江建设工作部署,切实强化健康优先发展理念,建立完善基于大数据分析的健康宁波指标、政策、工作和评价四大体系,将健康融入所有政策。宁波主动融入长三角一体化发展,以高质量发展为主线,以健康城市试点市建设为载体,遵循新时期卫生健康工作方针,紧扣"共建共享、全民健康",立足"全人群、全方位和全周期",坚持政府主导、多部门协同、人人参与,统筹解决好不同阶段卫生健康领域的突出矛盾和关键问题。宁波以普及健康生活、优化健康服务、完善健康保障、建设健康环境、发展健康产业为重点,深入推进实施健康宁波行动,科学有效防控新冠肺炎疫情,聚力打好"1+5"综合医改攻坚战,创新构建了医疗纠纷"宁波解法"、耗材采购"宁波规则"、家庭医生"宁波做法"、智慧健康"宁波标准"等一系列具有宁波特色的行动举措。健康宁波建设工作取得显著成效,宁波的公共健康安全保障品质与服

---

① 习近平在全国卫生与健康大会上强调:把人民健康放在优先发展战略地位 努力全方位全周期保障人民健康[N].人民日报,2016-08-21.

务能力持续提升,人均期望寿命等主要人群健康指标达到高收入国家水平、位居国内先进水平;卫生健康服务理念从"以治病为中心"转向"以人民健康为中心"。宁波入选公立医院综合改革国家级示范城市,健康城市试点工作入选全国优秀案例,连续5次入选国家卫生城市;在全国爱卫办通报表扬名单中位列第一,在健康浙江建设考核中连续4年获评优秀;获评全国健康城市建设样板市(成绩位列全国第八),入选首批健康城市建设推动健康中国行动创新模式(宫颈癌综合防治)试点城市。宁波基本形成党委和政府高度重视、部门协同、社会多方参与的"大卫生、大健康"工作新格局,贡献了健康中国建设的宁波经验,为高水平全面建成小康社会奠定了坚实的健康基础。

健康宁波建设是一个复杂的社会系统工程,涉及政治、经济、社会、环境、教育等诸多方面。"十四五"时期,随着《浙江高质量发展建设共同富裕示范区实施方案(2021—2025年)》《宁波高质量发展建设共同富裕先行市行动计划(2021—2025年)》《健康中国行动(2019—2030年)》《健康浙江2030行动纲要》等各项政策文件的落地,公共卫生应急管理体系建设全面加强。但我们仍应清醒地看到,深层次影响健康宁波建设的体制性、机制性、结构性矛盾和要素制约依次突出。例如,人口深度老龄化、生育政策调整、社会加速转型、疾病谱不断变化,使多重疾病负担并存、多重健康影响因素交织挑战的复杂状况将长期存在,多元化卫生健康服务供给压力将持续加大;新旧传染病疫情叠加,突发公共卫生事件时有发生,使公共卫生安全风险防控形势愈发严峻;医学"高峰不高"和服务"基层不强"、"三医联动"和"六医统筹"不足、"医防"和"医养康养"融合不够,以及健康支持环境有待优化、健康产业竞争力有待提升等卫生健康领域发展不平衡不充分问题仍未得到根本解决。此外,随着人民生活水平的提高,人民的多层次、多样化健康需求持续增长,对卫生健康资源的总量、质量、结构、分布提出了更高要求,即从注重公平性、可及性向注重品质化、多元化、个性化转型,从"有没有"向"好不好"升级。

当前,宁波市委、市政府深入学习贯彻浙江省第十五次党代会精神,坚定不移沿着"八八战略"指引的路子奋勇前进,在浙江省"两个先行"新征程中勇担当、做示范、走在前,迭代完善推进"六大变革"、打造"六个之都",在高质量发展中加快建设现代化滨海大都市。在卫生健康领域,宁波积极建设"互联网+医疗健康"示范市、全国综合医改示范市、整合型医疗卫生服务体系市域标杆、积极应对人口老龄化市域标杆、卫生健康科技创新高地等，奋力打造"甬有健康""甬有善育""甬有颐养"等幸福民生品牌，聚力打造更多具有较大影响力的"窗口经验"和宁波元素，积极创建全国健康城市建设样板市、打造健康中国市域示范区，力争到2025年基本建成健康宁波。其中，对高质量发展建设健康宁波进行评价是关键环节，其核心是构建一套符合宁波市"十四五"经济社会发展实际、具有良好的代表性及较强的操作性、能概括和反映健康宁波建设诸多组成部分及内外影响因素的健康宁波发展指数及其评价指标体系。

近年来，国内外一些组织和专家相继开展国民健康与健康城市建设评价研究，提出卫生健康高质量发展评价指标及目标。由于共同富裕视域下的健康宁波高质量发展建设模式与传统的卫生管理模式有很大不同，其发展内容、监督评价方式均已发生变化，相应的卫生健康发展评价指标体系也要与时俱进。目前，国内外没有一个成熟的评价模式可供利用，且诸多评价模式在概念、依据、指标和方法等方面都较为薄弱。有鉴于此，本书以宁波市委提出的浙江省"两个先行"示范担当奋斗目标以及高质量发展建设共同富裕先行市的新理念、新目标为指引，参考经济社会高质量发展指数和共同富裕指数模型与监测评价、卫生健康高质量发展评价指标等国内外相关文献，深入分析高质量发展建设健康宁波的现实需求，构建了具有地方特色的健康宁波发展指数，以及基于大数据分析的健康宁波指标、政策、工作和评价四大体系。本书构建的健康宁波发展指数有助于全面掌握健康宁波建设工作的实施情况，为高质量发展建设健康宁波提供有针对性的参考和指导意见；有助于宁波加快打造全国健康城市建设样板市。

宁波卫生职业技术学院和宁波市卫生健康委员会以宁波市社会科学研究基地（重点）——健康宁波研究基地为平台，组建研究团队，以宁波市为研究样本，以高质量发展建设共同富裕先行市背景下的健康宁波发展指数监测评价为切入点，跳出卫生小圈子讨论社会大健康，着眼经济社会高质量发展大局，系统构建了健康宁波发展指数。在具体操作上，首先，应用循证社会学研究方法，系统比较研究世界卫生组织（WHO）、主要发达经济体的国民健康发展战略政策目标、绩效评价、保障措施、实施效果和未来改革方向；其次，突破传统的医疗卫生服务体系和管理体制，基于"大卫生、大健康""全人群、全周期、全方位"健康治理的新理念，系统梳理2018—2021年健康宁波建设状况,从健康环境、健康社会、健康服务、健康人群、健康文化、健康产业、健康治理等 7 个方面构建一套与国情相适应,可推广、可操作的健康宁波发展指数评价指标体系(含数学模型),开展纵向对照与横向比较相结合的实证应用分析;再次,全面总结 2018—2021 年健康宁波建设的经验与特色,多主体、多维度评估健康宁波建设情况,介绍一批具有宁波特色的突破性、标志性成果以及可复制、可借鉴的改革创新经验;最后,在透彻分析"十四五"时期高质量发展建设健康宁波面临的新形势、新挑战的基础上,从高品质普及健康生活、高质量优化健康服务、高标杆改善健康环境、高素质培育健康人群、高标准提升健康保障、高水平发展健康产业、高效能推进健康治理体系和治理能力现代化建设等 7 个方面提出高质量发展建设健康宁波"十四五"重点任务,为政府决策部门提供参考。本书构建的健康宁波发展指数,对于宁波打造全国健康城市建设样板市、健康中国市域示范区必将产生深远影响,也可为同类区域或城市推动卫生健康事业高质量发展提供政策借鉴和实践参考。

目　录

第一章 绪 论

2021 年 6 月—2022 年 6 月,本书课题组以宁波市为研究样本,以高质量发展建设共同富裕先行市视野下的健康宁波发展指数监测评价为切入点,借用专家咨询和层次分析等定量分析与定性分析相结合的经济学建模方法,从健康环境、健康社会、健康服务、健康人群、健康文化、健康产业、健康治理等 7 个方面,研究构建了一套基于高质量发展建设共同富裕先行市,与国情相适应的可推广、可操作的健康宁波发展指数评价指标体系(含数学模型),提出各项评价指标的目标标准。本书系统总结了 2018—2021 年的健康宁波建设经验,研究提出了"十四五"时期高质量发展建设健康宁波的政策建议,助力宁波打造全国健康城市建设样板市。

第一节 研究背景与意义

"民生为本,健康为先",卫生健康现代化是社会现代化的根基和基础。习近平总书记强调,"要推动将健康融入所有政策,把全生命周期健康管理理念贯穿城市规划、建设、管理全过程各环节"[1]。当前,我国已全面建成小康社会,开启全面建设社会主义现代化国家新征程。"新阶段、新理念、新格局"对健康宁波提出了新的更高目标要求。实现更高水平的全民健康,既是共同富裕的必然结果和主要指标,更是高质量发展建设共同富裕先行市的关键基石和题中应有之义[2]。2021 年 3 月,中共中央印发《中华人民共和国国民经济和社会发展第十四个五年规划和 2035 年远景目标纲要》,明确提出

---

① 习近平主持专家学者座谈会强调:构建起强大的公共卫生体系 为维护人民健康提供有力保障[N].人民日报,2020-06-03.
② 王秀峰,吴华章,干戈.卫生健康在共同富裕中的地位作用与主要任务[J].卫生经济研究,2022(2):1-5,9.

"十四五"期间全面推进健康中国建设,到 2035 年建成健康中国。高质量发展卫生健康事业是宁波当好浙江建设"重要窗口"模范生、高质量发展建设共同富裕先行市、加快打造现代化滨海大都市、争创社会主义现代化先行市的重要内容,是实现人民对美好生活的向往,提升人民群众获得感、幸福感、安全感的重要保障。

宁波市于 2017 年开始全面启动健康宁波建设,并纳入区县(市)党政年度目标责任制考核,相继接受了浙江省 2018—2021 年度考核评估。为全面贯彻落实《中共中央、国务院关于支持浙江高质量发展建设共同富裕示范区的意见》和《浙江高质量发展建设共同富裕示范区实施方案(2021—2025年)》,2021 年 7 月,宁波市委、市政府发布《宁波高质量发展建设共同富裕先行市行动计划(2021—2025 年)》,明确提出,宁波市将在"十四五"期间着力打造"甬有善育""甬有健康""甬有颐养"等 7 张民生"甬有"金名片,建成健康宁波,实现人的全生命周期公共服务优质共享,建成具有宁波辨识度的共同富裕先行市,确保人民群众获得感、幸福感、安全感、满意度居全省前列。2022 年 2 月,宁波市第十四次党代会明确提出,今后五年,要奋力打造"重要窗口",奋力开创现代化滨海大都市建设新局面,为全国全省大局作出新的更大贡献;要"擦亮'浙里甬有'幸福民生品牌。大力实施'医学高峰'计划,对标一流打造宁波大学医学部,加快建设省级区域医疗中心,提升基层分诊首诊能力,促进中西医协同发展,打造更高水平的健康宁波"。当前,宁波市委、市政府深入贯彻执行浙江省第十五次党代会精神,坚定不移沿着"八八战略"指引的路子奋勇前进,在浙江省"两个先行"新征程中勇担当、做示范、走在前,迭代完善推进"六大变革"、打造"六个之都",在高质量发展中加快建设现代化滨海大都市①。在卫生健康领域,高质量、高水平建设健康宁波,聚力打造更多具有较大影响力的"窗口经验"和宁波元素,积极创建全国健康城市建设样板市、打造健康中国市域示范区。其中,对高质量发展建设健康宁波进行评价是关键环节,其核心要素是构建一套符合宁波市"十四五"经济社会发展实际、具有良好的代表性及较强的操作性、能概括和反映健康宁波建设诸多组成部分及内外影响因素的健康宁波发展指数评价指标体系。

---

① 彭佳学.忠实践行"八八战略" 奋力推进"两个先行":在高质量发展中加快建设现代化滨海大都市[J].宁波通讯,2022(13):10-13.

为确保公共卫生服务的公平性、可及性,提升公共卫生服务的质量和资源利用效率,20 世纪 70 年代起,美国、英国等发达国家对医疗卫生服务体系进行了整合改革,多数案例是以明确具体的目标为导向,采取临床和功能整合为主的整合策略①②。20 世纪 80 年代以来,WHO 以及美国、日本、欧盟等发达经济体陆续启动国民健康发展战略,将公共卫生安全和全民健康提升至国家战略高度,编制了详细的国民健康规划和行动计划,将全民健康作为一个系统工程来建设。2016 年,WHO 提出以人为本的整合型卫生服务体系(PCIC)的基本框架,针对个体不同生命周期的需要,提供健康管理与促进、疾病诊断、治疗、康复和姑息治疗等连续性服务,并将其作为实现可持续发展目标的重要的全球卫生发展战略③。WHO 一直致力于探索系统化的、具有横向和纵向可比性的方法,用于监控以人为本的整合型卫生服务体系的绩效。为此,WHO 提出了实现基层首诊制等八大核心行动领域及其实施策略,主张与学术机构合作建立一个能够对卫生改革实施进展和影响情况进行独立评估与验证的强有力的监测指标体系。该指标体系根据改善服务、改善健康、降低成本等三大改革目标进行分类,以服务价值为导向。WHO 提出的新思路、新框架,无疑是我们校正原有的健康国民发展政策监测评价指标体系及考核办法的重要参照。

在 2008 年全国卫生工作会议上,卫生部正式提出了"健康中国 2020"发展战略,提出了 1 个总目标、2 个阶段目标、10 个具体目标和 95 个具体指标。2016 年 10 月 25 日,中共中央、国务院发布了《"健康中国 2030"规划纲要》。这是中华人民共和国成立以来首次在国家层面提出的健康领域中长期战略发展规划,对全面建成小康社会、加快推进社会主义现代化具有重大意义。为细化落实《"健康中国 2030"规划纲要》,全面部署普及健康生活、优化健康服务、建设健康环境等,加快推动从以治病为中心转变为以人民健康为中心,动员全社会落实预防为主方针,实施健康中国行动,提高全民健康水平,2019 年 7 月,国务院印发《关于实施健康中国行动的意见》,提出了 15 个专项行动,包含 26 个考核指标、124 个监测评估指标。2016 年 12 月,浙江省

---

① 钱东福,王志琳,林振平,等.城市医疗服务体系整合的研究回顾与展望[J].医学与哲学(人文社会医学版),2011(2):43-45.

② World Health Organization(WHO). Integrated health services:What and why[R]. Geneva:World Health Organization,2008.

③ 王欣,孟庆跃.国内外卫生服务整合案例的整合策略比较[J].中国卫生经济,2016(6):9-12.

委、省政府印发《健康浙江 2030 行动纲要》,提出了包含健康水平、健康行为、健康环境、健康服务、健康保障、健康产业等 6 个方面的 23 个核心指标。2019 年 12 月,浙江省人民政府颁布《关于推进健康浙江行动的实施意见》,提出了包括"健康知识普及行动""合理膳食行动""全民健身行动"等在内的 26 个专项行动,包含 91 个主要评价指标,以及这些评价指标的 2022 年、2030 年目标值。2021 年 8 月,浙江省卫健委印发《关于卫生健康领域推进高质量发展建设共同富裕示范区实施方案(2021—2025 年)的通知》,提出要大力建设卫生健康数字化高地、加快形成强大公共卫生体系、健全完善整合型医疗卫生服务体系、超常规推进"医学高峰"建设、持续深化"三医联动""六医统筹"改革、加快推进中医药传承创新发展、有效实现基本公共卫生服务优质共享、率先构建育儿友好型社会、全面加强老年健康服务供给等 9 项重大任务,包括发展、均衡、共享、可持续等 4 个大类的 24 个主要评价指标,以及这些评价指标的 2022 年、2025 年目标值。

2018 年 1 月,宁波市委、市政府印发《健康宁波 2030 行动纲要》,提出了包含健康水平、健康行为、健康环境、健康服务、健康保障、健康产业等 6 个方面的 29 个核心指标。2020 年 7 月,宁波市人民政府印发《推进健康宁波行动实施方案》,提出了包括"健康知识普及行动""合理膳食行动""全民健身行动"等在内的 24 个专项行动。2021 年 9 月,宁波市卫健委印发《宁波市卫生健康领域推进高质量发展建设共同富裕先行市实施方案(2021—2025 年)》,提出要大力建设卫生健康数字化高地、加快形成强大公共卫生体系、健全完善整合型医疗卫生服务体系、超常规推进"医学高峰"建设、持续深化"三医联动""六医统筹"改革、加快推进中医药传承创新发展、有效实现基本公共卫生服务优质共享、率先构建生育友好型社会、全面加强老年健康服务供给等 9 项重大任务,包括发展、均衡、共享、可持续等 4 个大类的 23 个主要评价指标,以及这些评价指标的 2022 年、2025 年目标值。

近年来,国内外一些组织和专家相继开展高质量发展指数模型与监测评价[1]、共同富裕指数模型与监测评价[2],以及国民健康与健康城市建设评价

---

[1] 李梦欣,任保平. 新时代中国高质量发展指数的构建、测度及综合评价[J]. 中国经济报告,2019(5):49-57.

[2] 陈丽君,郁建兴,徐铱娜. 共同富裕指数模型的构建[J]. 治理研究,2021(4):5-16.

研究①②③④,提出卫生健康高质量发展评价指标及目标⑤⑥⑦。肖月等通过梳理国外国民健康战略评价研究成果,提出"健康中国 2030"战略评价指标体系,包括健康水平、健康生活、健康服务与保障、健康环境、健康产业等 5 个维度共 15 项可测量指标⑧。李涛等将健康中国划分为健康环境、健康人群、健康社会、健康产业等 4 个部分⑨。孙统达等设计出以健康素质效果指数、健康投入与可持续发展支撑指数、健康公平与效率指数为"度",以 22 个基础层指标为"级"的三度二级建设新农村健康发展指数评价体系⑩。赵灿等评估了杭州市 2015—2018 年健康城市建设情况,运用回归模型预测并对比《"健康杭州 2030"规划纲要》中的目标值,了解健康杭州建设指标的达标情况和影响因素。他们发现,《"健康杭州 2030"规划纲要》共 29 个指标,16 个指标预测可达到杭州市 2020 年目标值,6 个指标达标难度较大,7 个指标因数据缺失等问题尚无法预测⑪。2020 年 12 月,清华大学中国新型城镇化研究院、万科公共卫生与健康学院联合编制了清华城市健康指数,在指标体系设计上,形成了"一主两辅"的总体框架。主视角按城市健康要素划分,共包括健康服务、健康行为、健康设施、健康环境、健康效用等 5 个评价板块(一级指标),16 个评估领域(二级指标),53 个评估项目(三级指标)。研究团队基于 2019 年的数据,完成对全国 80 个主要城市的首次基准评价。评价结果表明,全国 80 个主要城市分为引领型、优质型、平均型、发展型、追赶型等 5 个

① 肖月,赵琨,薛明,等."健康中国 2030"综合目标及指标体系研究[J].卫生经济研究,2017(4):3-7.
② Yang J,Siri J G,Remais J V,et al. The Tsinghua-Lancet Commission on Healthy Cities in China: Unlocking the power of cities for a healthy China [J]. The Lancet,2018,391(10135):2140-2184.
③ 全国爱国卫生运动委员会.关于印发全国健康城市评价指标体系(2018 版)的通知.2018-03-28.
④ 孙统达,陈健尔,李冠伟,等.建设新农村健康发展指数评价体系研究[J].中国预防医学杂志,2010(2):135-138.
⑤ 梁旭,牟昀辉,那丽,等.基于德尔菲法的卫生健康高质量发展指标体系构建研究[J].中国卫生经济,2022(4):70-73.
⑥ 侯静静,苏丽丽,黄晓光.江苏卫生健康事业高质量发展评价指标体系研究[J].卫生软科学,2021(2):36-40.
⑦ 浙江省卫生健康委.扩容提质强发展 普惠共享促均衡 努力在高质量发展建设共同富裕示范区中展现卫生健康新作为[J].政策瞭望,2021(7):48-51.
⑧ 肖月,赵琨,薛明,等."健康中国 2030"综合目标及指标体系研究[J].卫生经济研究,2017(4):3-7.
⑨ 李涛,王秀峰.健康中国的内涵与实现路径[J].卫生经济研究,2016(1):4-10.
⑩ 孙统达,陈健尔,李冠伟,等.建设新农村健康发展指数评价体系研究[J].中国预防医学杂志,2010(2):135-138.
⑪ 赵灿,王建勋,滕忆希,等.浙江省杭州市健康城市建设评估[J].中国卫生政策研究,2020(10):1-6.

级别①。2021 年,研究团队对评价体系进行了更新与完善,将"疫情防控"纳入指标体系,并根据健康发展最新要求对二级指标和三级指标进行了局部调整,新的评价体系共有 61 个三级指标。研究团队最终编写完成了《清华城市健康指数 2021》,并基于 2020 年的数据,对中国主要城市的健康状况进行了新一轮综合评价,纳入评价的城市数量由 2020 年的 80 个增加到 90 个,实现除港澳台地区外的全国省级单元全覆盖。其研究结果显示,城市间的健康得分差距扩大,整体转型仍须加速;七成城市的健康指数依旧低于平均水平,整体来看从卫生城市升级转型为健康城市还有很大改进空间,健康城市转型发展亟待加速②。温秋月等收集了 26 篇涉及我国 24 个城市健康城市指标体系的文献,并与 WHO 标准进行比较,结果发现:健康城市指标体系涉及14 个维度、5 个行动和 8 个专项行动,共 1531 个指标;其中,健康、健康服务、健康环境、健康社会、民意指标、政策指标、健康促进等 7 个维度受关注最多,各维度下使用 5 次及以上的指标共有 38 个,441 个指标仅使用 1 次。我国健康城市指标体系内容与国际体系内容基本一致,但也存在指标数量过多、指标诠释不一、类别划分不当,以及缺少心理健康指标和儿童、孕产妇、老年人等重点人群指标的问题。未来,需要制定中国健康城市指标设置的原则、方法、流程和规范③。

　　由于共同富裕视域下的健康宁波高质量发展建设模式与传统的卫生管理模式有很大不同,其发展内容、监督评价方式均已发生变化,相应的卫生健康发展评价指标及目标标准也要进行改革创新。目前,国内外没有一个成熟的评价模式可供利用,且诸多评价模式在概念、依据、指标和方法等方面较为薄弱。当前,我国已开启全面进行建设社会主义现代化国家新征程,"新阶段、新理念、新格局"对健康宁波提出了新的更高目标要求。习近平总书记强调,"要推动将健康融入所有政策,把全生命周期健康管理理念贯穿

---

① 清华新型城镇化研究院.研究院正式发布《清华城市健康指数》[EB/OL].(2020-12-28)[2022-08-30].https://mp.weixin.qq.com/s/Shr6NX8qtJqVlNe7umcKtw.

② 清华新型城镇化研究院.新一年度全国城市健康大数据研究成果出炉:《清华城市健康指数2021》发布[EB/OL].(2021-12-23)[2022-08-30].https://mp.weixin.qq.com/s/7WTPTnOZinLEhktI7SfAmA.

③ 温秋月,卢东民,姜宝荣,等.我国城市健康城市指标体系的系统评价[J].中国循证医学杂志,2018(6):617-623.

城市规划、建设、管理全过程各环节"①。本书以宁波市委提出的浙江省"两个先行"示范担当奋斗目标以及高质量发展建设共同富裕先行市的新理念、新目标为指引,参考经济社会高质量发展指数和共同富裕指数模型与监测评价、卫生健康高质量发展评价指标等国内外相关文献,深入分析高质量发展建设健康宁波的现实需求,构建了具有地方特色的高质量发展建设健康宁波的评价指标体系,以及基于大数据分析的健康宁波指标、政策、工作和评价四大体系。本书构建的健康宁波发展指数有助于全面掌握健康宁波建设工作的实施情况,为高质量发展建设健康宁波提供有针对性的参考和指导意见;有助于宁波加快打造全国健康城市建设样板市。

第二节 研究思路与方法

一、研究思路

本书以宁波市为研究样本,以高质量发展建设共同富裕先行市背景下的健康宁波发展指数监测评价为切入点,跳出卫生小圈子讨论社会大健康,着眼经济社会高质量发展大局,系统构建了健康宁波发展指数。在具体操作上,首先,应用循证社会学研究方法,系统比较研究 WHO、主要发达经济体的国民健康发展战略政策目标、绩效评价与运行机制、保障措施、实施效果和未来改革方向;其次,突破传统的医疗卫生服务体系和管理体制,基于"大卫生、大健康""全人群、全方位、全周期"健康治理的新理念,系统梳理2018—2021 年健康宁波建设状况,从健康环境、健康社会、健康服务、健康人群、健康文化、健康产业、健康治理等 7 个方面构建了一套与国情相适应,可推广、可操作的健康宁波发展指数评价指标体系,开展纵向对照与横向比较相结合的实证应用分析;再次,全面总结 2018—2021 年健康宁波建设的经验与特色,多主体、多维度评估健康宁波建设情况,介绍一批具有宁波特色的突破性、标志性成果以及可复制、可借鉴的改革创新经验;最后,在透彻分析"十四五"时期高质量发展建设健康宁波面临的新形势、新挑战的基础上,从

---

① 习近平主持专家学者座谈会强调:构建起强大的公共卫生体系 为维护人民健康提供有力保障[N].人民日报,2020-06-03.

高品质普及健康生活、高质量优化健康服务、高标杆改善健康环境、高素质培育健康人群、高标准提升健康保障、高水平发展健康产业、高效能推进健康治理体系和治理能力现代化等 7 个方面提出健康宁波建设的重点任务,为政府决策部门提供参考。本书构建的健康宁波发展指数,对于宁波打造全国健康城市建设样板市、健康中国市域示范区必将产生深远影响,也可为同类区域或城市推动卫生健康事业高质量发展提供政策借鉴和实践参考。

二、研究方法与技术路线

(一)研究方法

本书主要采用定性分析与定量分析相结合的"问题—成因—对策"公共政策逻辑分析方法,综合运用文献分析、专家咨询、层次分析等经济学建模方法,构建健康宁波发展指数评价指标体系及其配套的激励约束管理机制,为相关政策的制定与监督考核提供理论和实证依据。

文献研究法:以文献分析与系统检索方法,收集国内外健康国民发展战略评价指标体系、服务政策实施方案与绩效评价研究文献,并进行系统比较分析。

定性分析法:包括专家咨询讨论及论证、焦点组深入访谈与专家咨询讨论及论证、现场问卷调查。

定量分析法:采用层次分析法和线性综合加权法等建模方法,构建一套科学、完整的健康宁波发展指数评价指标体系,并以宁波市为研究样本,利用现场试验法进行实证研究。

质量控制方法:①焦点组访谈与专家咨询质量控制。事先拟定访谈提纲,利用主持人身份控制访谈主题;选择对健康宁波发展评价比较熟悉的专家作为咨询对象,专家来自卫生管理、爱国卫生、社会保障、发展改革、公共卫生、公共管理、高校、医疗卫生机构等不同的单位和部门;对于不确定的事项,及时向专家核实或予以补充。②现场调查质量控制。事先统一培训调查员,采用规范统一的调查表格收集数据,及时做好调查数据的审核与确认工作。

数据分析方法:以 Excel 2010 和 SPSS 16.0 软件建立数据库,进行统计分析。做好数据资料录入质量控制,对全部调查数据资料进行排查,及时纠正任何可能出现的逻辑错误。在数据录入过程中,对极大值与极小值进行核对;对个别明显不合逻辑的异常数据和缺失值,通过相邻年份数据和年平均率值推演计算,及时进行完善和补充。

(二)技术路线

本书的技术路线见图 1-1。

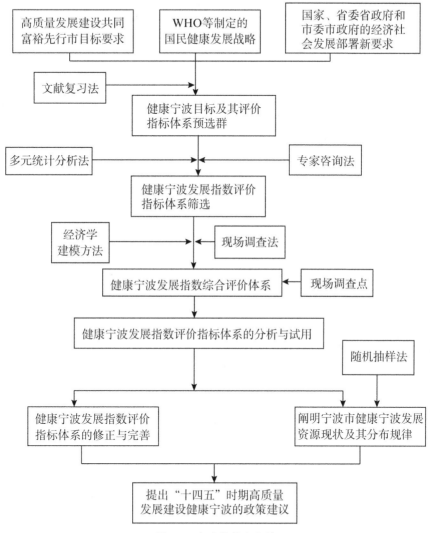

图 1-1　本书的技术路线

第三节　研究内容

本书主要以高质量发展建设共同富裕先行市背景下的健康宁波发展指数监测评价为切入点,突破传统的医疗卫生服务范畴,引入现代卫生健康治理理念,从健康环境、健康社会、健康服务、健康人群、健康文化、健康产业、健康治理等 7 个方面构建了一套与国情相适应,可推广、可操作的健康宁波发展指数评价指标体系,提出各项评价指标的目标标准。全书共 6 章,各章主要内容简述如下。

第一章"绪论":介绍研究的背景与意义、研究思路和方法、研究内容以及研究创新点。

第二章"国民健康发展战略与评价":介绍健康及健康决定因素的内涵与特点,论述健康城市的内涵与特征,回顾健康城市建设背景,分析城市化进程及其对健康的影响。系统梳理 WHO 以及美国、日本、欧盟等发达经济体的国民健康发展战略与评价的实践及其经验启示。

第三章"健康宁波建设探索与经验":从健康宁波建设大格局基本形成、人民健康水平走在前列、健康环境不断改善、健康社会能级不断提升、健康服务品质和服务水平不断提升、健康文化持续普及、健康产业蓬勃发展等 7 个方面系统介绍 2018—2021 年健康宁波建设的主要做法及成效,全面总结《健康宁波 2030 行动纲要》主要规划目标完成情况,研究提出 2018—2021 年健康宁波建设特色与亮点。

第四章"健康宁波发展指数构建":介绍高质量发展建设共同富裕先行市背景下健康宁波发展指数的内涵、构建原则及评价模型,分析宁波市 2018—2020 年健康宁波发展指数实证应用情况。

第五章"高质量发展建设健康宁波:形势、挑战与任务":介绍"十四五"时期高质量发展建设健康宁波面临的新形势、新挑战,从高品质普及健康生活、高质量优化健康服务、高标杆改善健康环境、高素质培育健康人群、高标准提升健康保障、高水平发展健康产业、高效能推进健康治理体系和治理能力现代化建设等 7 个方面提出高质量发展建设健康宁波的"十四五"重点任务。

第六章"健康宁波行动典型案例":介绍宁波在健康环境改善、健康社会营造、健康服务优化、健康文化普及、健康产业发展、健康治理现代化等 6 个方面的典型案例。

第四节 研究创新点

一、研究成果的理论创新性

当前,我国已全面建成小康社会,开启全面建设社会主义现代化国家新征程。浙江省承担中央赋予的高质量发展建设共同富裕示范区的历史新使命,宁波市要力争建成共同富裕先行市。2022 年 2 月,宁波市第十四次党代会明确提出,今后五年,要奋力打造"重要窗口",奋力开创现代化滨海大都市建设新局面,为全国全省大局作出新的更大贡献;要"擦亮'浙里甬有'幸福民生品牌。大力实施'医学高峰'计划,对标一流打造宁波大学医学部,加快建设省级区域医疗中心,提升基层分诊首诊能力,促进中西医协同发展,打造更高水平的健康宁波"。如何实质性推进卫生健康事业高质量发展,成为宁波市经济社会高质量发展中的重大理论和实践问题,其关键环节是构建一套符合国情、具有良好的代表性及较强的操作性、能概括和反映建设宁波建设诸多组成部分及内外影响因素的健康宁波发展指数评价指标体系。这对于宁波打造全国健康城市建设样板市、健康中国市域示范区必将产生深远影响。

由于共同富裕视域下的健康宁波高质量发展建设模式与传统的卫生管理模式有很大不同,其发展内容、监督评价方式均已发生变化,相应的卫生健康发展评价指标及目标标准也要进行创新。本书首次从"共同富裕"的视角对健康宁波建设进行了全面深入的研究,创新性地从健康环境、健康社会、健康服务、健康人群、健康文化、健康产业、健康治理等 7 个方面构建了一套基于高质量发展建设共同富裕先行市,与国情相适应的可推广、可操作的健康宁波发展指数评价指标体系,提出各项评价指标的目标标准,并研究提出高质量发展建设健康宁波的重点任务。

二、研究成果的可推广性

本书在高质量发展建设共同富裕先行市的背景下创新构建了健康宁波

发展指数评价指标体系,并结合 2018—2020 年健康宁波发展指数实证应用情况,深入分析"十四五"时期高质量发展建设健康宁波面临的新形势、新挑战,进而从高品质普及健康生活、高质量优化健康服务、高标杆改善健康环境、高素质培育健康人群、高标准提升健康保障、高水平发展健康产业、高效能推进健康治理体系和治理能力现代化建设等 7 个方面提出高质量发展建设健康宁波的重点任务。本书的研究成果既可以为政府决策部门提供参考,又可以为同类地区或城市推动卫生健康事业高质量发展提供政策借鉴和实践参考。

第二章　国民健康发展战略与评价

习近平总书记强调指出，"没有全民健康，就没有全面小康"[①]。健康是人民最具普遍意义的美好生活需要，是国家最大的生产力，是实现人口红利从数量型向质量型转变，并助力经济和综合国力持续健康发展的核心[②]；要坚持以人民健康为中心，让卫生健康事业改革发展成果更多更公平惠及全体人民。《"健康中国2030"规划纲要》的印发实施，标志着推进"健康中国"建设的指导思想、战略主题、战略目标和重点任务以国家战略规划的形式确定了下来。党的十九大报告明确提出实施健康中国战略，"要完善国民健康政策，为人民群众提供全方位全周期健康服务"。本章主要对卫生健康高质量发展的概念与特点进行梳理，对WHO、主要发达经济体的国民健康发展战略及评价情况进行深入分析和比较，总结其经验启示；同时，梳理健康中国行动监测评价指标、高质量发展建设共同富裕示范区背景下卫生健康事业发展评价指标体系。

第一节　卫生健康高质量发展相关概念界定

界定卫生健康高质量发展内涵，明确健康宁波发展评价概念、内容与特征，有利于我们了解健康宁波发展指数边界与内涵，是科学合理构建高质量发展建设共同富裕先行市背景下的健康宁波发展指数评价指标体系的前提。

---

① 习近平在全国卫生与健康大会上强调：把人民健康放在优先发展战略地位 努力全方位全周期保障人民健康[N].人民日报,2016-08-21.

② 徐娇.论健康国家战略规划与实施路径[J].中国食品卫生杂志,2021(4):400-403.

一、健康的内涵与决定因素

(一)健康的内涵

1. 健康观的演变

健康是人类生存和发展的基础,是人类不懈的追求。当我们讨论健康素质时,由于人们所处时代、环境和条件不同,人们对健康的内涵与外延的认识也不相同。

我国的健康观秉承了《周易》中的"天人合一"的唯物主义哲学思想,中医经典《黄帝内经》提出的"人与天地相应"观点,是对"天人合一"思想的继承和发展。古代医家在长期的医疗实践过程中,一直从人与自然、人与社会的关系中去认识和理解健康和疾病,形成了"健康整体观"。中国传统医学对健康的理解注重从不同的维度进行考量,从社会属性、自然属性、心理因素等多个方面对个体的健康进行综合评价,与现代医学模式"生物—心理—社会医学"的核心内涵一致。《内经·素问》强调以下三点:合天时,"处天地之和,从八风之理","法于阴阳,和于术数";合人事,"适嗜欲于世俗之间,无恚嗔之心,行不欲离于世,被服章,举不欲观于俗,外不劳形于事,内无思想之患,以恬愉为务,以自得为功";养肾惜精,"志闲而少欲,心安而不惧,形劳而不倦","恬淡虚无,真气从之,精神内守,病安从来"。中医用"天人合一"的方法论,实现了传统医学与现代医学的相互借鉴、互相补充。

1948 年,WHO 在其颁布的《世界卫生组织宪章》中将健康定义为:"健康不仅是没有疾病和痛苦,还是躯体和心理上的完好以及良好的社会适应状态;享有最高标准的健康是每个人的一项基本权利。"

1978 年,WHO 在《阿拉木图宣言》中重申这一定义,并指出:"健康是基本人权,达到尽可能高的健康水平是世界范围内一项最重要的社会性目标,而其实现则要求卫生部门及社会各部门协调行动。"

考虑到城市化是经济社会发展的重要领域,有学者从城市发展等视角切入对健康进行定义:"健康是人生命存在的最佳状态和生活质量的基础,也是衡量一个城市进步与发展的重要指标之一。"①②

根据 WHO 对健康的定义,健康包括生理、心理、社会和道德等 4 个维度③,并通过相互作用建立联系。现代健康观从关注个体健康扩展到关注全社会群体健康;从生理健康扩展到涵盖生理、心理、社会适应和道德健康的大健康理念的逐渐形成④。这种四维健康观克服了人们对健康内涵与外延的片面认识,突破了消极、低层次的健康观,对健康的解释从"生物人"扩大到"社会人"的范围⑤,以及人类生存空间的完美,强调了人与自然和社会环境的和谐统一,已被广泛接受和采用。

2. 健康是一种资源⑥

中国传统医学对健康的理解和 WHO 对健康的定义,让我们更加理解了"健康是什么"和"健康的目的是什么"。健康是一个人有能力使用与健康的各个维度联系的内在和外在资源,从而充分地参与到社会活动中的体现⑦。健康是一种积极的状态,它不仅是个人身体素质的体现,也是社会发展和个人生活的资源⑧。

随着社会的进步,人类的社会属性愈发突出,人类健康与社会的关联性也越来越受到学者的关注。1977 年,美国罗切斯特大学医学院精神病学和内科教授恩格尔(George L. Engel)在《科学》杂志上发表了题为《需要新的医学模式:对生物医学的挑战》的文章,强调人类保护健康和防治疾病,已经不单纯是个人的活动,而成为社会性的活动,只有动员全社会力量,保持健康、防治疾病才能奏效。为此,他提出了一个新的现代医学模式,即"生物—心理—社会"医学模式,使人们对人群健康与社会发展之间的关系有了进一步的认识。1986 年颁布的《健康促进渥太华宪章》第一次把"健康"定义为资

① 王鸿春,盛继洪.北京健康城市建设研究报告(2017)[M].北京:社会科学文献出版社,2017:174-175.
② 陈霄,何志辉,刘文华.健康城市的概念、现状与挑战[J].华南预防医学,2019(1):85-90.
③ 中国健康教育中心.健康影响评价实施操作手册(2021 版)[M].北京:人民卫生出版社,2022:6.
④ 王鸿春,盛继洪.北京健康城市建设研究报告(2017)[M].北京:社会科学文献出版社,2017:174-175.
⑤ 谢华丽,张军.试论现代健康观与护理模式的转变[J].中国卫生质量管理,2003(3):42-43.
⑥ 姚军,刘世征.健康管理职业导论[M].北京:人民卫生出版社,2019:1-3.
⑦ 傅华,高俊岭.健康是一种状态,更是一种资源:对 WHO 有关健康概念的认识和解读[J].中国健康教育,2013(1):3-4.
⑧ 傅华,李枫.现代健康促进理论与实践[M].上海:复旦大学出版社,2003:4.

源——不仅是个人生活的资源,亦是社会发展的资源;同时指出,健康的基本条件和资源是和平、住房、教育、食物、收入、稳定的生态环境、可持续的资源、社会的平等与公正等。

在《健康促进渥太华宪章》颁布 30 年后的 2016 年,第 9 届全球健康促进大会在上海召开。这次会议发布了《2030 可持续发展中的健康促进上海宣言》(简称《上海宣言》),重申健康作为一项普遍权利,是日常生活的基本资源,是所有国家共享的社会目标和政治优先策略。为此,要加大对健康促进的政治保障和财政投入,加快实现可持续发展目标。

(二)健康决定因素

健康决定因素,也称健康危险因素,是指能使疾病或死亡发生的可能性增加的因素,或者是能使健康不良后果发生概率增加的因素[1]。

在现代医学模式指导下,健康决定因素包括环境因素、行为生活方式因素、生物遗传因素、卫生服务因素四大类。其中环境因素又进一步分为社会经济环境因素与物质环境因素。行为生活方式是个人或群体在长期的社会化进程中形成的一种行为倾向或行为模式,而行为生活方式因素与慢性病发生发展的关系尤为密切。吸烟、酗酒、膳食营养不合理、缺乏体力活动、高危性行为等是常见的不良生活方式因素。生物遗传因素是健康的基本影响因素,包括遗传、免疫、生长发育、衰老等。卫生服务因素,尤其是维护和促进健康、预防疾病和损伤、健全的医疗卫生机构、完备的和有质量保证的服务网络、一定的经济投入、公平合理的卫生资源配置,以及保证服务的可及性,对人群健康有着重要的促进作用[2]。

参照健康生态学模型,并考虑社会广泛参与的健康促进工作的各项着力点,上述健康决定因素可进一步细分为生物遗传因素、个人/家庭情境、社会环境、物理环境、公共服务和公共政策(表 2-1)。

---

① 李鲁.社会医学[M].北京:人民卫生出版社,2019:24-25.
② 王陇德.健康管理师基础知识[M].北京:人民卫生出版社,2019:45-47.

表 2-1 健康决定因素

类别	健康决定因素
生物遗传因素	年龄、性别、遗传因素
个人/家庭情境	家庭结构、教育、职业、失业、收入、冒险行为、饮食、吸烟、酗酒、滥用药物、运动、休闲时间、出行工具(自行车/汽车)
社会环境	文化、同辈压力、歧视、社会支持(友好的邻居、社会团体或感觉被孤立)、社区、宗教
物理环境	空气、水、住房条件、工作条件、噪声、景观、公共安全、市政规划、商店(地点/范围)、交通(公路/铁路)、土地利用、废物处理、能源、地方环境特征
公共服务	医疗卫生服务机构、儿童保健、社会服务、住房/休闲/就业/社会保障服务的数量和质量、公共交通、公共安全、志愿者和社区服务机构与服务
公共政策	经济/社会/环境/健康趋势、地方/国家优先事项、政策和方案

资料来源:中国健康教育中心.健康影响评价实施操作手册(2021 版)[M].北京:人民卫生出版社,2022:7.

此外,由于影响健康的最根本因素是社会因素,因此 WHO 提出了健康社会决定因素的概念:在那些直接导致疾病的因素之外,由人们的社会地位和所拥有资源所决定的生活和工作环境及其他对健康产生影响的因素。健康社会决定因素被认为是决定人们健康和疾病的根本因素,包括人们从出生、成长、生活、工作到衰老的全部社会环境特征,例如收入、教育、饮水和卫生设施、居住条件、社区隔离等,它也反映了人们在社会结构中的阶层、权力和财富的不同地位[1]。

达尔格伦(Dahlgren)和怀特海德(Whitehead)在 1991 构建了经典的健康社会决定因素模型(图 2-1)。世界卫生组织健康社会决定因素委员会在《用一代人时间弥合差距》报告中提出了健康社会决定因素的行动框架(图2-2),包括日常生活环境和社会结构性因素两大类健康社会决定因素,它们之间互相影响、密切联系[2]。

---

① 李鲁.社会医学[M].北京:人民卫生出版社,2019:24-25.
② 李鲁.社会医学[M].北京:人民卫生出版社,2019:24-25.

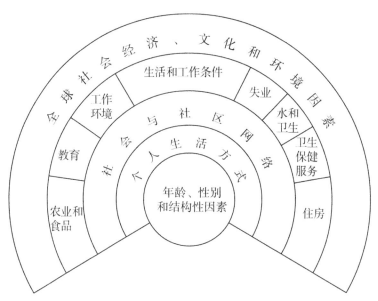

图 2-1　健康社会决定因素模型

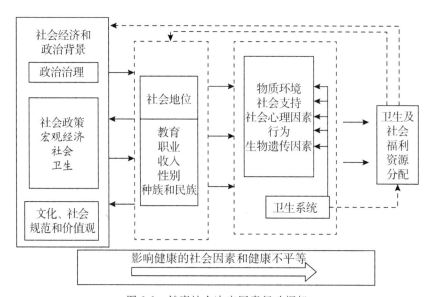

图 2-2　健康社会决定因素行动框架

图片来源:世界卫生组织健康社会决定因素委员会.用一代人时间弥合差距[R].2008.

二、城市化与市民健康

(一)城市化进程

城市化是全球尤其是发展中国家社会经济发展的基本战略,是实现社会经济跨越式发展和现代化的重要手段[①]。城市化进程是一个国家或地区的农村人口不断向城市转移,第二、第三产业不断向城市聚集、城市数量增加、城市规模扩大的一种历史过程。

社会生产力的进步催生并加速了城市化进程,世界城市化是伴随着人口转变和工业化而进行的。目前全球已经历了 3 次大规模的城市化浪潮。第一次城市化浪潮发端于欧洲,以英国为代表,其城市化率由 1750 年的 20％增长到 1950 年的 82％;第二次城市化浪潮发生在北美洲,以美国为代表,其城市化率由 1960 年的 20％增长到 1950 年的 71％;第三次城市化浪潮发生在拉美及其他发展中国家,南美诸国的城市化率由 1930 年的约 20％增长到 1997 年的 77.7％[②]。根据联合国提供的预测数据,到 2050 年,全球人口总量将达到 93.06 亿人,城市人口和农村人口将分别达到 62.52 亿人和 30.54 亿人。届时,世界将有接近 70％的人口居住于城市。城市化已成为一个不可阻挡的世界性潮流,当今社会已是一个"城市化"的社会[③]。

在城市化进程中,经济得以持续发展,生产力水平快速提高,现代医疗设施日渐完善、医疗水平不断提升,全球人口在 20 世纪一直呈现加速增长状态,进入 21 世纪后增速有所减缓。由于城市在经济、文化、交通、教育、医疗保健等方面提供了便利、创造了更多的就业机会,城市地区人口占总人口的比重在不断上升。

在城市化进程中,农村地区逐步演变成城市地区,城市基础设施和公共服务体系建设水平不断提高,人们的生产生活方式(居住场所与居住方式、膳食营养、体力活动类型与水平、交通出行方式、休闲娱乐方式等)随之不断发生变化,生活水平与生活质量得以不断提升。与此同时,城市人口的持续膨胀所引发的交通拥堵、环境污染、饥饿贫困、资源供应不足等一系列矛盾

① 梁鸿,许非,王云竹,等.论健康城市与社会经济发展[J].中国卫生经济,2003(7):8-9.
② 陈锐,索玮岚.全球城市化进程动态监测与分析[J].中国科学院院刊,2012(2):197-204.
③ 马祖琦.城市健康视角中的公共住房政策研究:美国经验及其对我国的启示[J].未来与发展,2008(7):65-69.

不断增加。工业生产过程不断排放的各种污染物,曾导致严重环境污染事件的发生。

面对能源危机和环境污染带来的巨大威胁,能源消费结构逐渐调整,煤炭、石油、天然气等不可再生能源被允许合理开采,风能、太阳能等可再生资源被鼓励开发和利用,生产生活中所使用的能源逐渐向清洁能源转移,各国纷纷制定"节能减排"有关策略,环境污染逐渐扭转,但总体形势依然严峻,特别是全球温室气体排放及所引发的全球气候变暖依然是全球环境生态中关注的重点。

我国的城市化进程在很大程度上遵循着西方发达经济体的发展模式,是在一定程度上的"重演"和"浓缩"[①]。改革开放以来,我国城市化步入快速发展时期,城市化水平不断提升,截至 2020 年,我国城市化水平已达63.9%。中国社科院农村发展研究所预计,到 2025 年,我国城镇化率有可能达到67.8%,到 2035 年有可能达到 74.4%。

(二)城市化对健康的影响

随着城市化进程的加速和规模的不断扩大,市民群众的生活质量、消费水平以及地方经济的发展速度迅速提高,为人群健康促进工作提供了诸多有利条件,市民健康水平在一定程度上有所提升。与此同时,城市化也给居民的健康带来了极大的威胁和挑战,诱发了诸如环境污染与公害、不良行为及不良生活方式、生活压力过大与心理调适不良、道路交通伤害、健康不公平等诸多社会问题。因此,应辩证地看待城市化对人类健康的影响。

1.城市化对健康的积极影响

在城市建设过程中,伴随着社会经济的发展,各类基础设施逐渐完善,多数市民的住房条件与生活基础设施得以改善,传染病、食源性疾病、人畜共患病的发病风险随之降低。

城市建设中公共服务体系逐渐建立,市民可更便捷地寻求医疗卫生服务,及时发现、处理已出现的健康问题。教育体系日渐完善并不断提升质量,促进了受教育水平的提升,而这将通过促进市民接受健康知识、积极开展自我保健进而提升市民健康水平。食品零售与食品安全监管、健身、养老、文化休闲、公共安全保障、公共交通等公共服务体系的完善等,可在一定

---

① 马祖琦.从"城市蔓延"到"理性增长":美国土地利用方式之转变[J].城市问题,2007(10):86-90.

程度上削弱相关健康决定因素带来的健康威胁。社会保障体系的建立可为市民健康提供政策性保障。

此外,城市化进程中经济水平的不断提升和社会财富的增长还可保障卫生健康事业的投入,促进卫生健康事业的发展和医学技术的进步。

2.城市化对健康的威胁与挑战

(1)工业发展前期城市化对健康的影响

爆发于 19 世纪的工业革命强力推动了生产力的迅速发展,城镇出现空前繁荣。但同时,疾病大规模蔓延、人口密度过高、住房紧张、交通拥挤、饮水不卫生、暴力与犯罪等"城市病"逐渐凸显,噪声、废气、贫困、卫生等诸多社会、经济、环境、生态问题不断涌现,开始严重困扰城市居民,严重危害城市居民的身心健康[1][2]。

①环境污染与生态破坏

在工业革命的发生与发展早期,大量的能源燃烧是重要基础与主要特点,化学工业逐渐兴起并实现大规模发展。在能源燃烧、化学物质生产加工过程中产生的大量废气、废水、废渣,被无序排放,造成环境污染;各种化学合成产品和各种有毒有害物质与人群的接触机会增加,导致急性危害与慢性危害,如急性中毒、烟雾事件、慢性非特异性影响、致癌作用、致畸作用等,在一些区域甚至发生了公害事件或公害病。

对自然资源的无序、无节制利用及前述的环境污染又对自然生态环境造成了巨大破坏,如引发水土流失、土地沙漠化、酸雨、臭氧层空洞、全球气候变暖等,进一步对人群健康产生间接影响。

②疾病大肆传播

在工业发展早期,城市规划与基础设施建设也同样处于发展早期,因此,在城市人口大量集聚的同时,基础卫生设施并未能及时跟进,生活垃圾、生活污水等处理技术及消毒技术欠缺,部分城市一度出现基础卫生环境脏、乱、差的情况,导致市民接触不符合卫生要求的饮水与食品。这就为霍乱、鼠疫、伤寒、结核等传染病的快速传播创造了有利条件。

①　马祖琪.健康城市与城市健康:国家视野下的公共政策研究[M].南京:东南大学出版社,2015:11.
②　马祖琦.欧洲"健康城市"研究评述[J].城市问题,2007(5):92-95.

（2）现阶段城市化对健康的影响

随着人们对环境污染与健康之间影响规律的认识加深，环境治理技术、医疗卫生技术等各领域技术及社会经济发展水平的进步，城市化进程对人群健康的影响进入新的阶段。这主要表现为：在工业发展初期还不太受关注的健康决定因素及健康问题逐渐凸显，且健康决定因素与健康结果间的作用机理和作用规律更加复杂。

①传统传染病与新发传染病流行的双重风险

城市地区的高人口密度，为肺结核、急性呼吸道传染病的传播创造了一定的有利条件。亚洲、非洲、拉丁美洲等不发达国家和地区，仍经常暴发由于饮水不洁而导致的介水传染病。此外，由于基础卫生设施不完善，一些卫生死角仍然存在蚊蝇滋生的问题，加之全球气候变暖导致部分媒介生物栖息地在全球范围内扩大，疟疾、登革热、黄热病等传染病发病风险依然存在并在某些地区不降反升。

在应对传统传染病带来的健康风险的同时，自 20 世纪 70 年代初以来，全球有大量的新发传染病出现，仅有重要影响的新发传染病就达 45 种以上，新发传染病已成为全球公共卫生领域中的重点关注问题。1992 年，美国国家科学院医药研究所发表了《新发传染病：细菌对美国公民健康的威胁》，首次提出新发传染病（emergency infectious disease，EID）的概念："新的、刚出现的或呈现抗药性的传染病，其在人群中的发生在过去 20 年中不断增加或者有迹象表明在将来其发病有增加的可能性。"新发传染病有以下三种情况：第一类，过去可能不存在，确实是人类新出现的，如艾滋病、SARS 等；第二类，可能早已存在，但并未被人们所认识，近 20 年来才被发现和鉴定，如莱姆病、埃里希体病等；第三类，疾病和综合征早已存在并被人们所认知，但并没有被认识为是一种传染病，近年来发现了这些疾病的病原体并予以确定[①]。

随着跨地区交通的便捷性提升，商务往来及休闲旅游人数不断增加，在一定程度上助长了传统传染病与新发传染病更大范围地、更快速地传播和蔓延。

---

① 朱启星，傅华.预防医学[M].北京：人民卫生出版社，2015.

②以行为生活方式为主要危险因素的慢性非传染性疾病成为重要疾病负担

随着社会经济的发展与物质生活条件的改善,人们的行为生活方式发生显著变化。饮食结构从原来的粮谷类为主逐渐为肉及肉制品所取代,营养不足问题转变为以超重、肥胖为代表的营养过剩问题。酗酒、吸烟、缺乏体力活动、吸毒、不安全性行为等不良生活方式给人群健康带来的负面影响日益凸显,成为引起人类疾病和死亡的主要原因。

③老龄化不断加剧

随着医疗卫生技术的进步,市民期望寿命逐渐延长,死亡率不断下降,而受经济发展、生育价值观等因素影响,低出生率现象逐渐凸显,综合导致城市地区老龄化程度不断加深,卫生健康服务资源消耗量增加,社会经济负担加重;此外,受家庭结构变化而导致家庭照顾能力削弱、综合医院或专科医院资源有限且费用昂贵等因素影响,老年群体卫生健康服务需求较难高质量解决,进一步影响了老年群体健康水平与生活质量。

④心理健康问题凸显,暴力犯罪等负性社会事件增多

在城市化进程中,市民生活、学习、工作节奏不断加快,社会竞争日益激烈,传统家庭结构及家庭资源发生变化,市民面临比以往更高的生活、学业与工作压力,心理紧张度与心理应激日益增加。长此以往,市民易出现情绪消极、焦虑恐惧、人格障碍、变态心理等心理问题及精神问题。加之经济发展不平衡、贫富差距增大等加剧了社会矛盾,暴力犯罪事件增多;家庭关系紧张、教育功能失调等又进一步导致了家庭暴力、青少年犯罪等负性社会事件增多。

⑤"紧张病""文明病"等现代社会病的产生

城市生产和工作的高效率加快了市民的生活节奏,使得不少市民长时间处于高度精神紧张状态,长此以往就会产生乏力、胸闷、头晕、失眠、多梦、记忆力减退、易激动等"紧张病"。

现代科学技术的高速发展,家用电器的普及与多样化、智能化,交通工具的发达,饮食结构的改变,以及智能手机等电子产品的广泛应用等,提高了人们工作生活的便捷和舒适程度,以"文明病"(如电视综合征、空调综合征、电脑综合征、网络成瘾、手机依赖等机体功能失调)为特征的现代社会病逐渐成为威胁人类健康的新问题。

⑥道路交通伤害频繁

道路交通伤害是指道路上至少一辆行驶中的车辆发生碰撞所造成的致命或非致命伤害[1]。城市化建设中极有可能造成人口聚集、各类车辆数量急剧增加并引发交通拥堵,使得道路交通伤害事件频繁发生,由此造成的伤亡率大幅增加,在城市地区疾病谱及死因谱中排序逐渐上升,成为重要的疾病负担。WHO 提醒,如果不采取紧急行动,到 2030 年,道路交通伤害将上升为全球第五大死因[2]。

⑦极端灾害天气所致的生命安全风险趋高

联合国国际减灾战略发言人布瑞吉特·里奥尼(Brigitte Leoni)曾指出,气候变化和城市化是使人类易受灾害影响的两个主要因素,两者叠加将进一步加剧灾害严重性[3]。全球气候变暖使得全球气候处于不稳定状态,极端灾害天气事件频繁发生,如台风、海啸、暴雨(暴风雪)、热浪、静稳天气、沙尘暴等。而在城镇化建设过程中城市地区地下空间不断被开发利用、建筑物密度趋高、立体化交通设施不断增多,当遭受台风、海啸、暴雨等袭击时,极易出现局部水位过快上涨、城市内涝、设施倒塌等情况,加之城市地区人口集中,此时人群发生溺亡、砸伤等意外伤害事件风险将显著升高[4]。当热浪等极端气温出现时,热射病发病率显著升高,同时老年人等健康弱势群体的心脑血管疾病、呼吸系统疾病发病风险随之升高,导致额外死亡人数上升[5]。

⑧空气污染及其健康损害形势依然严峻

城市地区经济生产活动高度密集、建筑物聚集,可导致空气污染及大气污染发生的废气排放污染源众多,当前述的静稳天气这一极端天气出现时,又极易形成雾霾笼罩在城市上空。随着市民经济收入水平的不断升高,室内环境装饰装修程度不断提升;同时,随着生产技术的发展及生活方式的转

① 邓晓,吴春眉,蒋炜,等.2006—2008 年全国伤害监测道路交通伤害病例分布特征分析[J].中华流行病学杂志,2010(9):1005-1008.

② World Health Organizatioan. Global status report on road safety 2013:Supporting a decade of action[R]. Geneva:World Health Organization,2013.

③ 联合国国际减灾战略.气候变化使人类更易受灾害影响[EB/OL].(2017-03-02)[2022-08-30]. http://www. un. org/chinese/News/story. asp? news ID=7846.

④ 张雪艳,何霄嘉,马欣.我国快速城市化进程中气候变化风险识别及其规避对策[J].生态经济,2018(1):138-140,158.

⑤ 李京.高温热浪对济南人群健康的影响及社区干预研究[D].济南:山东大学,2017.

变,市民停留在室内的时间越来越长,室内环境空气污染问题日益凸显。如今,空气污染已成为一个全球层面典型的公共卫生问题,已被证实会增加呼吸系统、心血管系统发生健康问题的风险,且已成为诱发癌症的主要原因[①]。

三、高质量发展的内涵

2017年,党的十九大报告首次提出,中国特色社会主义进入了新时代,中国经济发展也进入了新的阶段,由高速增长阶段转向高质量发展阶段。习近平总书记指出,"高质量发展不只是一个经济要求,而是经济社会发展方方面面的总要求"[②]。推动高质量发展,是当前和今后一个时期确定发展思路、制定经济政策、实施宏观调控的根本要求,是保持经济持续健康发展的内在要求,是适应我国社会主要矛盾变化、全面建设社会主义现代化国家和实现"两个一百年"奋斗目标的必然要求。

高质量发展的内涵十分丰富,包括经济、政治、文化、社会、生态文明等多个领域。高质量发展,全面体现"创新、协调、绿色、开放、共享"五大新发展理念的发展,即实现创新成为第一动力、协调成为内生特点、绿色成为普遍形态、开放成为必由之路、共享成为根本目的[③]。它的出发点和落脚点是显著提高人民生活水平,保障人民共享经济社会发展成果,不仅要重视发展数量的增长,更要注重发展结构的优化;不仅要注重经济增长,重视经济增长中科技创新的高质量、资源效率的高质量、产品服务的高质量,更要强调经济、政治、社会、文化、生态五位一体,注重生态环境保护、社会文明提升、社会政治治理完善等民生领域众多方面的均衡发展[④][⑤]。按照2017年12月召开的中央经济工作会议的重要指示精神,高质量发展评价应坚持贯彻新发展理念,要以不断满足人民日益增长的美好生活需要为目标,以经济效率

① 程磊.世卫报告:空气污染已成为诱发癌症的主要原因[EB/OL].(2013-10-26)[2022-08-30].http://www.leginfo.ca.gov/.const/.
② 习近平在参加青海代表团审议时强调:坚定不移走高质量发展之路 坚定不移增进民生福祉[N].人民日报,2021-03-08.
③ 李梦欣,任保平.新时代中国高质量发展指数的构建、测度及综合评价[J].中国经济报告,2019(5):49-57.
④ 武云亮,钱嘉就,张廷海.新发展理念下长三角经济高质量发展的测度与评价[J].沈阳大学学报(社会科学版),2021(5):530-538.
⑤ 洪群联.中国服务业高质量发展评价和"十四五"着力点[J].经济纵横,2021(8):61-73.

的提升为评价标准,以经济、社会、环境协调发展为价值导向,跳出以规模扩张和数量增长为主的评价标准和定式思维,通过构建完善的统计体系、科学的指标体系、客观的政绩考核体系、完备的政策体系,加快形成科学、客观、符合高质量发展导向的综合评价体系,构建更加科学合理、多元兼容的高质量发展评价体系[①]。

四、共同富裕的内涵

当前,我国已全面建成小康社会,进入扎实推动共同富裕的历史新阶段。共同富裕是社会主义的本质要求,是人民群众的共同期盼。《中共中央、国务院关于支持浙江高质量发展建设共同富裕示范区的意见》明确提出:"共同富裕具有鲜明的时代特征和中国特色,是全体人民通过辛勤劳动和相互帮助,普遍达到生活富裕富足、精神自信自强、环境宜居宜业、社会和谐和睦、公共服务普及普惠,实现人的全面发展和社会全面进步,共享改革发展成果和幸福美好生活。"习近平总书记指出,"全体人民共同富裕是一个总体概念,是对全社会而言的,不要分成城市一块、农村一块,或者东部、中部、西部地区各一块,各提各的指标,要从全局上来看"[②]。

党的十八大以来,以习近平同志为核心的党中央把逐步实现全体人民共同富裕摆在更加突出的位置,推动区域协调发展,采取了一系列有力措施保障和改善民生,扎实推进共同富裕。党的十九大报告提出,"坚持在发展中保障和改善民生","保证全体人民在共建共享发展中有更多获得感,不断促进人的全面发展、全体人民共同富裕"。《中华人民共和国国民经济和社会发展第十四个五年规划和2035年远景目标纲要》提出:到"十四五"期末,"民生福祉达到新水平","全体人民共同富裕迈出坚实步伐";"展望2035年,我国将基本实现社会主义现代化。……建成文化强国、教育强国、人才强国、体育强国、健康中国……人民生活更加美好,人的全面发展、全体人民共同富裕取得更为明显的实质性进展"。

习近平总书记指出,促进共同富裕,要把握好鼓励勤劳创新致富、坚持基本经济制度、尽力而为量力而行、坚持循序渐进等原则,"总的思路是,坚

---

① 贺胜兰、蔡圣楠.学术界关于高质量发展评价体系的研究综述[J].国家治理周刊,2019(38):17-24.

② 习近平.扎实推进共同富裕[J].共产党员,2021(11 上):5-7.

持以人民为中心的发展思想,在高质量发展中促进共同富裕,正确处理效率和公平的关系,构建初次分配、再分配、三次分配协调配套的基础性制度安排,加大税收、社保、转移支付等调节力度并提高精准性,扩大中等收入人群比重,增加低收入群体收入,合理调节高收入,取缔非法收入,形成中间大、两头小的橄榄型分配结构,促进社会公正公义,促进人的全面发展,使全体人民朝着共同富裕目标扎实迈进"①。

五、卫生健康高质量发展的概念与内涵

(一)卫生健康高质量发展的概念

卫生健康高质量发展,是指在创新、协调、绿色、开放、共享等"五位一体"高质量发展新理念的指引下,以人民健康为中心,以卫生健康服务质量为核心,以提高人民健康水平为目标,通过全社会广泛参与、共建共治共享,建立覆盖全体人民、体系完整、功能互补、整体协同、高效智治、优质高效的整合型卫生健康服务体系,以及反应迅速的公共卫生体系、规范有序的药品供应保障体系和坚实稳固的医疗保障体系,实现卫生健康服务制度更加完善、优质资源更加优质均衡、服务设施更加健全、供给更加公平高效、人才队伍更加健全、卫生健康保障更加有力、健康产业更加繁荣等各方面全面发展,实现卫生健康服务质量、效率和公平可及的"三位一体",实现卫生健康服务品质和服务水平明显提升、群众满意度明显提高,使全体人民获得全方位和全周期、多层次和多元化的卫生健康保障②③。

在宏观层面,卫生健康高质量发展是社会公平正义的表现,是经济社会高质量发展的重要支撑。在中观层面,卫生健康高质量发展贯穿卫生健康资源投入、卫生健康服务活动和卫生健康产出的全过程,其最终目标是实现卫生健康服务的公平与可及、提高服务供给的品质能级与效率,提高人民健康水平。在微观层面,卫生健康高质量发展着眼于卫生健康服务的效果和效益,保障人民群众的生命安全与身体健康,从根本上缓解"看病难、看病

① 习近平.扎实推进共同富裕[J].共产党员,2021(11 上):5-7.
② 王锐,那丽,马月单,等.卫生健康高质量发展的内涵与路径选择[J].卫生经济研究,2022(7):1-4.
③ 梁旭,牟昀辉,那丽,等.基于德尔菲法的卫生健康高质量发展指标体系构建研究[J].中国卫生经济,2022(4):70-73.

贵"，提升人民群众的卫生健康满意度、获得感和幸福感[①]。

（二）卫生健康高质量发展的内涵[②]

1.卫生健康高质量发展的出发点和落脚点是以人民健康为中心

民生为本，健康为先。卫生健康是经济社会发展的重要基石。党的十九大报告明确将健康中国建设上升为国家战略。卫生健康高质量发展的首要目标就是以人民为中心，坚持健康优先发展战略，不断满足新时代人民日益增长的多层次、多元化的卫生健康需要，立足"全人群、全方位和全周期"，促进共同健康，使全体人民共享改革发展成果，获得更高质量、更高水平的卫生健康服务。

2.卫生健康高质量发展的根本原则是坚持质量第一、公平可及和社会效益优先

坚持"质量第一、效益优先"原则，处理好"提质"和"增量"的关系，使有限的卫生健康资源投入转化为效用最大的卫生健康产出，持续提高卫生健康服务质量，促进优质卫生健康资源有效扩容和均衡布局，逐步缩小城乡、区域、人群之间的健康差异，让更多优质卫生健康服务更公平公正地惠及全体人民，为高质量发展筑牢健康根基。

3.卫生健康高质量发展的必要举措是持续深化医药卫生体制改革

积极强化新发展理念，不断革新思想观念、创新体制机制、改革重点环节，持续推进"三医联动、六医统筹"，不断建立健全公共卫生服务体系、医疗服务体系、医疗保障体系和药品供应保障体系，强化双向转诊分级诊疗制度、现代医院管理制度、国家基本药物制度建设，从卫生管理、运行、投入、价格、监管、科技与人才、信息、法律法规建设等方面持续深化医药卫生体制改革。

4.卫生健康高质量发展的核心手段是坚持系统整合

按照公平可及、优质共享的要求，围绕居民健康需求和解决主要健康问题开展卫生健康资源配置，合理确定各级各类卫生健康机构的数量、规模、布局和各类资源配置标准，加快补齐全人群、全方位、全周期卫生健康服务短板弱项，不断优化卫生健康服务框架，构建以人为本、优质高效的整合型

---

① 王锐，那丽，马月单，等.卫生健康高质量发展的内涵与路径选择[J].卫生经济研究，2022(7)：1-4.

② 王锐，那丽，马月单，等.卫生健康高质量发展的内涵与路径选择[J].卫生经济研究，2022(7)：1-4.

卫生健康服务体系,提升基层卫生健康服务能力,促进卫生健康水平提升。

5.卫生健康高质量发展的强大动能是坚持创新驱动、促进协同发展

当前,基因技术、精准医学等快速发展,"互联网+"、人工智能等技术为卫生健康领域的创新发展注入了强大的动力。要积极依靠科技进步和理念创新,不断加强"政产学研用"协同发展,强化创新引领、数字赋能,全力推进卫生健康数字化改革。坚持软件、硬件协同发力,强化资源共建共享和分工协作,注重学科、专科、人才和技术等方面的内涵式建设,建设国家医学中心和国家区域医疗中心,聚焦重大疑难病症和急危重症,打造"医学高峰",促进特色专业学科发展,不断提升卫生健康科技竞争力和影响力。推动卫生健康服务方式的转变,推动高水平卫生健康服务品质和服务能级提升。

第二节　国民健康发展战略国际经验

20 世纪 80 年代以来,为更好地应对工业化和城市化快速发展对公众健康带来的风险与挑战,WHO 以及欧盟、美国、日本等发达经济体从提升全民健康福祉的角度出发,陆续启动国民健康发展战略,将公共卫生安全和全民健康提升至国家战略高度。在具体实施中,它们把健康作为制定实施各项公共政策的重要考量,编制详细的国民健康发展规划和行动计划,将全民健康作为一个系统工程来建设,更加强调健康促进和健康公平,力求将各种健康危害因素降到最低。

一、2030 年可持续发展议程

2015 年 9 月,联合国可持续发展峰会上正式通过了《改变我们的世界:2030 年可持续发展议程》,建立了全球可持续发展目标 (sustainable development goals,SDG)。SDG 涵盖了 17 个可持续发展目标、169 个子目标以及 230 个具体指标,其中与健康相关的是 11 个可持续发展目标、28 个子目标以及 47 个具体指标,主要涉及死亡率、发病率、患病率、危险因素和健康决定因素[①]。

---

① World Health Organization. World health statistics 2016: Monitoring health for the SDGs, sustainable development goals[R]. Geneva: World Health Organization, 2016.

二、世界卫生组织

1978 年,在参考中国在内的 9 个国家基层卫生实践的基础上,WHO 提出将初级卫生保健(primary health care,PHC)作为实现"人人享有健康"千年发展目标的一项重要核心政策。大部分国家将基本卫生保健的全民覆盖,提供公平可接受的卫生服务等过程指标作为基本卫生服务政策目标[①]。WHO 在 1986—2016 年的 30 年间共举办了 9 届全球健康促进大会,其中,1991 年的《松兹瓦尔宣言》(提出"创建有利于健康的支持性环境")、2005 年的《曼谷宪章》(倡导"与健康促进所有相关方的合作")、2013 年的《赫尔辛基宣言》(提出"将健康融入所有政策")、2016 年的《上海宣言》(提出防控慢性非传染性疾病)备受世界各国关注[②]。

为促进全球健康城市项目的推进,WHO 在 1996 年提出了健康城市建设的 10 项标准,为各国开展健康城市建设提供了良好的借鉴和参考。1998 年,世界卫生组织健康城市及城市政策研究合作中心提出了可量化的健康城市评价指标,包括 12 类共 338 项,其中,人群健康 48 项,城市基础设施 19 项,环境质量 24 项,家居及生活环境 30 项,社区作用及行动 49 项,生活方式和预防行为 20 项,保健、福利及环境卫生服务 34 项,教育 26 项,就业及产业 32 项,收入及家庭生活支出 17 项,地方经济 17 项,人口统计 22 项。由于该指标体系过于复杂,WHO 不设全球统一的指标体系,而是由各国、成员城市结合国情与城市区域的实际情况选择其中的部分指标,制定相应的指标体系及其目标标准。WHO 在分析了 47 个欧洲城市研究提出的 53 项健康城市评价指标的基础上,进一步讨论可行性并在实践过程中逐一修订、删减,保留了 4 类共 32 项可具体量化的健康城市评价指标(表 2-2),其中,人群健康指标 3 项、健康服务指标 7 项、环境指标 14 项、社会经济指标 8 项,这也是 WHO 规划过程中唯一贯彻实行的指标体系[③④⑤⑥]。

① 杨莉,王静,曹志辉,等.国外基本卫生服务实施背景、策略及其影响研究[J].中国循证医学杂志,2010(3):284-297.
② 王虎峰.全球健康促进 30 年的共识与经验[J].中国行政管理,2019(12):133-139.
③ 周向红.健康城市:国际经验与中国方略[M].北京:中国建筑工业出版社,2008:90-91.
④ 陈柳钦.健康城市建设及其发展趋势[J].中国市场,2010(33):50-63.
⑤ 陈钊娇,许亮文.健康城市评估与指标体系研究[J].健康研究,2013(1):5-9.
⑥ 周国明,王仁元,等.健康城市建设与治理[M].杭州:浙江大学出版社,2019.

表 2-2　WHO 健康城市推荐评价指标体系

类别	指标名称
A 人群健康指标	A_1 总死亡率:所有死因 A_2 死亡统计 A_3 低出生体重儿
B 健康服务指标	B_1 现行卫生教育计划数量 B_2 儿童完成预防接种百分比 B_3 每位医师所服务的居民数 B_4 每位护士所服务的居民数 B_5 健康保险覆盖的人口百分比 B_6 基层健康照顾提供非官方语言服务的便利性 B_7 市政府议会每年讨论健康相关问题的数量
C 环境指标	C_1 空气污染 C_2 水质 C_3 污水处理率 C_4 家庭废弃物收集质量指数 C_5 家庭废弃物处理质量指数 C_6 城市绿化覆盖率 C_7 公众可及的绿化面积 C_8 开置的工业用地 C_9 运动和休闲设施 C_{10} 人行道(徒步区) C_{11} 自行车专用道 C_{12} 公共交通运输座位数 C_{13} 公共交通运输服务覆盖范围 C_{14} 可居住面积(生存空间)
D 社会经济指标	D_1 住在不合居住标准的住宅中的居民比例 D_2 估计的无家可归的人数 D_3 失业率 D_4 低于平均收入水平的人群比例 D_5 可照顾学龄前儿童托儿机构的百分比 D_6 <20 周、20—34 周、35 周以上活产儿的百分比 D_7 堕胎率(与活产总数相比) D_8 残疾人就业比例

20 世纪末,联合国基于 WHO 的全球健康发展战略,指出世界各国都应该致力于建立"健康国家"[①]。2007 年,WHO、联合国环境规划署和亚洲开

① 刘军.世界卫生组织提出"全球健康新战略"[N].光明日报,2004-02-12.

发银行发布《区域环境与健康论坛宪章》，共同协调保护和改善健康与环境，以促进可持续发展，减少贫困[1]。2016 年，WHO 发布《2016—2025 年营养愿景与行动》，进一步强化健康国民发展战略的意义和措施，提出 3 项核心职能和 6 项重点工作[2]。

为提高卫生服务公平性、可及性、质量和资源利用效率，20 世纪 70 年代起，美国、英国等发达国家对医疗卫生服务体系进行了整合改革，多数以具体明确目标为导向，采取临床和功能整合为主的整合策略[3]。2016 年，WHO 提出以人为本的整合型卫生服务体系的基本框架，根据人们不同生命阶段的需要提供健康促进、疾病预防、诊断、治疗、疾病管理、康复和姑息治疗等连续性服务，并将其作为实现可持续发展目标的重要全球卫生发展战略[4]。WHO 一直致力于发展系统化的、具有横向和纵向可比性的方法来监控以人为本的整合型卫生服务体系绩效，提出了实现基层首诊制等八大核心行动领域及其实施策略，主张与学术机构合作建立一个能够对卫生改革实施进展和影响情况进行独立评估和验证的强有力的监测指标体系，主要包括根据改善服务、改善健康、降低成本等三大改革目标进行分类的以服务价值为导向的指标[5]。WHO 所推荐提出的新思路、新框架，无疑是我们校正原有健康城市发展评价指标体系及考核办法的重要参照系。

三、健康欧洲战略与欧盟健康战略计划

欧盟的健康战略计划（EU Health Programme）始于 2003 年。目前，欧盟已经完成"欧盟健康计划（2003—2007）""欧盟健康计划（2008—2013）"和"欧盟健康计划（2014—2020）"3 个健康战略。第 1 个健康计划的目标是建立健康指标体系，加强欧盟层面上的医疗保健基础性工作。第 2 个健康计划的目标是共享欧盟医疗保健资源，提高欧盟成员国公民的整体健康水平。第 3 个健康规划的战略目标拓展为 4 个方面：促进健康、防止疾病、建设健康

---

① 廖琴,曾静静,曲建升.国外环境与健康发展战略计划及其启示[J].环境与健康杂志,2014(7):635-639.
② 徐娇.论健康国家战略规划与实施路径[J].中国食品卫生杂志,2021(4):400-403.
③ 钱东福,王志琳,林振平,等.城市医疗服务体系整合的研究回顾与展望[J].医学与哲学(人文社会医学版),2011(2):43-45.
④ 王欣,孟庆跃.国内外卫生服务整合案例的整合策略比较[J].中国卫生经济,2016(6):9-12.
⑤ World Health Organization(WHO). Integrated health services: What and why [R]. Geneva: World Health Organization,2008.

生活方式所必需的健康支持性环境;保护欧盟成员国公民免受严重的跨境健康威胁;为所有欧盟成员国公民提供更好和更安全的医疗保健设施;构建创新、高效和可持续型的医疗保健体系。

欧盟第 3 个健康计划确立了 23 个优先领域,包括慢性疾病防控、控烟履约、健康信息管理、欧盟传染病防控立法、欧盟医药和医疗器械生产管理立法、健康技术创新与评估、健康人力资源规划等。着重从人口和社会经济领域、健康状况、健康决定因素(吸烟、酗酒等)、健康干预卫生服务和健康促进等 5 个领域入手,筛选了 88 个核心指标,构建欧洲核心健康指标体系(European core health indicators,ECHI),以监督和评价其战略规划的完成情况及绩效。

为进一步健全新冠肺炎疫情后的卫生健康系统,增强有效应对跨境健康威胁及未来卫生危机的能力,促进人口健康,欧盟于 2021 年启动了第 4 个健康计划——EU4Health Programme,由新成立的健康和数字执行机构负责实施。EU4Health Programme 是欧盟有史以来投入资金最多的一个健康计划,其主要目的是为欧盟在公共卫生领域长期性改革提供途径与手段,通过大幅增加有针对性的财政预算投资,增强欧盟有效应对未来公共卫生危机的应急处置能力,建立更强大、更有韧性和更易获得的卫生系统[1][2][3]。其目标主要包括以下方面:(1)提高欧洲处理跨境健康威胁的应对水平。确保预防、预备、监测和应对跨界健康威胁的能力;建立药品、医疗设备和其他卫生用品的应急储备系统;建立一个联盟卫生应急小组,在发生卫生危机时提供专家咨询和技术援助;协调紧急卫生保健能力。(2)增加药品可获得性和可负担性。使患者和卫生系统能够及时获得并负担得起药品、医疗设备和其他关键卫生用品;提倡谨慎和有效地使用抗生素等药物;支持创新性医疗产品和绿色产品。(3)强化卫生系统。提高卫生系统的可及性、效率和恢复能力;减少卫生保健服务方面的不平等获取现象;改进癌症等非传染性疾病的诊断、预防、护理和防治方法;通过交流探寻健康和预防疾病的最佳做法;依托"欧洲参考网络"来扩大卫生系统网络,并将其扩展到传染性和非传染

[1] European Commission. EU4Health Programme 2021-2027:A vision for a healthier European Union[EB/OL]. [2022-08-30]. https://health. ec. europa. eu/funding/eu4health- programme-2021-2027-vision-healthier-european-union_en.

[2] European Commission. EU4Health Programme for a healthier and safer Union [EB/OL]. [2022-08-30]. https://ec. europa. eu/health/sites/health/files/funding/docs/eu4health_factsheet_en. pdf.

[3] European Commission. Regulation of the European Palliament and of the Coucil [EB/OL]. [2022-08-30]. https://eur-lex. europa. eu/legal-content/EN/TXT/? uri=CELEX:52020PC0405.

性疾病领域;支持就"卫生挑战"开展全球性合作,以改善健康、减少不平等现象,加强对全球卫生威胁的应对能力。

四、健康美国战略

美国是最早推行国民健康发展战略的国家之一,美国的健康促进计划注重聚焦战略目标,分阶段实施,持续推进,且不断调整战略目标。1979 年,美国颁布《人人健康:关于疾病防治和健康促进》公告。随后,美国卫生与公共服务部开始实施"健康公民"(Healthy People)系列计划。这是一项可持续的健康促进计划,从 1980 年起,每 10 年发布一次,至今已推出 5 期,包括《健康公民 1990:促进健康、预防疾病》《健康公民 2000:促进健康、预防疾病》《健康公民 2010:了解和改善健康》《健康公民 2020:实现测量进展的目标和消除健康差距》《健康公民 2030:改善健康福祉、实现健康公平》[1][2][3][4]。

《健康公民 2020:实现测量进展的目标和消除健康差距》的愿景是建立"一个让所有美国人健康长寿的社会",首次引入健康的社会环境决定因素模型作为指导框架,并将"社会和物质环境"纳入战略目标[5]。主要目标包括:避免可预防的疾病、伤残和早死,获得高质量、长寿的生命;实现健康公平,消除健康差异,改善所有人群的健康状况;创建促进全民良好健康的社会和自然环境;提高人生各阶段生活质量、促进健康发展和健康行为[6]。涉及优先领域 42 个,约 1300 个具体目标[7];以一般健康状况、健康相关生活质量和福利、健康决定相关因素、健康差距和不公平等 4 项基础性健康测量标

① Lurie N. Healthy People 2010:Setting the nation's public health agenda[J]. Academic Medicine, 2000(1):12-13.

② 王仔鸽,吴华章,宋杨. 国外健康战略发展经验及对中国的启示[J]. 医学食疗与健康,2021(5):203-205.

③ 代涛,朱坤,韦潇,等. 美国、英国和加拿大健康战略的比较分析[J]. 医学与哲学(人文社会医学版),2008(11):14-17.

④ 尹纯礼,吴静雅,邹佳彤,等. 中美国家健康战略比较分析及启示[J]. 中国卫生政策研究,2017(5):45-52.

⑤ 尹纯礼,吴静雅,邹佳彤,等. 中美健康国家战略比较分析与启示[J]. 中国卫生政策研究,2017(5):45-52.

⑥ National Center for Health Statistics. Healthy People 2020 [EB/OL]. [2022-08-30]. https://www.cdc.gov/nchs/healthy_people/hp2020.htm.

⑦ 徐娇. 论健康国家战略规划与实施路径[J]. 中国食品卫生杂志,2021(4):400-403.

准来监测该计划的实施①。

2020 年,美国卫生与公共服务部启动《健康公民 2030:改善健康福祉、实现健康公平》,计划跟踪约 350 个核心目标、114 个发展目标、40 个研究目标②,其总体目标包括:获得健康、繁荣的生活和福祉,避免可预防的疾病、伤残和过早死亡;消除健康差距,实现健康公平,提高健康素养,改善所有人的健康和福祉;创造经济、社会和物质环境,激发实现所有人的健康和福祉的全部潜力;促进所有生命阶段的健康发展、健康行为和幸福;让多个部门的领导层、主要成员和公众参与进来,采取行动并制定改善所有人健康和福祉的政策③。《健康公民 2030:改善健康福祉、实现健康公平》将公共卫生问题置于高度优先位置,并允许在整个 10 年行动中改变战略目标,以不断应对新出现的公共卫生挑战。

五、健康日本战略

日本是亚太地区较早开展国民健康促进计划的国家之一。日本政府提出的"健康日本 21"计划,以"营养、运动、休养"为基础,以"实现一个充满活力的社会,全民互帮互助,在身体和精神上过上令人满意的生活"为愿景,确定了以"延长健康期望寿命及减少健康不平等,防止生活习惯病及重症化,改善社会生活技能,改善保健、医疗、福祉等健康资源,降低慢性疾病危险因素及改善社会生活环境"为目的的五大健康主题④,制定具体数值目标推进基于评价的健康促进事业,构建全社会多方参与的组织实施体系,建立多方协作的人才培养体系,开展形式多样的健康促进活动⑤。

"健康日本 21"计划共分 4 个阶段实施:1978—1987 年,第一次国民健康促进计划;1988—1999 年,第二次国民健康促进计划(又称"活力 80 健康计划");2000—2012 年,第三次国民健康促进计划(又称"健康日本 21");

① 郑继伟. 区域视野下的健康发展战略选择:以浙江为例的实证研究[M]. 北京:科学出版社,2013:297-298.

② National Center for Health Statistics. Healthy People 2030[EB/OL]. [2022-08-30]. https://www.cdc.gov/nchs/about/factsheets/factsheet-hp2030.htm.

③ National Center for Health Statistics. Healthy People 2020[EB/OL]. [2022-08-30]. https://www.cdc.gov/nchs/healthy_people/hp2020.htm.

④ 陈佩,李晓晨. 中日韩国家健康计划比较分析及对健康中国建设的启示[J]. 体育教育学刊,2022(3):81-88.

⑤ 徐娇. 论健康国家战略规划与实施路径[J]. 中国食品卫生杂志,2021(4):400-403.

2013—2022 年,第四次国民健康促进计划(又称"第二次健康日本 21")[①]。"健康日本 21"计划具有以下 4 个特点:(1)基于循证决策支持体系,用科学证据来制定和执行计划项目。(2)强调健康环境建设,实施从国家到个人的多元化健康管理,强调个人是健康的主体。(3)以国家法律保障国民健康促进运动。日本政府分别于 1993 年、2002 年、2005 年颁布了《环境基本法》《健康增进法》《食育基本法》,并于 2006 年发布《运动指南 2006》,以保障"健康日本 21"计划及其核心策略的法律地位。(4)量化目标值,规范国民的健康生活方式。"健康日本 21"计划设定了 9 个领域、70 个目标值,每个领域又分健康改善目标、个人行动目标、社会支持目标这 3 个类别,既包括人体生理机能参数评价指标,又有民众直接参与的生活行为习惯改变的目标[②]。

六、健康英国战略

英国是世界上较早开展国民健康发展战略研究的国家之一,其特色是健康国民发展战略贯穿于国民健康服务体系——国家卫生服务体系(national health service,NHS)的改革与发展过程中。英国的健康国民战略以 5～10 年为一个战略周期,具有以下 5 个特点:(1)在制定程序上,采取由上而下逐渐过渡到自下而上的模式,尤其是在近期发展战略计划制订上,调动公众广泛参与;(2)在关注质量和注重效率的基础上,突出对弱势群体的关爱,强调卫生服务的公平可及;(3)重视卫生资源投入,加强人、财、物等卫生资源对国家卫生服务制度改革的重要支撑作用;(4)强化科技创新发展,及时将信息技术应用到 NHS 中,不断改善 NHS 服务效率;(5)根据居民卫生服务需要的变化,适时调整国民健康发展战略[③]。

1964 年,英国对《国家卫生服务法》进行修订,明确 NHS 的宗旨是根据患者卫生需求提供卫生服务并确保人人享有免费的医疗卫生服务。2001 年,英国卫生部门启动了"寻求未来健康"的中长期国民健康发展战略研究。2010 年,英国发布《健康生活,健康国民:英国的公共卫生战略》,开辟了公共卫生发展的新纪元。2013 年,英格兰公共卫生署(Public Health England,PHE)正式

---

① 李晓晨,陈佩."健康中国 2030"背景下日本国民健康促进政策及启示:基于第二次"健康日本 21"实施效果的考察[J].体育成人教育学刊,2020(6):29-37.
② 张鑫华,王国祥.从"健康日本 21"计划实施看日本社会国民健康的管理与服务[J].成都体育学院学报,2014(9):19-23.
③ 朱坤,代涛,张黎黎,等.英国健康战略的特点及启示[J].医学与哲学(人文社会医学版),2008(11):9-11.

成立,发布了《英国公共卫生成果框架(2013—2016)》,明确了提高预期健康寿命、缩小不同社区健康差异的公共卫生服务目标①,提出了健康国民发展战略的 6 个优先领域②。

七、健康新加坡战略

新加坡的国民健康战略重在强调帮助市民养成健康生活方式以应对城市化中的主要风险。新加坡从 1992 年开始将"健康生活总体规划"(The Healthy Living Master Plan,HLMP)③作为国家卫生发展战略的一部分,现已成为提升国民健康的重要基石。

HLMP 是一个由所有利益相关者共同参与的健康促进战略,将共享空间和生活工作环境作为健康支撑环节,创建有利于健康的社会风尚,多途径、多手段促进公民提升健康素养,从而建立动态一体化的健康生活系统。其理论框架为:(1)调整健康促进模式,以日常生活干预为主;(2)营造有利于健康的环境,由利益相关者承担改革发展任务;(3)对公民(社区)赋权,强化公众主动参与。

HLMP 根据学校、工作场所和社区等不同人群生活地点设计了 3 类相应的健康促进计划,其主要策略包括:通过社区干预严格控制烟草使用,涵盖禁止高糖饮料广告、部分食品外包装印刷分级营养标签、使用更健康食材可获得补贴等综合性措施的健康饮食计划,提倡全民步行等体育锻炼运动,以及"糖尿病防治计划"等④⑤。

八、其他国家的健康国民战略

加拿大自 2001 年起成立"未来健康委员会",开始开展国民健康发展战略研究。2002 年,加拿大政府发布题为《构建价值:加拿大未来医疗卫生体

① 王昊,张毓辉,王秀峰.健康战略实施机制与监测评价国际经验研究[J].卫生经济研究,2018(6):38-40.
② UK Department of Health. Choosing health:Making healthy choice easier[R].London:Stationary Publishing Office,2004.
③ National Healthy Lifestyle Campaign of Singapore. Health Promotion Board(HPB)[EB/OL].(2014-10-03)[2022-08-30].https://www.hpb.gov.sg/article/national-healthy-lifestyle-campaign-2014-celebrates-healthy-living-master-plan-achievements-raises-awareness-of-healthy-living-options.
④ 苏小游,司明玉,朱之恺,等.健康生活总体规划:新加坡的经验和启示[J].中华预防医学杂志,2019(12):1198-1202.
⑤ 徐娇.论健康国家战略规划与实施路径[J].中国食品卫生杂志,2021(4):400-403.

系》的健康发展战略报告,提出了未来 10 年国民健康发展战略的愿景、目标和具体的实施方案。其中,发展愿景是:改善全体居民的健康状况,以保证加拿大国民成为世界上最健康的人。发展目标主要包括:消除健康不公平、强调疾病预防和健康促进视角下的卫生系统改革、加强卫生服务供给、加强健康保护和健康发展制度建设、确保安全的环境和产品等①。

俄罗斯将维护和加强公众健康作为公共政策的优先事项之一。2008 年12 月,俄罗斯政府出台《俄罗斯联邦国民健康 2020 规划》,总体目标是建立一个可持续的健康发展制度,对疾病进行及时有效的防治,提高全体公民的健康水平,为经济社会可持续发展提供基础支撑②。2009 年,俄罗斯政府又出台《俄罗斯联邦 2020 年前体育运动发展策略》,倡导公民追求健康生活方式,加强体育锻炼,提高竞技体育的整体水平③。

韩国国民健康增进综合计划(简称"韩国健康 2030 计划")是根据《国民健康增进法》第 4 条,为增进国民健康和预防疾病,每 5 年制定一次的国家健康增进发展蓝图。该计划以人人享有终身健康为愿景,以提高居民健康预期寿命为目标,以"在国家和地区各级政策制定中优先反映健康,提高基本健康水平和健康公平性,适用所有生命过程和工作生活场所,构建健康友好型环境,人人参与共建共享健康生活以及所有相关部门联合协作"为基本原则④。

第三节　国内卫生健康发展评价

健康中国建设是一个由多主体与多部门协同的长期性、系统性社会工程。不论是社会化的卫生健康保障制度,还是自由市场的卫生健康服务制度,卫生健康资源可供给量是有限的,存在着资金不足、服务公平可及与效率之间的矛盾。因此,为有效处理卫生健康发展过程中的资源有限性与健康需求无限性这一矛盾,以健康经济评价的正确分析方法评价卫生健康发展规划、政策、技术措施等效益(效果),成为卫生健康发展管理实践工作中

① 代涛,朱坤,韦潇,等.美国、英国和加拿大健康战略的比较分析[J].医学与哲学(人文社会医学版),2008(11):14-17.
② 王昊,张毓辉,王秀峰.健康战略实施机制与监测评价国际经验研究[J].卫生经济研究,2018(6):38-40.
③ 张莉清,陈同章.俄罗斯青少年体育制度研究[J].青少年体育,2017(10):139-140,110.
④ 陈佩,李晓晨.中日韩国家健康计划比较分析及对健康中国建设的启示[J].体育教育学刊,2022(3):81-88.

必须研究解决的问题。定期、不定期地开展卫生健康发展项目评价,有利于不断发现卫生健康发展进程中存在的不足,并及时进行督查改进,推进卫生健康事业的可持续发展。卫生健康发展评价,就是应用一定的技术经济分析与评价方法,从卫生健康资源的投入(成本)和资源的产出(效果、效益或效用)两个方面,对各种卫生健康发展规划、政策、技术措施等项目的制定、实施过程和结果进行科学的分析,对备选方案进行评价和选优,以最合理有效、最优的方式筹集、分配和使用卫生健康资源,减少和避免资源浪费,使有限的资源得到合理的优化配置和最大化利用,以提高经济社会效益[①]。

一、健康中国行动计划

在 2008 年全国卫生工作会议上,卫生部正式提出了"健康中国 2020"发展战略,提出了 1 个总目标、2 个阶段目标、10 个具体目标和 95 项具体指标。2016 年 10 月,中共中央、国务院发布了《"健康中国 2030"规划纲要》,这是中华人民共和国成立以来首次在国家层面提出的健康领域中长期战略发展规划,对全面建成小康社会、加快推进社会主义现代化具有重大意义。《"健康中国 2030"规划纲要》围绕总体健康水平、健康生活、健康服务与保障、健康环境、健康产业等方面设置了 13 项主要量化指标,其中,健康水平 5 项、健康生活 2 项、健康服务与保障 3 项、健康环境 2 项、健康产业 1 项。

为进一步细化落实《"健康中国 2030"规划纲要》,强化政府、社会与居民责任,加快推动从以治病为中心转变为以健康为中心,贯彻预防为主方针,提高全民健康水平,2019 年 7 月,国务院印发《关于实施健康中国行动的意见》,提出了 15 个专项行动,包含 26 项考核指标、124 个监测指标体系。2021 年 3 月,为进一步全面推进健康中国行动取得实效,建立健全健康中国行动监测评价机制,提高监测评价工作的科学性和有效性,健康中国行动推进委员会研究制定了《健康中国行动监测评估实施方案》和《健康中国行动监测评估指标体系(试行)》。按照"整体监测、分步实施、逐步完善"的思路,围绕 15 个专项行动,以《"健康中国 2030"规划纲要》监测指标、《健康中国行动(2019—2030 年)》确定的 124 项主要指标及《健康中国行动组织实施和考核方案》确定的 26 项指标为基础,围绕主要目标指标、年度重点任务、总体进展和成效,突出对结果性指标和政府工作性指标的监测评价,从健康影响因

---

① 周国明,王仁元,等.健康城市建设与治理[M].杭州:浙江大学出版社,2019.

素控制、重点人群健康促进、重大疾病防控、健康服务与保障、健康水平以及健康产业等 6 个方面,筛选确定了 64 项健康中国行动定量监测评估指标体系,其中,核心指标 32 项,包括健康影响因素控制 18 项、重点人群健康促进 19 项、重大疾病防控 12 项、健康服务与保障 9 项、健康水平 5 项、健康产业 1 项,详见表 2-3。

表 2-3 健康中国行动监测评估指标体系(试行)

维度	序号	指标	基期	2022 年目标值	指标性质	监测层级
健康影响因素控制	1*	居民健康素养水平(%)	2019 年为 19.17	≥22	预期性	国家省级
	2*	建立医疗机构和医务人员开展健康教育和健康促进的绩效考核机制	—	实现	约束性	省级
	3*	建立并完善健康科普专家库		实现	约束性	国家省级
	4*	建立并完善健康科普资源库		实现	约束性	国家省级
	5*	构建健康科普知识发布和传播机制		实现	约束性	国家省级
	6*	经常参加体育锻炼人数比例(%)	2014 年为 33.9	≥37	预期性	国家省级
	7	人均体育场地面积(平方米)	2018 年为 1.86	1.9	预期性	国家省级
	8	15 岁以上人群吸烟率(%)	2015 年为 27.7	<24.5	预期性	国家省级
	9	建设成无烟党政机关(%)	—	基本实现(≥90)	约束性	国家省级
	10	居民心理健康素养水平(%)	2018 年为 12	20	预期性	国家省级
	11	精神科执业(助理)医师(名/10 万人)	2017 年为 2.55	3.3	预期性	国家省级
	12	居民饮用水水质达标率(%)		明显改善	预期性	国家省级
	13	农村自来水普及率(%)	2018 年为 81	85	预期性	国家省级
	14	农村卫生厕所普及率(%)	2019 年为 60	75	预期性	国家省级
	15	全国城市生活垃圾无害化处理率(%)	2017 年为 97.7	99.3	预期性	国家省级
	16	城市人均公园绿地面积(平方米)	2018 年为 14.1	14.36	预期性	国家
	17	地级及以上城市空气质量优良天数比率(%)	2019 年为 82.0	—	预期性	国家省级
	18	居民环境与健康素养水平(%)	2018 年为 12.5	≥15	预期性	国家省级

（续表）

维度	序号	指标	基期	2022年目标值	指标性质	监测层级
重点人群健康促进	19*	产前筛查率（%）	2017年为61.1	≥70	预期性	国家省级
	20*	新生儿遗传代谢性疾病筛查率（%）	2019年为97.0	≥98	预期性	国家省级
	21*	农村适龄妇女宫颈癌和乳腺癌筛查区县覆盖率（%）	2017年为52.6	≥80	预期性	国家省级
	22	孕产妇系统管理率（%）	—	＞90		国家省级
	23	3岁以下儿童系统管理率（%）	2018年为91.2	＞85	预期性	国家省级
	24	7岁以下儿童健康管理率（%）	2018年为92.7	＞85	预期性	国家省级
	25*	国家学生体质健康标准达标优良率（%）	2017年为31.8	≥50	预期性	国家省级
	26*	符合要求的中小学体育与健康课程开课率（%）	—	100	约束性	国家省级
	27*	中小学生每天校内体育活动时间（小时）	—	≥1	约束性	国家省级
	28*	全国儿童青少年总体近视率（%）	—	力争每年降低0.5个百分点以上	约束性	国家省级
	29*	学校眼保健操普及率（%）	2019年为接近100	100	约束性	国家省级
	30*	寄宿制中小学校或600名学生以上的非寄宿制中小学校配备专职卫生专业技术人员、600名学生以下的非寄宿制中小学校配备专兼职保健教师或卫生专业技术人员的比例（%）	—	≥70	约束性	国家省级
	31*	配备专兼职心理健康工作人员的中小学校比例（%）	—	80	约束性	国家省级
	32*	接尘工龄不足5年的劳动者新发尘肺病报告例数占年度报告总例数比例（%）	—	明显下降	预期性	国家省级
	33	辖区职业健康检查和职业病诊断服务覆盖率（%）	—	≥80	预期性	国家省级
	34	65岁以上老年人规范化健康管理覆盖率（%）	—	≥60	预期性	国家省级

（续表）

维度	序号	指标	基期	2022年目标值	指标性质	监测层级
重点人群健康促进	35	医养结合机构数量（家）	2019年为4795	持续增加	预期性	国家省级
	36*	二级以上综合性医院设老年医学科比例（%）	—	≥50	预期性	国家省级
	37*	三级中医医院设置康复科比例（%）	—	75	约束性	国家省级
重大疾病防控	38	心脑血管疾病死亡率（1/10万）	2015年为238.4	≤209.7	预期性	国家省级
	39	70岁及以下人群慢性呼吸系统疾病死亡率（1/10万）	2015年为10.2	≤9.0	预期性	国家省级
	40*	30—70岁人群因心脑血管疾病、癌症、慢性呼吸系统疾病和糖尿病导致的过早死亡率（%）	2015年为18.5	≤15.9	预期性	国家省级
	41*	高血压患者规范管理率（%）	2015年为50	≥60	预期性	国家省级
	42*	糖尿病患者规范管理率（%）	2015年为50	≥60	预期性	国家省级
	43*	乡镇卫生院、社区卫生服务中心提供中医非药物疗法的比例（%）	—	100	约束性	国家省级
	44*	村卫生室提供中医非药物疗法的比例（%）	—	70	约束性	国家省级
	45	传染病疫情和突发公共卫生事件报告责任落实	—	100	约束性	国家
	46	健全疾控机构与城乡社区联动工作机制	—			国家省级
	47	甲乙类法定传染病报告发病率（1/10万）	—	<240	预期性	国家省级
	48	有效控制和基本消除地方病危害（分）	—	100	预期性	国家省级
	49*	以乡（镇、街道）为单位适龄儿童免疫规划疫苗接种率（%）	2017年为90	>90	预期性	国家省级
健康服务与保障	50	每千人口注册护士数（人）	2019年为3.18		预期性	国家省级
	51*	每千常住人口执业（助理）医师数（人）	2019年为2.77	—	预期性	国家省级

（续表）

维度	序号	指标	基期	2022年目标值	指标性质	监测层级
健康服务与保障	52	每万人口全科医生数（人）	2019年为2.61	—	约束性	国家省级
	53	每千人口公共卫生人员数（人）	2018年为0.63	—	预期性	国家省级
	54	每千人口医疗卫生机构床位数（张）	2019年为6.30	—	预期性	国家省级
	55	千人口献血率（‰）	2019年为11.2	—	预期性	国家
	56*	个人卫生支出占卫生总费用的比重（%）	2018年为28.6	27.5	预期性	国家省级
	57	基本医疗保险覆盖率（%）	—		预期性	国家
	58	红十字应急救护培训人数（人）	—	每年新增200万～300万	预期性	国家省级
健康水平	59*	人均预期寿命（岁）	2019年为77.3	77.7	预期性	国家省级
	60*	婴儿死亡率（‰）	2019年为5.6	≤7.5	预期性	国家省级
	61*	5岁以下儿童死亡率（‰）	2019年为7.8	≤9.5	预期性	国家省级
	62*	孕产妇死亡率（1/10万）	2018年为18.3	≤18	预期性	国家省级
	63*	城乡居民达到《国民体质测定标准》合格以上的人数比例（%）	2014年为89.6	≥90.86	预期性	国家省级
健康产业	64	健康服务业总规模（万亿元）				国家

注：序号后标"*"的指标为核心监测评估指标。

二、"十四五"国民健康规划

2022年4月，为全面推进健康中国建设，根据《中华人民共和国国民经济和社会发展第十四个五年规划和2035年远景目标纲要》《"健康中国2030"规划纲要》，国务院办公厅印发《"十四五"国民健康规划》，提出到2025年的发展目标，主要发展指标共21项，其中，健康水平6项、健康生活3项、健康服务5项、健康保障3项、健康环境3项、健康产业1项，详见表2-4。

表 2-4 "十四五"国民健康主要发展指标

领域	主要指标	2020 年	2025 年	性质
健康水平	人均预期寿命（岁）	77.93	提高 1 岁	预期性
	人均健康预期寿命（岁）	—	同比例提高	预期性
	孕产妇死亡率（1/10 万）	16.9	≤14.5	预期性
	婴儿死亡率（‰）	5.4	≤5.2	预期性
	5 岁以下儿童死亡率（‰）	7.5	≤6.6	预期性
	重大慢性病过早死亡率（%）	16.0	≤15.0	预期性
健康生活	居民健康素养水平（%）	23.15	25.0	预期性
	经常参加体育锻炼人数比例（%）	37.2	38.5	预期性
	15 岁以上人群吸烟率（%）	25.8	23.3	预期性
健康服务	孕产妇系统管理率和 3 岁以下儿童系统管理率（%）	>85	>85	预期性
	以乡（镇、街道）为单位适龄儿童免疫规划疫苗接种率（%）	>90	>90	约束性
	严重精神障碍管理率（%）	87	≥90	约束性
	全国儿童青少年总体近视率（%）	52.7	力争每年降低 0.5 个百分点以上	约束性
	设置中医临床科室的二级以上公立综合医院比例（%）	86.75	90	预期性
健康保障	个人卫生支出占卫生总费用的比例（%）	27.7	27	约束性
	职工基本医疗保险政策范围内住院费用基金支付比例（%）	85.2	保持稳定	预期性
	城乡居民基本医疗保险政策范围内住院费用基金支付比例（%）	70	保持稳定	预期性
健康环境	地级及以上城市空气质量优良天数比率（%）	87	87.50	约束性
	地表水达到或好于Ⅲ类水体比例（%）	83.4	85	约束性
	国家卫生城市占比（%）	57.5	持续提升	预期性
健康产业	健康服务业总规模（万亿元）	—	>11.5	预期性

三、上海市卫生健康发展"十四五"规划

2021 年 7 月,上海市人民政府印发《上海市卫生健康发展"十四五"规划》,提出到 2025 年的 19 项规划发展指标,详见表 2-5。

表 2-5　上海市"十四五"卫生健康发展指标

序号	指标名称	属性	2025 年目标
1	人均预期寿命(岁)	预期性	84 左右
2	人均健康预期寿命(岁)	预期性	≥71
3	婴儿死亡率(‰)	预期性	≤5
4	5 岁以下儿童死亡率(‰)	预期性	≤4
5	孕产妇死亡率(1/10 万)	预期性	≤7
6	常见恶性肿瘤诊断时早期比例(%)	预期性	≥37
7	居民健康素养水平(%)	预期性	≥36
8	千人口医疗机构床位数(张)	预期性	7.5 左右
9	平战结合医院储备床位数(张)	约束性	≥8000
10	千人口执业(助理)医师数(人)	预期性	≥3.6
11	千人口注册护士数(人)	预期性	≥4.7
12	千人口全科医生数(人)	预期性	0.45 左右
13	精神科执业(助理)医师数(人/10 万人口)	预期性	4.8
14	二级以上精神专科医院开设青少年心理门诊比例(%)	约束性	80
15	院前急救平均反应时间(分钟)	约束性	稳定在 12 分钟以内
16	千人口献血率(‰)	预期性	17.5
17	三级医院复诊患者中使用互联网诊疗的比例(%)	预期性	≥10%
18	参保职工医保政策范围内住院保险比例(%)	约束性	稳定在 80% 左右
19	参保居民医保政策范围内住院保险比例(%)	约束性	70% 左右

注:人均期望寿命、人均健康期望寿命、5 岁以下儿童死亡率以户籍人口为统计对象。

四、健康浙江行动

为贯彻落实《"健康中国 2030"规划纲要》《国务院关于实施健康中国行动的意见》和《健康浙江 2030 行动纲要》精神,加快实施健康中国战略,推进健康浙江行动,2019 年 12 月,浙江省人民政府印发《推进健康浙江行动的实施意见》,提出 91 项推进 26 个健康浙江行动的主要评价指标,其中,健康知识普及行动 7 项、合理膳食行动 3 项、全民健身行动 5 项、控烟限酒行动 3 项、心理健康促进行动 2 项、蓝天碧水净土清废行动 4 项、绿色环境打造行动 10 项、饮用水达标提质行动 5 项、食品安全放心行动 1 项、农产品绿色安全行动 3 项、药品质量安全行动 2 项、道路交通安全综合治理行动 2 项、妇幼健康促进行动 6 项、中小学健康促进行动 6 项、职业健康保护行动 2 项、老年健康促进行动 5 项、心脑血管疾病防治行动 3 项、癌症防治行动 1 项、慢性呼吸系统疾病防治行动 2 项、糖尿病防治行动 1 项、传染病及地方病防控行动 7 项、医疗卫生服务体系优化行动 5 项、中医药促进健康服务行动 2 项、智慧健康管理行动 1 项、健康保障惠民行动 2 项、健康产业发展行动 1 项,详见表 2-6。

表 2-6   推进健康浙江行动的主要指标

行动名称	指标名称	基期水平	2022 年目标值	2030 年目标值	指标性质
健康知识普及行动	居民健康素养水平(%)	26.64	28	32	预期性
	应急救护知识累计普及率(%)	17.8	25.8	40	预期性
	健康促进县区比例(%)	6	30	50	预期性
	健康促进学校比例(%)	53.77	65	80	预期性
	健康促进医院比例(%)	60	65	80	预期性
	健康社区比例(%)	—	30	50	预期性
	健康家庭数量(万户)	4.4	10	100	预期性
合理膳食行动	成人肥胖增长率(%)	—	持续减缓	持续减缓	预期性
	5 岁以下儿童生长迟缓率(%)	—	<7	<5	预期性
	每万人营养指导员配备(名)		1	1	预期性
全民健身行动	城乡居民达到《国民体质测定标准》合格以上的人数比例(%)	92	93 以上	94 以上	预期性
	经常参加体育锻炼人数比例(%)	40	42 以上	43 以上	预期性

（续表）

行动名称	指标名称	基期水平	2022年目标值	2030年目标值	指标性质
全民健身行动	人均体育场地面积(平方米)	2.16	2.4以上	2.7以上	预期性
	每千人拥有社会体育指导员(名)	1.7	不少于1.9	不少于2.3	预期性
	行政村体育设施覆盖率(%)	90	基本实现全覆盖	100	预期性
控烟限酒行动	15岁以上人群吸烟率(%)	21.92	<21.5	<20	预期性
	全面无烟法规保护的人口比例(%)	19.6	≥30	≥80	预期性
	无烟党政机关比例(%)	—	100	100	约束性
心理健康促进行动	居民心理健康素养水平(%)	—	22	30	预期性
	心理健康服务网络乡镇(街道)覆盖率(%)	80	92	100	预期性
蓝天碧水净土清废行动	设区城市日空气质量达标天数比率(%)	85.3	完成国家任务	完成国家任务	约束性
	地表水水质优良(达到或优于Ⅲ类)比例(%)	84.6	85	稳步提升	约束性
	县以上城市集中式饮用水水源地水质达标率(%)	94.5	100	100	约束性
	污染地块安全利用率(%)	90	92	98	约束性
绿色环境打造行动	全省设区市城区垃圾分类收集覆盖面(%)	80	基本全覆盖	100	约束性
	城镇生活垃圾资源化利用率(%)	80以上	100	100	约束性
	城镇生活垃圾无害化处理率(%)	99	100	100	约束性
	美丽城镇建设(个)	—	300		预期性
	国家卫生乡镇比例(%)	6.22	50	65	预期性
	农村户用卫生厕所普及率(无害化卫生厕所普及率)(%)	98.55	99	99	约束性
	国家卫生城市(县城)开展健康城镇建设比例(%)	35.48	70以上	100	预期性
	国家卫生乡镇开展健康乡镇建设比例(%)	24.6	30以上	80以上	预期性
	省级卫生村开展健康村建设比例(%)	1.2	10以上	50以上	预期性
	农村生活垃圾分类处理(%)	61	100	100	预期性

（续表）

行动名称	指标名称	基期水平	2022年目标值	2030年目标值	指标性质
饮用水达标提质行动	城市居民饮用水总水样报告合格率(%)	98.04	99	99以上	约束性
	城市合格饮用水人口覆盖率(%)	98.77	99以上	99以上	预期性
	农村饮用水达标人口覆盖率(%)	75	保持在95以上	保持在95以上	预期性
	农村饮用水供水保证率(%)	—	保持在95以上	保持在95以上	约束性
	农村饮用水水质达标率(%)	84	保持在90以上	保持在90以上	约束性
食品安全放心行动	主要食品质量安全抽检合格率(%)	—	99以上	99以上	约束性
农产品绿色安全行动	主要农产品省级检测合格率(%)	98	98以上	98以上	约束性
	不合格农产品处置率(%)	100	100	100	约束性
	绿色优质农产品比率(%)	53	56以上	65	约束性
药品质量安全行动	基本药物质量抽检合格率(%)	＞98	＞98	＞98	预期性
	重大药品安全事件	0	0	0	约束性
道路交通安全综合治理行动	交通事故万车死亡率	—	较2016年下降25%	较2016年下降35%	预期性
	重特大道路交通事故	0	基本消除	基本消除	约束性
妇幼健康促进行动	婴儿死亡率(‰)	2.6	6.5以下	5以下	约束性
	孕产妇死亡率(1/10万)	5.1以下	9.5以下	9以下	约束性
	5岁以下儿童死亡率(‰)	3.76	8以下	6以下	约束性
	母乳喂养率(%)	≥69.80	≥90	≥90	预期性
	3岁以下儿童标准化发育监测筛查率(%)	≥70	≥80	≥90	预期性
	农村妇女"两癌"筛查率(%)	—	≥80	≥90	约束性

（续表）

行动名称	指标名称	基期水平	2022 年目标值	2030 年目标值	指标性质
中小学健康促进行动	全省儿童青少年总体近视率(%)	59	每年降低 1 个百分点以上	6 岁儿童近视率控制在 3 以内,小学生、初中生和高中生近视率分别下降至 38、60 和 70 以下	约束性
	符合要求的中小学体育与健康课程开课率(%)	—	100	100	约束性
	中小学生每天校内体育活动时间(小时)	—	≥1	≥1	约束性
	寄宿制中小学校或 600 名学生以上的非寄宿制中小学配备专职卫生专业技术人员、600 名学生以下的非寄宿制中小学校配备专兼职保健教师或卫生专业技术人员的比例(%)	—	≥70	≥90	约束性
	配备专兼职心理健康工作人员的中小学校比例(%)	—	≥80	≥90	约束性
	国家学生体质健康标准达标优良率(%)	—	≥50	≥60	预期性
职业健康保护行动	接尘工人不足 5 年的劳动者新发尘肺病报告例数占年度报告总例数比例(%)	—	明显下降	持续下降	预期性
	重点行业用人单位劳动者职业健康检查率(%)	75	91	95	预期性
老年健康促进行动	65—74 岁老年人失能发生率(%)	18.3（2015 年）	有所下降	有所下降	预期性
	65 岁以上人群老年期痴呆患病率(%)	5.56	增速下降	增速下降	预期性
	二级以上综合医院、中医医院设置老年医学科比例(%)	—	＞60	100	预期性
	养老机构以不同形式为入住老年人提供医疗卫生服务比例(%)	70	100	持续改善	预期性
	三级中医医院设置康复科比例(%)	—	75	90	约束性

（续表）

行动名称	指标名称	基期水平	2022年目标值	2030年目标值	指标性质
心脑血管疾病防治行动	重大慢性病过早死亡率（%）	9.67	低于全国平均水平	低于全国平均水平	预期性
	高血压患者规范管理率（%）	65.88	≥66	≥70	预期性
	心脑血管疾病死亡率（1/10万）	214.92	≤209.7	≤190.7	预期性
癌症防治行动	总体癌症5年生存率（%）	39.8（2015年）	≥43.3	≥46.6	预期性
慢性呼吸系统疾病防治行动	70岁及以下人群慢性呼吸系统疾病死亡率（1/10万）	6.21	≤9	≤8.1	预期性
	40岁以上居民慢阻肺知晓率（%）	—	≥15	≥30	预期性
糖尿病防治行动	糖尿病患者规范管理率（%）	65.53	≥66	≥70	预期性
传染病及地方病防控行动	5岁以下儿童乙型肝炎病毒表面抗原流行率（%）	0.75	<1	<0.5	预期性
	以乡镇（街道）为单位适龄儿童免疫规划疫苗接种率（%）	>90	>90	>90	预期性
	疟疾	消除	持续消除	持续消除	预期性
	艾滋病全人群感染率（%）	0.07	<0.10	<0.15	预期性
	肺结核发病率（1/10万）	45.3	<40	有效控制	预期性
	消除碘缺乏病危害（%）	97.80	持续消除	持续消除	预期性
	控制饮水型地方性氟中毒危害（%）	90.90	有效控制	有效控制	预期性
医疗卫生服务体系优化行动	基层就诊率（%）	51.60	65以上	65以上	预期性
	县域就诊率（%）	86.30	90以上	90以上	预期性
	省市级医院门诊智慧结算率（%）	50	60以上	60以上	预期性
	省市级医院检查智慧预约率（%）	60	80以上	80以上	预期性
	开设夜门（急）诊（%）	30	80以上	80以上	

（续表）

行动名称	指标名称	基期水平	2022年目标值	2030年目标值	指标性质
中医药促进健康服务行动	居民中医养生保健素养水平（%）	22	＞25	＞30	预期性
	公立中医院设立治未病科室比例（%）	82	＞90	100	预期性
智慧健康管理行动	居民电子健康档案建档率（%）	87.44	＞90	＞95	约束性
健康保障惠民行动	职工基本医疗保险基金支出年增速（%）	18.17	10	7	约束性
	城乡居民基本医疗保险基金支出年增速（%）	14.09	10	10	约束性
健康产业发展行动	社会办医服务量占比（%）	18.85	20	25	预期性

注：以上指标中的"以上""以下"均含本数。

五、浙江省"十四五"卫生健康事业发展规划

2021年4月，浙江省发展和改革委员会、浙江省卫生健康委员会印发《浙江省卫生健康事业发展"十四五"规划》，提出20项到2025年规划发展指标，其中，健康水平指标5项、服务体系指标6项、服务效能指标5项、保障水平指标2项、创新发展指标2项，详见表2-7。

表2-7 浙江省"十四五"时期卫生健康事业发展主要指标

类别	序号	指标名称	单位	2025年目标
健康水平指标	1	人均预期寿命	岁	80以上
	2	婴儿死亡率	‰	5以下
	3	孕产妇死亡率	1/10万	7以下
	4	居民健康素养水平	%	40
	5	健康浙江建设发展指数		85

（续表）

类别	序号	指标名称	单位	2025 年目标
服务体系指标	6	每千人执业（助理）医师数	人	4.3
	7	每千人注册护士数	人	5
	8	每千人医疗卫生机构床位数	张	7.5
	9	每万人全科医生数	人	5
	10	疾控机构标准化率	%	95
	11	每千人拥有婴幼儿照护设施托位	张	4.5
	12	提供中医药服务的基层医疗卫生机构占比	%	95
	13	老年人健康管理率	%	72 以上
	14	出生人口性别比		110 以下
	15	重大慢病过早死亡率	%	8.5 以下
	16	县域就诊率	%	90 以上
保障水平指标	17	人均基本公共卫生服务经费	元	稳步提高
	18	个人卫生支出占卫生总费用比例	%	26 以下
创新发展指标	19	国家级卫生人才数	人	350
	20	卫生健康数字化改革综合指数		90

六、浙江省卫生健康领域推进高质量发展建设共同富裕示范区实施方案（2021—2025 年）

为贯彻落实《中共中央、国务院关于支持浙江高质量发展建设共同富裕示范区的意见》《浙江省高质量发展建设共同富裕示范区实施方案（2021—2025 年）》，深入推进健康浙江建设，率先基本实现人的全生命周期公共医疗卫生服务优质共享，奋力打造"浙里健康"名片，为实现共同富裕提供强有力的健康支撑，2021 年 8 月，浙江省卫生健康委员会印发《关于卫生健康领域推进高质量发展建设共同富裕示范区实施方案（2021—2025 年）》，提出 24 项卫生健康领域高质量发展建设共同富裕示范区目标指标，其中，发展指标 7 项、均衡指标 7 项、共享指标 7 项、可持续指标 3 项，详见表 2-8。

表 2-8　卫生健康领域高质量发展建设共同富裕示范区目标指标

类别	序号	指标	2022 年	2025 年
发展 指标	1	人均预期寿命(岁)	79.6	80
	2	孕产妇死亡率(1/10 万)	≤9.5	≤7
	3	5 岁以下儿童死亡率(‰)	≤8	≤5
	4	千人床位数(张)	6.1	7.5
	5	千人医师数(人)	3.8	4.3
	6	千人护士数(人)	4.1	5
	7	健康浙江发展指数	82	85
均衡 指标	8	市、县(市、区)健康发展差异系数	逐步缩小	
	9	县级公立医院中三级医院占比(%)	20	30
	10	县级公立医院中三级医院床位占比(%)	30	60
	11	山区 26 县本科以上医疗卫生人员占比与全省平均之比	稳步提升	
	12	县域就诊率(%)	≥89.5	≥90
	13	基层就诊率(%)	≥55	≥65
	14	中医药发展指数	稳步提升	
共享 指标	15	居民健康素养水平(%)	≥35	≥40
	16	人均基本公共卫生服务经费(元)	稳步提升	
	17	重点人群家庭医生签约覆盖率(%)	≥75	≥80
	18	每千人拥有 3 岁以下婴幼儿托位数(个)	3.0	4.5
	19	重大慢性病过早死亡率(%)	≤8.8	≤8.5
	20	严重致残致畸出生缺陷发生率(‰)	≤10	
	21	总体癌症五年生存率(%)	≥43.3	≥44
可持续 指标	22	卫生总费用占 GDP 比例(%)	稳步提升	
	23	政府卫生支出占总支出比例(%)	稳步提升	
	24	个人卫生支出占卫生总费用比例(%)	≤26	

七、宁波市"十四五"卫生健康事业发展规划

2021年7月,宁波市发展和改革委员会、宁波市卫生健康委员会印发《宁波市卫生健康事业发展"十四五"规划》,提出到2025年的20项规划发展指标,其中,健康水平指标6项、服务体系指标7项、服务效能指标5项、保障水平指标1项、创新发展指标1项,详见表2-9。

表 2-9 宁波市"十四五"时期卫生健康事业发展主要指标

类别	序号	指标名称	2025 年目标值
健康水平指标	1	人均期望寿命*（岁）	83.1
	2	孕产妇死亡率（1/10 万）	7.0 以下
	3	婴儿死亡率（‰）	5.0 以下
	4	重大慢性病过早死亡率（%）	8.5 以下
	5	居民健康素养总体水平（%）	40.0
	6	健康宁波建设发展指数	85
服务体系指标	7	每千人医疗卫生机构床位数（张）	6.6
	8	每千人执业（助理）医师数（人）	4.4
	9	每千人注册护士数（人）	5.1
	10	每万人注册全科医生数（人）*	5.0
	11	疾控机构标准化率（%）	100
	12	传染病收治能力（张/万人）	1.50
	13	每千人拥有 3 岁以下婴幼儿照护设施托位数（个）	4.55
服务效能指标	14	提供中医药服务的基层医疗卫生机构占比（%）	95.0
	15	适龄儿童国家免疫规划疫苗接种率（%）	97.0
	16	老年人健康管理率（%）	72.5 以上
	17	出生人口性别比	110.0 以上
	18	县域就诊率（%）	90.0 以上
保障水平指标	19	个人卫生支出占卫生总费用比例（%）	26.0
创新发展指标	20	卫生健康数字化改革综合指数	90

注:标"*"的指标,统计口径为户籍人口,其余指标的统计口径为常住人口。

八、宁波市卫生健康领域推进高质量发展建设共同富裕示范区实施方案（2021—2025 年）

为贯彻落实《宁波市高质量发展建设共同富裕先行市行动计划（2021—2025 年）》、浙江省卫生健康委员会《关于卫生健康领域推进高质量发展建设共同富裕示范区（2021—2025 年）》，高质量全面建成健康宁波，实现人人享有更加公平可及、综合连续、经济有效的全方位全周期健康服务，奋力打造"甬有健康""甬有善育""甬有颐养"幸福民生品牌，为实现共同富裕提供强有力的健康支撑，2021 年 9 月，宁波市卫生健康委员会印发《宁波市卫生健康领域推进高质量发展建设共同富裕先行市实施方案（2021—2025 年）》，提出 23 项卫生健康领域高质量发展建设共同富裕示范区目标指标，其中，发展指标 7 项、均衡指标 6 项、共享指标 7 项、可持续指标 3 项，详见表 2-10。

表 2-10　宁波市卫生健康领域高质量发展建设共同富裕先行市目标指标

类别	序号	指标	2022 年	2025 年
发展指标	1	人均预期寿命（岁）	82.5	83.1
	2	孕产妇死亡率（1/10 万）	≤7	≤7
	3	5 岁以下儿童死亡率（‰）	≤5	≤4.8
	4	千人床位数（张）	5.1	6.6
	5	千人医师数（人）	3.95	4.4
	6	千人护士数（人）	4.27	5.1
	7	健康浙江（健康宁波）发展指数	82	85
均衡指标	8	市、区县（市）健康发展差异系数	逐步缩小	
	9	县级公立医院中三级医院占比（%）	20	30
	10	县级公立医院中三级医院床位占比（%）	30	60
	11	县域就诊率（%）	≥90	≥90
	12	基层就诊率（%）	≥55	≥65
	13	中医药发展指数	稳步提升	

（续表）

类别	序号	指标	2022 年	2025 年
共享指标	14	居民健康素养水平(%)	≥35	≥40
	15	人均基本公共卫生服务经费(元)	稳步提升	
	16	重点人群家庭医生签约覆盖率(%)	≥75	≥80
	17	每千人拥有 3 岁以下婴幼儿托位数(个)	3.0	4.55
	18	重大慢性病过早死亡率(%)	≤8.8	≤8.5
	19	严重致残致畸出生缺陷发生率(‰)	≤8.5	
	20	总体癌症五年生存率(%)	≥43.3	≥44
可持续指标	21	卫生总费用占 GDP 比例(%)	稳步提升	
	22	政府卫生支出占总支出比例(%)	稳步提升	
	23	个人卫生支出占卫生总费用比例(%)	≤26	

九、全国爱卫会健康城市评价指标

我国原卫生部于 1993 年引入"健康城市"概念,1994 年与世界卫生组织合作,正式开展健康城市项目。2003 年"非典"以后,健康城市建设进入实质性发展阶段。2016 年 11 月,全国爱国卫生办公室印发了《全国爱卫办关于开展健康城市试点工作的通知》,确定了江苏省无锡市、宁波市等 38 个健康城市试点市。到 2017 年,全国已有 40 余个城市开展了健康城市建设工作,其中,包括杭州市、宁波市、南京市、大连市、广州市、长春市、武汉市等 7 个副省级城市,它们开展健康城市建设的核心内容之一是确立适合本地区实际情况的评价指标体系。2018 年 4 月,全国爱卫会印发了《全国健康城市评价指标体系(2018 版)》(表 2-11),该指标体系共包括 5 个一级指标、20 个二级指标、42 个三级指标,能比较客观地反映各地健康城市建设总体情况。

表 2-11　全国健康城市评价指标体系(2018 版)

一级指标	二级指标	三级指标
健康环境	1.空气质量	(1)环境空气质量优良天数占比
		(2)重度及以上污染天数
	2.水质	(3)生活饮用水水质达标率
		(4)集中式饮用水水源地安全保障达标率
	3.垃圾废弃物处理	(5)生活垃圾无害化处理率
	4.其他相关环境	(6)公共厕所设置密度
		(7)无害化卫生厕所普及率(农村)
		(8)人均公园绿地面积
		(9)病媒生物密度控制水平
		(10)国家卫生县城(乡镇)占比
健康社会	5.社会保障	(11)基本医保住院费用实际报销比
	6.健身活动	(12)城市人均体育场地面积
		(13)每千人拥有社会体育指导员人数比例
	7.职业安全	(14)职业健康检查覆盖率
	8.食品安全	(15)食品抽样检验 3 批次/千人
	9.文化教育	(16)学生体质监测优良率
	10.养老服务	(17)每千名老年人口拥有养老床位数
	11.健康细胞工程*	(18)健康社区覆盖率
		(19)健康学校覆盖率
		(20)健康企业覆盖率
健康服务	12.精神卫生管理	(21)严重精神障碍患者管理率
	13.妇幼卫生服务	(22)儿童健康管理率
		(23)孕产妇系统管理率
	14.卫生资源	(24)每万人口全科医生数
		(25)每万人口拥有公共卫生人员数
		(26)每千人口医疗卫生机构床位数
		(27)提供中医药服务的基层医疗卫生机构占比
		(28)卫生健康支出占财政支出的比重

（续表）

一级指标	二级指标	三级指标
健康人群	15.健康水平	(29)人均预期寿命
	16.传染病	(30)婴儿死亡率
	17.慢性病	(31)5岁以下儿童死亡率
		(32)孕产妇死亡率
		(33)城乡居民达到《国民体质测定标准》合格以上的人数比例
		(34)甲乙类传染病发病率
		(35)重大慢性病过早死亡率
		(36)18—50岁人群高血压患病率
		(37)肿瘤年龄标化发病率变化幅度
健康文化	18.健康素养	(38)居民健康素养水平
	19.健康行为	(39)15岁以上人群吸烟率
		(40)经常参加体育锻炼人口比例
	20.健康氛围	(41)媒体健康科普水平
		(42)注册志愿者比例

注：标"*"的指标，将根据其建设进展情况适时纳入评价。

第四节　国内外国民健康发展评价的启示

在国民健康发展战略制定过程中，WHO以及欧盟、美国、日本等发达经济体，结合各自发展实际状况，构建了多元主体参与的国民健康发展战略，确立了相对完整、可操作的国民健康发展评价指标体系。这为构建健康宁波高质量发展指数评价指标体系提供了较为科学的理论与实践参考依据。

一、结合健康观内涵与外延发展变化，建立完善国民健康发展战略与评价体系

随着时代变迁和经济社会不断发展，人们对健康的认识也不断深入，健康观的内涵与外延不断更新。快速发展的城市化正全面深刻地影响着人类的健康决定因素，带来了对健康影响因素的重新定位和理解。WHO、主要

发达经济体以及我国推动健康中国行动建设,都是在准确理解健康观的内涵与外延的基础上,一方面以立法的形式确保覆盖全民的基本卫生服务地位,保持国民健康发展战略与评价体系的相对稳定和完整;另一方面结合了国民健康发展的不同历史时期与发展阶段和实践经验,及时地对评价指标体系进行更新,剔除一些不符合国家(地区)经济社会发展实际、不合理的评价指标,并按照每一个国家(地区)自身的经济社会发展水平、人群健康发展现状及影响因素等实际状况而采取因地制宜的具体创建活动,与当地所面临的卫生健康问题相结合,增加了一些符合时代特征与区域卫生健康发展的特色指标,体现了多样性与特色性的并存。例如,浙江省卫生健康委根据高质量发展建设共同富裕示范区的现实需要,制定出台共同富裕背景下的卫生健康领域评价指标,增加综合反映卫生健康科技创新以及共建共享共富的评价指标,使国民健康发展评价指标体系具有良好的科学性、导向性,并且可量化、可操作,能够反映建设效果,可以进行区域之间的横向与纵向量化比较。

二、建立民生为本、以人民健康为中心的新理念

健康是一种基本人权,也是人类的最基本生存权和发展权。国民健康问题日益得到了各个国家和地区的普遍关注,WHO、主要发达经济体以及我国在构建国民健康发展战略与评价保障机制中,处处体现了以人民健康为中心的发展理念,设置居民感受和满意度指标,强调人与经济、社会、环境的有机统一。

三、体现定性分析与定量分析相结合、横向对比与纵向对照相结合

国民健康发展战略是一项涉及经济社会发展各方面的社会系统工程,涉及政治、经济、社会、文化、环境、保障制度、行为生活方式等全方位健康决定因素,涵盖"全人群、全周期、全要素"。这决定了其复杂性和较高的实践难度。因此,WHO、主要发达经济体以及我国本着以定性分析为基础、定量分析为依据、定性分析与定量分析相结合的原则,构建国民健康发展评价指标体系,使国民健康发展评价结果能够兼顾过程评价与结果评价、理论与实践。在具体评价指标的选择上,坚持历史传承与时代创新相结合、定性与定量相结合、动态监测与有效对标相结合,更多的是选择一些以人均、率、百分

比等相对数表示的定量指标。指标可量化、可操作性较强,这样有利于国民健康发展战略的客观评价,有利于不同地区、不同时期的国民健康发展战略建设效果与效益的对比分析,从而促进居民追求健康生活方式,促进政府健康治理体系和治理能力现代化,促进国民健康水平持续提升。

第三章　健康宁波建设探索与经验

宁波市委、市政府高度重视健康宁波建设,坚持常态化疫情防控和卫生健康改革发展两手抓,先后印发实施《健康宁波2030行动纲要》等一系列政策文件,全面推进实施健康宁波行动,打造"甬有健康"幸福民生品牌,扎实推进富民惠民安民"健康篇",为宁波高质量发展建设共同富裕先行市夯实了健康根基。本章主要介绍健康宁波建设的成效、做法与特色。

第一节　健康宁波建设总体效果

自2018年起,宁波市委、市政府全面启动健康宁波建设。宁波市坚持以习近平新时代中国特色社会主义思想为指导,按照健康中国战略和浙江省委、省政府健康浙江建设工作部署,紧紧围绕健康宁波建设目标,以打造全面健康城市建设样板市为载体,遵循新时期卫生健康工作方针,先后印发实施《健康宁波2030行动纲要》《健康宁波考核办法(试行)》《健康宁波建设第一轮三年行动计划(2018—2020年)》《推进健康宁波行动实施方案》等政策文件。宁波市聚焦共同健康,建机制、抓重点、补短板、强弱项,全面推进实施健康宁波行动,以普及健康生活、优化健康服务、完善健康保障、建设健康环境、发展健康产业为重点,加快转变卫生健康发展方式,"全人群、全方位、全周期"维护和保障人民健康,聚力打好"1+5"综合医改攻坚战。当前,健康宁波建设工作取得显著成效,主要体现在:医学科技创新取得新突破,智慧健康保障体系更加完善,公共健康安全保障品质与服务能力持续提升,人均期望寿命等主要人群健康指标达到高收入国家水平、位居国内先进水平,卫生健康服务理念从"以治病为中心"转向"以人民健康为中心"。2020年,健康宁波发展指数达到93.52。宁波入选公立医院综合改革国家级示范城市,健康城市试点工作入选全国优秀案例,连续5次入选"国家卫生城市";在全国爱卫办通报表扬名单中位列第一,在健康浙江建设考核中连续 4 年(2018—2021 年)获评优秀;获评全国健康城市建设样板市(成绩位列全国第八),入选首批健康城市建设推动健康中国行动创新模式(宫颈癌综合防治)试点城市。宁波基本形成党委和政府高度重视、部门协同、社会多方参与的"大卫生、大健康"工作新格局,贡献了健康中国建设的宁波经验,为高水平全面建成小康社会奠定了坚实的健康基础。

一、健康宁波建设大格局基本形成

(一)加强政府承诺

宁波积极推进健康中国战略具体化、本地化。2018 年 1 月,宁波市委、市政府召开全市卫生与健康大会,明确提出要切实把人民健康放在优先发展的战略地位,把健康融入所有政策,高水平推进健康宁波建设,高标准增进人民健康福祉,为建设"名城名都"提供坚实的健康基础①。同月,宁波市委、市政府印发《健康宁波 2030 行动纲要》,明确提出了健康宁波建设十大行动,要求在巩固提升卫生创建成果的基础上,加快推进健康城市和健康村镇建设。实施"健康细胞"培育工程,广泛开展健康社区、健康村镇、健康单位和健康家庭建设,提高社会参与度。2020 年 7 月,宁波市委、市政府印发《推进健康宁波行动实施方案》,从 5 个方面提出了 24 项具体行动,要求成立专项行动工作组,负责推动落实有关任务。制定出台《健康宁波考核评分细则(乡镇/街道)》,融合美丽宁波、乡村振兴计划,"健康宁波"考核正式列入市对区县(市)党政年度目标责任制考核,整体推动健康宁波建设。

(二)加强组织机构建设

宁波市委、市政府发文成立健康宁波建设领导小组,下设办公室,与市爱卫办合署办公,统筹推进健康宁波建设,推进健康宁波建设和爱国卫生运动融合发展,发挥统筹、协调、督促和指导的作用,实现一个工作平台和一个工作网络。市编办批复市疾控中心增挂宁波市健康教育与促进中心,增加 3 个事业编制,由该中心具体承担健康宁波、健康城市建设业务指导工作。为完善工作机制、加强部门协作,宁波市建立健全成员单位联席会议制度和

日常工作网络。结合工作实际,各成员单位确定责任处室和责任人,根据《健康宁波 2030 行动纲要》和行动任务分工,组织制定相关实施方案和工作重点报送市健康办,履职尽责推进各项行动和任务[①]。市委组织部将健康宁波列入干部培训计划;市委宣传部结合文明城市创建,提升市民文明健康素养;市体育局着力构建全覆盖、高水平的全民健身公共服务体系,加快体育设施规划建设;市发改委印发《宁波市健康产业发展行动计划(2018—2020)》,并在《宁波市乡村振兴战略规划(2018—2022 年)》中提出加快健康乡村建设,提升乡村健康服务水平;市教育局全面加强校园食品安全日常管理,完善学校食品安全保障的联防联控机制;市财政局加强健康宁波工作经费保障;市人力社保局推进医保户籍人口参保全覆盖;市环保局加大人居环境综合整治力度;市住建委推进小城镇环境综合整治行动;市城市管理局推进中心城区生活垃圾分类和中心城区"公厕提质行动";市市场监管局实施食品药品安全战略;市安监局加强安全生产和职业健康监管[②]。2018 年至 2021 年底,定期或不定期地组织召开健康宁波建设领导小组成员单位联席会议,对健康宁波建设重点工作进行总结和部署。

(三)加强健康治理体系和治理能力现代化建设

宁波市委、市政府坚持"健康优先"发展理念,不断加强多元共治的卫生健康治理体系和治理能力现代化建设,积极实施"将健康融入所有政策"策略,坚持政府主导、多部门协同、人人参与,统筹社会、行业和个人三个层面,不断促进人群、环境、文化、经济、社会服务、政策制度、产业等健康资源与要素的有效整合[③]。坚持和加强党的全面领导,创新成立行业党建联盟,健全公立医院党建组织指导体系,深化公立医院"1＋3＋N"政策支撑体系,将党的建设融入医院治理和现代医院管理各环节。积极打造党建品牌矩阵,评选推出全市卫生健康"十大党建"品牌,推动形成"甬医先锋"引领下的党建服务品牌生态圈,党的工作和组织实现行业全覆盖,卫生健康系统的内部凝聚力、服务能力和抗风险能力不断提高。建立完善健康城市评价体系,健全公共政策健康影响评价制度,探索建立基于大数据分析的健康宁波(健康城

①　中共宁波市委,宁波市人民政府.关于印发《健康宁波 2030 行动纲要》的通知.2018-01-22.

②　裘东耀.牢牢把人民健康放在优先发展战略地位 高质量落实健康宁波建设的具体任务[J].宁波经济(三江论坛),2018(8):6-9.

③　孙统达.打造健康中国的宁波样本[J].宁波通讯,2018(9):30.

市)指标、政策、工作和评价四大体系。创新建立基层社区健康治理"四个平台＋网格化管理"模式,实现全域覆盖。持续深化"放管服"改革,深化"最多跑一次"改革,公共健康政策服务水平和行政效能不断提升。例如,象山县作为全市范围内首个建立健康影响评价制度的试点地区,于 2020 年开始全面建立相关工作制度,并已完成一定数量的公共政策健康影响评价,2 个案例入选浙江省健康影响评价案例汇编。

(四)加强健康城市、健康镇村建设

宁波深入开展新时期爱国卫生工作,全面实施健康城市试点示范市创建活动,持续推进健康城市、健康镇村建设,加强健康支持性环境建设和"健康细胞"创建,着力打造"卫生城市升级版",把促进健康的理念融入城市改革发展的全过程、全领域,城乡环境卫生综合整治成效明显。宁波市国家卫生城市(含县城)创建率于 2018—2021 年均保持在 100％,进入全省第一方队。2020 年,高分通过全国爱卫办组织的城乡环境卫生整洁行动终期督导和国家卫生城市省级综合评估,健康城市试点工作入选全国优秀案例,实现"国家卫生城市"五连冠,在全国爱卫办通报表扬名单中位列第一。开展卫生城镇创建活动,全市拥有国家卫生乡镇 31 个,宁波市级及省级卫生乡镇实现全覆盖。2021 年,全市 31 个国家卫生乡镇全部开展健康乡镇建设。加快推动健康村镇、健康社区、健康公园、健康食堂、健康学校等"健康细胞"建设,2020 年健康促进学校覆盖率、健康促进医院覆盖率分别达到 78.68％和100.00％,宁波市公众总体满意度和公众知晓度分别达到 80.40％和 80.00％。

二、人民健康水平走在全国前列

宁波市人民健康水平走在全国前列,居民人均预期寿命、婴儿死亡率和5 岁以下儿童死亡率、孕产妇死亡率等反映人群健康的主要指标处于高收入国家水平,位于浙江省和全国前列。

(一)人均预期寿命持续增加

宁波市居民人均预期寿命从 2015 年的 81.24 岁逐年提高到 2021 年的82.40 岁,分别比全国、浙江省高出 4.2 岁和 0.2 岁;超过"健康中国 2030"和"健康浙江 2030"人均预期寿命 2030 年规划目标水平(79.0 岁、79.5 岁),详见图 3-1、图 3-2。宁波市居民健康预期寿命逐年提高,2021 年达到 72.33 岁。

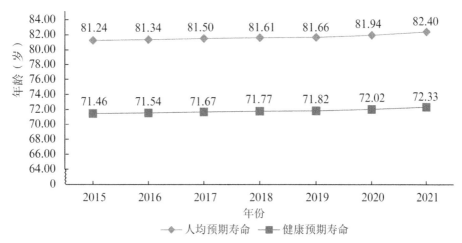

图 3-1　宁波市 2015—2021 年人均预期寿命和健康预期寿命增长情况

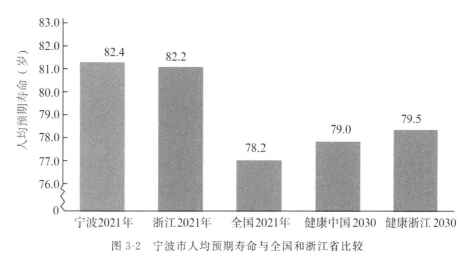

图 3-2　宁波市人均预期寿命与全国和浙江省比较

（二）婴儿死亡率和 5 岁以下儿童死亡率维持低水平

2015—2021 年，宁波市婴儿死亡率和 5 岁以下儿童死亡率始终维持在低水平。2021 年，宁波市婴儿死亡率和 5 岁以下儿童死亡率分别为 1.72‰和 2.89‰。2021 年 5 岁以下儿童死亡率指标值分别比全国、浙江省低 4.21‰和 0.03‰；低于"健康中国 2030"和"健康浙江 2030"5 岁以下儿童死亡率 2030 年规划目标水平（6.0‰、6.0‰），详见图 3-3、图 3-4。

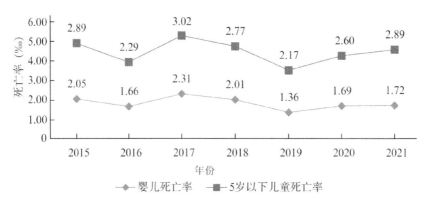

图 3-3 宁波市 2015—2021 年婴儿死亡率和 5 岁以下儿童死亡率

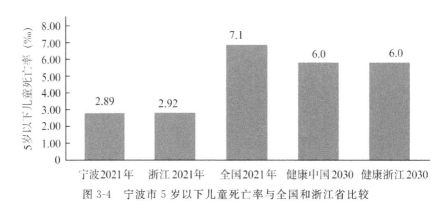

图 3-4 宁波市 5 岁以下儿童死亡率与全国和浙江省比较

(三)孕产妇死亡率维持低水平

2015—2021 年,宁波市孕产妇死亡率维持在低水平,其中 2017 年和 2019 年达到孕产妇零死亡。2021 年宁波市孕产妇死亡率为 3.37/10 万。2021 年该指标值分别比全国低 12.73/10 万,比浙江省低 0.71/10 万;低于"健康中国 2030"和"健康浙江 2030"孕产妇死亡率 2030 年规划目标水平(12.0/10 万、9/10 万),详见图 3-5、图 3-6。

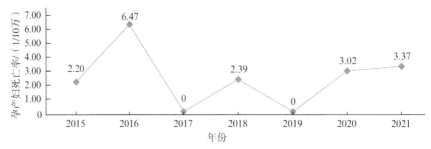

图 3-5 宁波市 2015—2021 年孕产妇死亡率

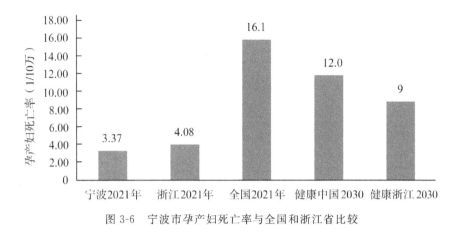

图 3-6 宁波市孕产妇死亡率与全国和浙江省比较

（四）国民体质监测合格率维持高水平

2015—2021 年，宁波市国民体质监测合格率维持在 91％以上，2021 年达到 94.0％（图 3-7）；高于"健康中国 2030"2030 年规划目标水平（92.2％），与"健康浙江 2030"2030 年规划目标水平（94％）持平。

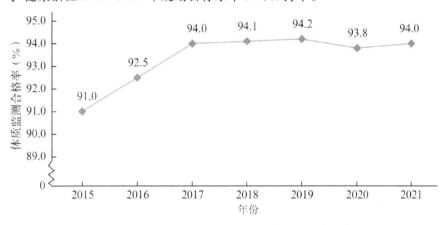

图 3-7 宁波市 2015—2021 年国民体质监测合格率

三、《健康宁波 2030 行动纲要》主要规划目标完成情况

（一）规划指标目标

为认真贯彻《"健康中国 2030"规划纲要》国家战略任务，全面落实《健康浙江 2030 行动纲要》决策部署，全力推进健康宁波建设，2018 年 1 月，宁波市委、市政府印发《健康宁波 2030 行动纲要》，提出到 2020 年的总体目标是"率先建成全国健康城市试点示范市，全面建成健康城市。覆盖全体居民的

基本医疗卫生制度进一步健全,健康领域基本公共服务日益完善,群众健康素养水平持续提高,健康理念在城市公共政策中得到充分体现,健康环境持续改善,健康产业体系基本形成,人群主要健康指标达到高收入国家水平,为健康宁波建设和高水平全面建成小康社会奠定坚实基础",到 2030 年的总体目标是"高水平全面建成健康城市。健康优先的制度设计和政策体系更为完善,健康生活方式得到普及,健康领域基本公共服务更加公平、可及和优质,智慧健康体系基本建成,健康产业对国民经济的贡献度持续提高,人群主要健康指标居于高收入国家先进行列,率先基本建成健康环境、健康人群、健康社会与健康发展和谐统一的健康促进型社会"。

《健康宁波 2030 行动纲要》围绕健康水平、健康行为、健康环境、健康服务、健康保障、健康产业等 6 个领域设置了 29 个主要规划指标(表 3-1),使目标任务具体化、可衡量、可考核。在指标分布上,健康水平 8 个、健康行为 2 个、健康环境 10 个、健康服务 5 个、健康保障 3 个、健康产业 1 个。

(二)主要指标完成情况

从《健康宁波 2030 行动纲要》所确定的 6 类 29 个指标实际完成情况来看,2020 年,人均期望寿命等 26 项指标实际完成情况较好,其建设任务推进顺利,健康宁波建设 2020 年规划目标值完成覆盖率达 89.7%(26/29)。经常参加体育锻炼人数比例、农村生活污水有效治理覆盖率、城市建成区绿地率等 3 项指标未达到目标值,未完成率为 10.3%(3/29),其中,健康行为指标 1 项(经常参加体育锻炼人数比例),健康环境指标 2 项(农村生活污水有效治理覆盖率、城市建成区绿地率)。婴儿死亡率等 16 个指标实际完成值提前达到了 2030 年规划目标值,指标规划目标值达标完成覆盖率为 55.2%(16/29)。详见表 3-1。

表 3-1 《健康宁波 2030 行动纲要》主要规划目标完成情况

领域	序号	指标	2015 年	2020 年			2030 年	
				目标值	实际值	完成情况评估	目标值	实现度(%)
健康水平	1	人均预期寿命(岁)	81.24	≥81.7	81.94	如期实现	≥82.5	99.3
	2	人均健康期望寿命(岁)	71.46	≥72	72.02	如期实现	≥73	98.7
	3	婴儿死亡率(‰)	2.05	≤3	1.69	如期实现	≤2.8	提前实现

（续表）

领域	序号	指标	2015 年	2020 年			2030 年	
				目标值	实际值	完成情况评估	目标值	实现度（%）
健康水平	4	5 岁以下儿童死亡率（‰）	2.89	≤4	2.60	如期实现	≤3.8	提前实现
	5	孕产妇死亡率（1/10 万）	2.2	7	3.02	如期实现	≤6	提前实现
	6	国民体质监测合格率（%）	91	≥92	93.8	如期实现	≥95	98.7
	7	甲乙类法定报告传染病发病率（1/10 万）	180	≤178	165.17	如期实现	≤175	提前实现
	8	主要致残致畸的出生缺陷疾病发生率（‰）	17.5	≤16	13.92	如期实现	≤15	提前实现
健康行为	9	居民健康素养水平（%）	18	27	33.21	如期实现	40	83.0
	10	经常参加体育锻炼人数比例（%）	40	≥42	41.2	未实现	≥45	91.6
健康环境	11	空气质量达标天数比例（%）	82.7	完成省考核任务	92.9	如期实现	完成省考核任务	提前实现
	12	省控断面Ⅰ—Ⅲ类水质比例（%）	45	完成省考核任务	89.5	如期实现	完成省考核任务	提前实现
	13	集中式饮用水水源地水质达标率（%）	100	100	100	如期实现	100	提前实现
	14	国控点细颗粒物（PM$_{2.5}$）年均浓度（μg/m³）	45	≤36	23	如期实现	≤35	提前实现
	15	城市生活污水处理率（%）	94.12	96	96.69	如期实现	98	98.7
	16	农村生活污水有效治理覆盖率（%）	75	95	32.74（行政村覆盖率）	未实现	98	33.4
	17	城市生活垃圾无害化处理率（%）	100	100	100	如期实现	100	提前实现

（续表）

领域	序号	指标	2015年	2020年 目标值	2020年 实际值	2020年 完成情况评估	2030年 目标值	2030年 实现度（%）
健康环境	18	农村生活垃圾分类与减量处理行政村比例（%）	20	≥60	96.5	如期实现	98	98.5
	19	城市建成区绿地率（%）	35.06	40左右	38.91	未实现	≥41	94.9
	20	国家卫生乡镇创建率（%）	4	≥20	50	如期实现	≥50	提前实现
健康服务	21	县域内就诊率（%）	76（省平均水平）	≥90	91.1	如期实现	≥92	99.0
	22	重大慢性病过早死亡率（%）	9.85	低于全省水平	7.79（全省8.99）	如期实现	低于全省水平	提前实现
	23	智慧医疗覆盖率（%）	70	＞80	100	如期实现	＞90	提前实现
	24	每千常住人口执业（助理）医师数（人）	2.80	≥3.3	3.39	如期实现	≥3.5	96.9
	25	每千常住人口注册护士数（人）	2.83	≥3.7	3.63	基本实现	≥4.8	75.7
健康保障	26	基本医疗保险政策范围内住院补偿率（%）	72	≥73	90.15（职工）/74.88（居民）	如期实现	≥75	提前实现
	27	个人卫生支出占卫生总费用的比重（%）	31.4（省平均水平）	28左右	23.88	如期实现	25左右	提前实现
	28	主要食品、药品、农产品质量安全抽检合格率（%）	—	食品：≥96 药品：≥98 食用农产品：≥98	食品：98.5 药品：99 食用农产品：98.88	如期实现	食品：≥97 药品：≥99 食用农产品：≥98	提前实现
健康产业	29	健康产业增加值占GDP比例（%）	3.7	≥4.15	4.4（2019年）	如期实现	≥5.22	84.3

第二节　健康宁波建设做法与成效

宁波市紧紧围绕健康宁波建设目标，主动融入长三角一体化发展，以推动高质量发展为主线，以推动健康城市试点示范市建设为载体，遵循新时期卫生健康工作方针，紧扣"共建共享、全民健康"，建机制、抓重点、补短板、强弱项，深入推进健康宁波行动，健康环境不断改善，健康社会能级不断提升，健康服务品质不断改善，健康文化逐步普及，健康产业蓬勃发展。2018—2021年，宁波市连续4年在健康浙江建设考核中获评优秀。

一、健康环境不断改善

宁波市持续推进健康城市健康村镇建设，打造健康支持性环境。改善生产、生活、生态环境，统筹推进污染防治攻坚战，持续深化生态文明示范创建，推进山水林田湖等生态环境资源保护与修复；推进绿道建设；不断推进高标准生活垃圾分类示范小区创建，开展道路交通安全综合治理攻坚行动。人居环境展现新面貌，美丽宜居示范村建设卓有成效。

（一）"治气、治水、治土、清废战"取得阶段性成效

统筹推进污染防治攻坚战，强力推进蓝天、碧水、净土、清废四场战役，污染防治基础设施建设日趋完善，环境质量显著提升。

1. 多措并举打赢蓝天保卫战

宁波市在全省率先开展挥发性有机物（VOCs）治理。截至2020年底，全市共完成1202家企业挥发性有机物全过程深度治理，1576万余个点位次的泄漏检测与修复工作，宁波的挥发性有机物治理模式在全省予以推广，得到中央生态环境督察组充分肯定。重新划定高污染燃料禁燃区1200平方公里，燃煤污染控制走在全省前列。2016—2020年，5年共淘汰老旧车14.5万辆（累计17.6万辆），淘汰数量居全省首位。2020年，宁波市成为省级清新空气示范区。2021年，全市空气质量优良率达到95.9%，比2018年上升10.7个百分点，增幅达12.56%（图3-8），连续3年达到国家二级标准。2021年细颗粒物（$PM_{2.5}$）年均浓度下降到21微克/米^3（连续2年达到WHO第二阶段标准），远低于浙江省定目标值（35微克/米^3）。

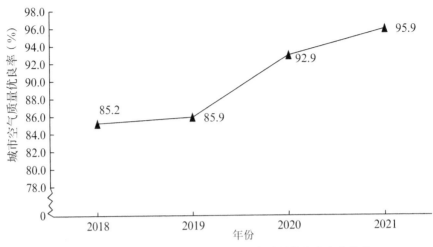

图 3-8　宁波市 2018—2021 年城市空气质量优良率变化趋势

2. 系统治理打好治水提升战

宁波市在全省率先开展"污水零直排区"建设和"千吨万人"以上饮用水水源保护区划分工作。截至 2020 年底,全市累计建成"污水零直排区"349个,污水日处理能力达 251.9 万吨;全面完成剿劣目标。完成全市 47 条主要入海河流的整治,建立了 1091 个入海污染源排口的数据库,海水水质消劣幅度达 17.1%,近岸海域水质总体稳中有升,消劣成效在全国沿海地级市排名第 3 位。连续 4 年获得全省治水最高荣誉"大禹鼎"。全市 19 个省控断面Ⅲ类及以上水质比例保持在省定目标(89.5%),市控以上地表水断面水质优良率和功能达标率分别为 86.3% 和 98.8%。宁波市高度重视饮用水水源保护区规范化整治工作,2018—2020 年 13 个县级以上城市集中式饮用水水源水质达标率均保持在省定目标(100%),居民生活饮用水水质达标率呈现出逐年上升趋势,从 2018 年的 92.89% 上升到 2020 年的 95.67%,上升了2.79 个百分点,增长幅度为 3.0%。

3. 全域统筹打响治土清废攻坚战

围绕全域"无废城市"建设,宁波率先在全省推动小微企业危险废物收集体系建设。截至 2020 年底,全市危险废物处置利用能力达 258 万吨/年,位列全省第一。一般工业固体废物综合利用率达到 99.61%,生活垃圾实现了"零填埋"。2020 年,全市安全利用污染耕地 17.42 万亩(1 亩≈667 平方米),累计开展 696 个性质变更用地的调查,受污染耕地安全利用率达 97%(剩余 3% 也已落实管控措施),建设用地安全利用率达 100%。

(二)生态系统功能持续恢复

宁波市持续深化生态文明示范创建,深入践行"绿水青山就是金山银山"理念,切实抓好长效"护绿"、全域"增绿"、节约"用绿"、政策"惠绿"各项工作。持续推进山水林田湖等生态环境资源保护与修复,截至 2020 年,全市累计建成省级以上自然保护地 28 个,面积约 1080 平方公里,湿地保护率稳定在 50.0% 左右,森林覆盖率达到 47.9%,治理修复废弃矿山 218 处,建成省级美丽河湖 31 条(片),东钱湖成为全国 10 个生态保护先进湖泊样板之一。生态文明示范带动作用成效明显,国家海绵城市试点建设通过考核验收[①],宁波市本级和 9 个区县(市)创建成为省级生态文明建设示范区,总量居全省第二,镇海、宁海和北仑等地创建为国家级生态文明建设示范区,北仑、宁海成为国家"绿水青山就是金山银山"实践创新基地[②],全国首个生态环境教育特色小镇试点项目落户奉化大堰[③]。

(三)人居环境展现新面貌

宁波市通过"绿道+"发展模式、垃圾分类处理、厕所提质升级等,促进城镇、农村人居环境的进一步改善。

1. 推动实施"绿道+"发展模式

宁波市大力推进绿道建设,串联山水人文,服务群众休闲、游憩和健身,全市各级各类绿道总里程达 1400 公里,涵盖滨水、路侧、园地、郊野、便道、林地等多种类型,其中姚江北岸滨水绿道、三江六岸核心区滨江绿道、东钱湖环湖绿道和东部新城生态走廊绿道等 4 条绿道获评"浙江最美绿道"。2020 年,全市公园绿地面积达 6732 公顷,人均面积为 13.9 平方米,较 2015 年分别增加 2476 公顷、2 平方米。同时,以"绿道+"发展模式撬动全域旅游发展,释放城市发展潜力,提高城市品位和人民群众生活品质[④],城市精细化管理水平明显提升,美丽宜居示范村建设卓有成效,美丽乡村展现新面貌。截至 2020 年底,全市累计创建省级美丽乡村示范县 4 个、示范乡镇 42 个,开

---

① 中国十大"舒适之城"宁波城市增添新"名片"[EB/OL]. (2021-04-24)[2022-08-30]. http://www.ningbo.gov.cn/art/2021/4/24/art_1229099763_59027855.html.

② 北仑宁海获生态环境部表彰[EB/OL]. (2019-11-17)[2022-08-30]. http://www.ningbo.gov.cn/art/2019/11/17/art_1229196404_52493888.html.

③ 全国首个生态环境教育特色小镇试点项目在奉化启动[EB/OL]. (2020-06-05)[2022-08-30]. http://www.ningbo.gov.cn/art/2020/6/5/art_1229187613_53343677.html.

④ 杨绪忠,张彩娜,文瑜. 到 2025 年我市将建成绿道 2000 公里[N]. 宁波日报,2021-03-17.

展省级美丽宜居示范村创建 89 个,其中镇海十七房村、鄞州走马塘村等 6 个村列入国家级美丽宜居示范村。培育 A 级景区村庄 889 个、美丽庭院 16.94 万户,打造美丽乡村精品线 46 条。小城镇环境综合整治圆满收官,112 个乡镇(街道)全部通过考核验收,39 个乡镇(街道)获评省级样板[①]。2018—2020 年,宁波市建成区绿地率、城市人均公园绿地面积逐年上升,分别从 2018 年的 37.96%、12.21 平方米/人提升至 2020 年的 38.91%、13.9 平方米/人,增幅分别为 2.50%、13.84%。

2.垃圾分类处理成效显著

截至 2020 年底,宁波市完成 500 个省级高标准生活垃圾分类示范小区创建,建设市级生活垃圾分类示范小区 1005 个。全市城镇生活垃圾分类覆盖率和无害化处理率均达到 100%;城镇生活垃圾增长率为 -2.11%,持续实现负增长;城镇生活垃圾回收利用率逐年上升,2020 年达到 64.81%。农村生活垃圾分类与减量处理行政村比例不断提升,2020 年达到 96.5%。宁波市生活垃圾分类工作考评位居全国 46 个垃圾分类重点城市第 3 位。

3.实施厕所提质升级行动

宁波市自 2017 年 11 月启动城市公厕提质三年行动,以清洁、舒适和卫生为主要标准,围绕服务便利化、智慧化、人性化、特色化、规范化,在人流量较大的核心区域打造"10 分钟如厕圈"。全市公厕提质三年行动已于 2020 年底圆满收官,公厕设置密度逐年上升,从 2018 年的 1.37 座/平方公里上升到 2020 年的 4.00 座/平方公里,增长幅度达 191.97%;全市有 473 座公厕配置了无障碍设施,450 余座公厕提供免费厕纸服务,中心城区核心区域已有 580 座环卫公厕 24 小时开放,进一步提升了如厕体验[②]。农村无害化卫生厕所普及率在 2018—2020 年均为 100%。

(四)交通安全生命防护工程建设成效明显

宁波市从推进道路交通安全综合治理、提升道路交通防护设施、加强重点车辆协同共治、常态严管重点交通违法和培育全民交通文明素养等 5 个方面开展道路交通安全综合治理攻坚行动。深化公安交警警务网格与"一中心四平台"基层社会综治网格相融合,健全道路交通隐患治理体系。在全国

---

① 沈敏.打造美丽宜居品质城市和高水平交通强市 全力助推宁波争创社会主义现代化先行市[J]. 宁波通讯,2021(3):15-18.

② 张凯凯,何开艳.我市全面打造"最干净城市"[N].宁波日报,2021-05-17.

率先将"骑电动自行车必须戴头盔"纳入地方性法规,使得全市城市道路、公路电动自行车驾乘人员头盔佩戴率大幅提升,分别达到95％、90％以上。宁波交警全国首创的交通标志"注意老人",在努力提升老年人交通安全意识和自我保护意识的同时,积极为老年人安全出行保驾护航。2020年,全市交通事故、死亡人数、受伤人数、直接财产损失等4项指数与2019年同比全面下降,下降幅度分别为2.43％、4.96％、4.44％、2.15％。2021年,宁波市道路交通万车死亡人数为1.58人/万车(图3-9)。

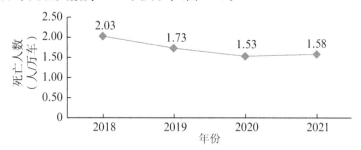

图3-9　宁波市2018—2021年道路交通万车死亡人数变化趋势

二、健康社会能级不断提升

宁波市建立健全健康保障体系,不断提升职业安全和食品药品保障水平,健康社会能级不断提升。

(一)健康保障水平明显增强

宁波市积极建立健全多层次健康保障体系,卫生筹资结构持续优化。积极推进医疗卫生属地化和全行业监管,严格落实"四个最严"要求,食品药品质量安全水平明显提高,卫生健康监督效能明显提升。

1.多层次全民健康保障体系不断健全

宁波市不断建立健全多层次全民健康保障体系,建立完善大病保险制度、疾病应急救助制度,健全医疗救助制度,全民基本医疗保障网全面建立,为实现病有所医提供了较好的制度保障。

(1)坚持统政策、促公平,着力优化医保制度体系

宁波市积极推进户籍人员参保核查扩面。截至2020年底,全市户籍人口参保率达到99.81％,实现应保尽保。不断增强基本医疗保险保障能力,基本医疗保险待遇水平明显提高。城乡居民基本医疗保险人均筹资水平从2015年的927元提高到2020年的1474元,5年增加547元,增幅达到59.01％

(图 3-10);2015—2020 年,基本医疗保险政策范围内住院费用报销比例稳定在78%以上,并呈现出逐年上升趋势,从 2015 年的 78.43%上升到 2020 年的82.52%,5 年增加了 4.09 个百分点,增幅达到 5.21%(图 3-11)。有序推进基本医疗保险制度全市域统一,2020 年完成全市城镇职工和城乡居民基本医保年度统一。在省内率先完成生育保险与职工基本医保合并实施,实现参保登记、基金征缴管理、医疗服务管理、经办和信息服务、生育保险待遇"五统一",职工生育保险服务更加便捷、管理更加科学,原游离于生育保险外的 40 余万灵活就业人员享受生育保险待遇,2020 年已为 3.46 万人次结算生育类手术住院费用 2.65 亿元。加强重特大疾病和困难人群保障,城乡居民大病保险报销比例统一提高至 70%,其中困难群众大病保险报销比例提高至 80%,职工大病保险起付线全省最低。2019—2020 年,大病保险累计为 25.4 万人次补偿 4.8 亿元。

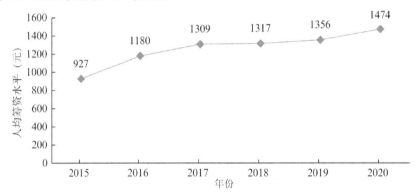

图 3-10　宁波市 2015—2020 年城乡居民基本医疗保险人均筹资水平

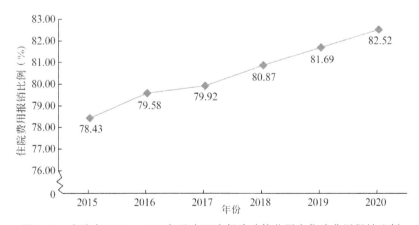

图 3-11　宁波市 2015—2020 年基本医疗保险政策范围内住院费用报销比例

（2）坚持减负担、兜底线，着力落实医保扶贫战略

宁波市加大医疗救助托底保障力度，对因病致贫和因病返贫群体纳入救助范围前的 12 个月医疗费用实施"追溯救助"。2019—2020 年，共有 394 万人次获得医疗救助，支出救助资金 4.14 亿元。宁波市持续加大医疗救助力度，实现特困供养人员、最低生活保障家庭成员、重度残疾人 100% 资助参保，低保边缘户参保核查率 100%，对因病致贫人群实施 12 个月追溯救助，医疗救助机制成效显著。截至 2020 年，累计救助 136.4 万人次，救助资金 1.38 亿元。开展罕见病兜底保障，对苯丙酮尿症、戈谢病、法布雷病、庞氏病等 4 类符合救助条件的罕见病人，实施用药全额医疗救助。把苯丙酮尿症特殊治疗食品纳入医保[①]，为全市 76 名患者结算费用 23.6 万元。

（3）积极稳妥推进长期护理保险制度国家试点

宁波市自 2017 年 12 月起开展全国第一批长期护理保险制度试点工作。到 2021 年，宁波市本级及中心 5 个城区参加本市职工基本医疗保险的参保人员，经长期护理失能评估为重度失能，在长护保险护理试点机构（包括专业医疗机构和养老机构）接受服务且已签订服务协议的可按月享受长期护理保险待遇。试点 5 年来，长护险制度框架基本建立，在减轻重度失能人员家庭经济负担、改善其生活质量方面发挥了较大作用。截至 2020 年底，长期护理保险覆盖 195 万参保人员，其中 1221 人享受了长护保险待遇，基金支付 2605 万元，人均减负 2.1 万元[②]。

2.卫生筹资结构持续优化

宁波市通过加大财政投入力度、创新药品集中采购、开展医保支付方式改革等多种举措，使医疗费用不合理过快增长的势头得到明显控制，各项控费指标位居全省前列。居民个人卫生支出占卫生总费用的比重从 2018 年的 26.86% 稳步下降到 2021 年的 23.36%，下降了 3.5 个百分点（图 3-12），较好地减轻了群众看病就医负担，有效缓解了"看病难""看病贵"。

---

① 宁波市医疗保障局，宁波市财政局，宁波市卫生健康委员会.关于做好苯丙酮尿症特殊治疗食品医疗保障试行工作的通知.2019-10-30.

② 宁波市医疗保障局.2020 年工作总结［EB/OL］.（2021-07-28）［2022-08-30］.http://ybj.ningbo.gov.cn/art/2021/7/28/art_1229143746_3756453.html.

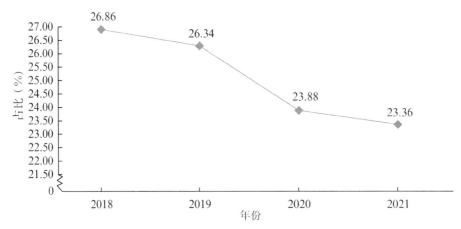

图 3-12　宁波市 2018—2021 年居民个人卫生支出占卫生总费用比重变化趋势

（1）加大卫生健康投入力度

"十三五"期间，宁波市财政对卫生健康工作支持力度不断加大，卫生健康投入不断增长，2020 年卫生健康事业经费占财政支出达 6.0％，人均财政拨款经费达到 1112.07 元，分别比"十二五"期末增长了 56.85％、45.58％，人均卫生健康经费高出浙江省平均水平（1308.07 元）74.01 元。人均基本公共卫生服务项目经费从 2018 年的 64.59 元稳步提升至 2020 年的 77.57 元，增加了 12.98 元，增幅达 20.09％。

（2）创新药品集中采购制度

持续深化药品（耗材）采购机制改革，创新建立药品（耗材）采购宁波规则，建立招采价格联调机制，被央视 2 套财经频道、央视 1 套焦点访谈栏目专题进行了宣传报道，并入选国家卫生计生改革发展经验汇编。落地 4 批次国家药品耗材集中带量采购政策，截至 2020 年底累计减少群众和基金支出 4.6 亿元。宁波市医保局与医疗机构签订购销协议，建立回款通报约谈机制，鼓励民营医院和药店参照执行带量采购价格。

（3）开展医保支付方式改革

积极推动总额预付、按病种付费、按服务单元付费等支付方式综合改革，建立"结余留用、超支分担"的责任共担机制。探索实施住院 DRGs 点数法付费，制定实施细则，截至 2020 年，共对全市 176 家有住院业务的定点医疗机构实施 DRGs 点数法付费改革。积极推进医保服务上网，推广应用医保电子凭证，19 个事项上线政务服务 2.0 平台，4 个高频事项上线"宁波办事"综合自助服务终端。不断推进服务下沉,异地就医备案实现"银行办",零星报销受理延伸至5个区县"基层办",医保支付更加便捷高效。推进长三角医保一体化,全市260家医疗机构纳入跨省异地就医直接结算范围;实施门诊特殊病种省内异地就医直接结算,为2.9万人次直接结算医疗费用1093万元。在浙江省委改革办开展的2019年度"最多跑一次"测评中,宁波市医保类事项实现率、满意率获得全省"双第一"①。

(二)食品药品质量安全水平明显提高

严格落实"四个最严"要求,食品药品安全监管不断严格加强,监管体系更加完善。全国首创食品安全责任险和网络订餐智能监管系统,餐饮安全"红黑榜"公示制度等"宁波模式"在全省推广,2020年宁波市食品质量安全抽查合格率达到98.5%,基本药物抽检合格率达到99%以上,食品药品安全公众满意度均达85%以上,成功创建"浙江省食品安全市"。开展农产品质量安全专项整治"利剑"行动、中药饮片"源正质优"专项整治行动、化妆品"线上净网线下清源"、医疗器械"清网"专项整治行动。化肥、农药施用量连续负增长,农产品质量安全监测合格率达到99%,绿色优质农产品比率为58.70%,获得国家农产品质量安全示范市称号。

(三)卫生健康监管效能明显提升

不断完善医疗纠纷"宁波解法"工作举措、成效和做法,其内涵及其示范推广应用不断丰富。积极推进医疗卫生属地化和全行业监管,建立健全"线上线下相结合"监督模式,构建具有宁波特色的"1+3+N"智慧卫监新型监管体系,持续推进医疗机构依法执业监管常态化、精细化,不断加大处罚案件办案力度,做到有法必依,执法必严,违法必究,杜绝有案不立的现象,投诉举报处理件件落实,卫生健康监督效力明显提升。建立健全卫生健康领域的权力清单、责任清单和负面清单制度,全面实施行政审批标准化管理,推行网上审批,实现市域范围内"一窗受理"。全面推行卫生健康监督领域"双随机、一公开"抽查监管工作机制,完善事中事后监管制度,优化监管流程和方法,卫生健康综合监督工作不断加强。启动宁波市医疗机构医疗质量监督管理工作试点,持续开展对区县(市)二甲以上医疗机构的血液透析专项监督检查。加快民营医疗机构依法执业质量提升,严厉打击非法行医。全面落实放射防护"4+2",切实规范放射诊疗机构执业行为,保护受检者和公众的健康权益。顺利完成打击非法医疗美容"蓝盾"专项行动,实现医疗美容机构全覆盖监督检查。积极开展游泳场所、KTV、足浴、婴儿沐浴场所和生活美容美发场所的量化分级评定工作,以及形式多样的游泳场所与公共场所集中空调通风系统卫生执法宣传系列活动,开展禁烟执法工作,开展涉水产品卫生安全隐患排查整治专项行动,取得了明显成效。加强学校卫生重点监督工作,对寄宿制学校晨检、因病缺课登记、传染病报告等相关传染病防控工作进行检查,寄宿制学校检查覆盖率达100%。2018—2020年,全市认领双随机任务数执行率保持在100%,移动执法终端率保持在100%,实现执法环节全程可追溯。

三、健康服务品质和服务水平不断提升

2018—2021年,宁波市持续推进医药卫生体制综合改革,强化"三医联动""六医统筹",在全国率先建立影像中心等区域医疗资源共享平台,在全省率先启动公立医院医疗服务价格调整,构建了医疗纠纷"宁波解法"、耗材采购"宁波规则"、家庭医生"宁波做法"、智慧健康"宁波标准"等一系列具有宁波特色的创新举措,入选全国40个公立医院综合改革成效明显城市、全国首批公立医院改革示范市,全市健康服务品质和服务水平显著提升。

(一)"医学高峰"建设成效明显

2018—2021年,宁波市持续推进宁波市中医院扩建项目等10个市级重大建设项目,卫生健康资源供给不断增加。持续推进卫生健康人才"1112工程"建设,多层次卫生人才培养体系不断健全,资源配置进一步优化。至2021年,全市共有医疗卫生机构4787家,其中医院198家,共有三级甲等医院8家,三级乙等医院11家;社区卫生服务中心和乡镇卫生院157家。全市实有病床45181张,拥有各类专业卫生人员97997人,卫生技术人员83163人,其中执业医师(含助理)34274人,注册护士35490人,每千人床位数、卫技人员数、执业(助理)医师数和注册护士数分别达到4.73张、8.71人、3.59人和3.72人(图3-13)。

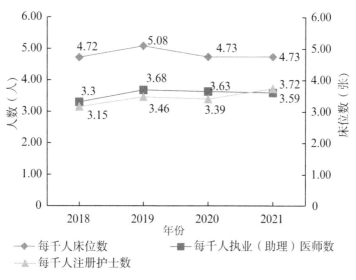

图 3-13　宁波市 2018—2021 年卫生资源情况变化趋势

坚持"医教研产"四轮驱动发展,组建"医学院改革、医疗资源整合、医学人才引育"工作专班,推进宁波大学医学院体制机制改革,有序推进宁波大学医学院升格为医学部,探索建立省市共建共管机制。组织起草并签订《浙江省卫生健康委、宁波市人民政府全面战略合作协议》。积极实施城市三级医院品质提升工程,推进市级医院与北京、上海等大城市知名大医院深度合作,强化名院名科名医建设,打造全省医学中心。持续推进市级医疗卫生品牌学科建设,在心脏疾病、脑部疾病、肝胆胰疾病诊疗等 10 个专科领域打造品牌诊疗中心,整合优质医疗资源,牵头成立 11 个专科联盟。聚焦重点病种的临床诊疗,积极开展新技术新项目,打造市级三甲医院"一院一品"新模式,各品牌学科的科技攻关、创新成果转化能力持续增强,医学科技创新取得新突破,临床疑难危重疾病诊治能力明显提高,多项医疗技术达到全省全国领先水平,全市医疗卫生综合竞争力进一步提升,为实现"90％大病不出县"的医改目标提供了较好保障。2020 年全国三级公立医院绩效考核综合排名较 2018 年、2019 年有显著提升,进入 A 行列的三级医院数量居浙江省各地市首位。三级公立综合医院绩效考核综合排名成绩稳步提升,其中,宁波市第二医院、宁波市医疗中心李惠利医院、宁波市第一医院的绩效考核综合排名成绩依然稳居 A＋行列,全国排名分别是第 68 位、第 72 位、第 81 位(2019 年排名分别是第 93 位、第 72 位、第 82 位),浙江省排名分别是第 7

位、第 9 位、第 11 位(2019 年排名分别是第 14 位、第 10 位、第 12 位),特别是宁波市第二医院,全国排名提升了 25 个位次。宁波市三级公立专科医院绩效考核综合排名成绩显著进位,宁波市康宁医院全国排名从 2019 年的第 12 位提升到 2020 年的第 3 位,提升了 9 个位次,位居浙江省第一;宁波市妇女儿童医院已经连续两年位于 A 行列,全国排名由 2019 年的第 18 位提升到 2020 年的第 13 位,提升了 5 个位次,全省排名第二,其中运营效率 261 分,得分率为 96.67%,位列全国第一。2020 年浙江省三级公立医院绩效评价报告显示,宁波市医疗中心李惠利医院 CMI(收治病种疑难指数)居浙江省第 3 位,宁波市第一医院和国科大华美医院分别排第 7 位和第 9 位。2020 年浙江省三级医院 DRGs 绩效评价的 68 个重点检测病种有 65 个病种进入全省前 10 位,43 个病种进入前 5 位,22 个病种进入前 3 位。多个品牌学科医疗技术辐射到浙东地区,5 个专科联盟覆盖到浙东区域医疗机构,5 个专科联盟覆盖到市内医疗机构。其中儿童青少年心理障碍及睡眠障碍诊疗中心组建专科联盟覆盖全省 18 家医疗机构,脑部疾病诊疗中心、心脏大血管疾病诊疗中心和耳鼻咽喉头颈疾病诊疗中心区域外住院病人比重均达到 15% 以上[①]。截至 2020 年,全市拥有国家临床重点专科(中医专业)建设项目 1 个,国家中医药管理局重点专科 2 个,省级重点学科 1 个、省区域专病中心 16 个,新增 5 个省市共建重点学科,重点专科综合水平排全省第 3 位。共研发卫生健康科技成果 381 项,获得专利 283 个,其中 19 项成果已成功转化。获省市及以上各类科技成果奖 146 项,其中宁波明州医院、宁波市第六医院作为合作单位完成的"严重脊柱创伤修复关键技术的创新与推广"获国家科技进步二等奖,是近年来宁波市医疗机构唯一获得国家级奖励的项目。由宁波市第一医院自主研发并拥有自主知识产权的医学科技项目"门诊体液采集自助机"与海尔施生物医药股份有限公司正式签约转化,成为宁波市卫生健康领域首例拥有自主知识产权并转化成功的医学科技成果,科技惠民能力显著提升。在 2020 年的新冠肺炎病毒疫情中,品牌学科服务政府决策和经济社会发展的能力更是得到了充分展现。现场流行病学品牌学科积极开展市科技重大专项"新型冠状病毒肺炎的应急防控及临床诊治技术研究",在国内首次提出无症状感染者具有一定的传播风险,推动了国家对无

① 陈敏.多项技术领先全省全国 多个学科辐射浙东地区[N].宁波日报,2021-05-25.

症状感染者防控管理措施的出台。

(二)分级诊疗体系不断健全

宁波市持续推动"三医联动""六医统筹"集成创新综合医改试点,推进"双下沉""两提升",强化分级诊疗体系建设。

1.推进分级诊疗体系建设

创新打造以城市三级医院为核心的中心城区"1＋X"医联体模式、以县级医院为龙头的县域医联体模式、以宁波云医院为平台的远程医疗协助网模式、以专科合作为特色的专科服务联盟等多种医联体合作方式,市县联动,实现人员、技术和资源方面的优势互补,推动优质医疗资源精准对接,城乡优质医疗资源布局不断优化,双向转诊和分级诊疗体系不断健全,建立形成基层首诊、双向转诊、上下联动、急慢分治的合理就医秩序(图 3-14)。全市 10 家三级医院全面托管 16 家县级医院,专科托管 15 家县级医院 17 个薄弱专科,托管医院和被托管医院数量双双位居全省各地市首位,实现优质医疗资源下沉基层全覆盖。2020 年 11 月,全省医共体建设现场推进会在鄞州区召开,鄞州经验获全省推广。2019 年,余姚市医共体建设工作获浙江省人民政府督查激励表扬。

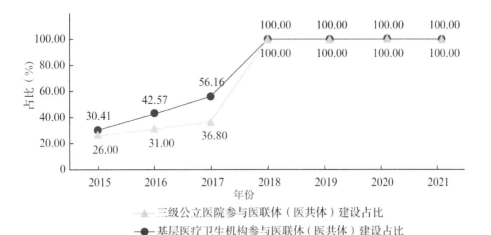

图 3-14　2015—2021 年宁波市三级公立医院和基层医疗卫生
机构参与医联体(医共体)建设占比

2.加强县域和基层卫生服务能力建设

宁波市加强县级公立医院能级提升建设,开展新一轮县级医学龙头学科建设,县域医疗卫生服务能力不断提升。截至 2021 年,市县两级医院已建成胸痛中心 17 个、卒中中心 18 个、创伤中心 18 个,建成县域临床检验、医学影像、心电诊断、病理诊断、消毒供应、慢性病诊疗等共享中心 47 个。持续推进基层医疗机构"六门诊、两中心、两病房"等 10 大功能区块星级化建设,全面实施规划内村卫生室规范化创建活动,实施基层特色专科建设。截至 2020 年,每万人口全科医生数达到 5.02 人/万人,全市已建成基层特色专科市级 43 个、县级 100 个,规范化村卫生室创建率达 73.18%,全国、省百强示范社区卫生服务中心和百佳群众满意乡镇卫生院创建成效显著,实现"两门诊、一中心"星级化建设全覆盖,基层医疗服务能力得到较好提升。扎实推进家庭医生签约服务,截至 2020 年底,全市重点人群家庭医生签约人数133.2 万人,覆盖率达 74.98%,低收入农户签约覆盖率达到 100%。2015—2020 年,宁波市居民县域内就诊率稳步提高并保持在 90% 以上(图 3-15),高于浙江省平均水平(88.9%)。2020 年基层就诊率达 66.68%,比 2018 年上升了13.86个百分点,增幅达 26.24%[①]。

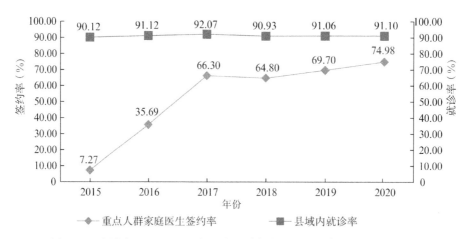

图 3-15 宁波市 2015—2020 年重点人群家庭医生签约率和县域内就诊率

---

① 宁波市发展改革委员会,宁波市卫生健康委员会.关于印发《宁波市卫生健康事业发展"十四五"规划》的通知.2021-07-22.

（三）公共卫生服务保障水平持续提升

2018—2020 年,宁波市以预防控制艾滋病、结核病、乙型肝炎等重大传染病和高血压、糖尿病、恶性肿瘤等慢性非传染性疾病为重点,不断强化因病施策,建立健全专业公共卫生机构、综合和专科医院、基层医疗卫生机构"三位一体"的重大疾病防控机制,强化信息共享、互联互通机制,推进慢性病防、治、管整体融合发展,实现医防结合[①],提升疾病监测预警、实验室检测和应急处置能力,加强疾病防控的全过程监控和干预,疾病防控体系、卫生健康监督、院前急救和采供血体系等公共卫生应急管理体系建设不断完善,传染病疫情控制水平持续提升,重大疾病防控和公共卫生危机应急处置能力明显提升,公共卫生服务均等化程度不断提高,公平性和可及性明显提升。2020 年,宁波市每万人口专业公共卫生机构人员数达到 7.39 人/万人,宁波市居民健康知晓率和服务满意度测评结果分别达到了 94.44％和 85.74％。

1. 推动公共卫生服务项目实施

从居民健康需求出发,以基本公共卫生服务项目为抓手,以提升居民健康获得感为目标,为城乡居民提供公平可及的基本公共卫生服务,全市公共卫生管理体系不断完善,构建了面向群众、贴近社区的"城市十分钟、农村二十分钟"基本卫生服务圈。不断扩大公共卫生服务项目[②],针对重点人群需求新增老年人眼科和儿童口腔保健等 4 类共 7 项内容,形成具有宁波特色的18 类基本公共卫生服务项目。系统推进以"四医联动"(医疗、医保、医药、医价)为抓手的家庭医生制度建设,分类制定"10＋1"系列服务包,打通基本公共卫生服务项目服务的"最后一公里",基本公共卫生服务工作已基本实现项目常态化、管理精细化、服务精准化,基本公共卫生服务的覆盖率显著提高,惠及面持续扩大。2018—2020 年,全市基本公共卫生服务项目综合达标率均稳定在 90％以上,2020 年达到 96.21％,其中,居民电子健康档案建档率达到 90.5％,适龄儿童免疫规划疫苗接种率达到 97％,严重精神障碍患者规范管理率达到 99.25％。2019 年,宁波市代表浙江省参加国家基本公共卫生服务项目绩效评价,获全国第一。以项目带动工作,持续推进"适龄儿童窝沟封闭"和"城市癌症早诊早治试点"等重大公共卫生服务工作。

---

① 中华人民共和国国务院新闻办公室.中国健康事业的发展与人权进步[N].人民日报,2017-09-30.
② 宁波市发展和改革委员会,宁波市卫生健康委员会.关于印发《宁波市卫生健康事业发展"十四五"规划》的通知.2021-07-22.

2. 有效控制传染病发生

在国内首家实现了传染病报卡的"分秒直达",2020 年,报卡成功率和内容一致率均达到 100%,传染病报告率和报告及时率达 100%,突发公共卫生事件相关信息报告率达 100%。传染病收治能力达到 0.76 床/万人,持续保持艾滋病综合干预防治管理率、覆盖率、抗病毒治疗率三个"90%"的目标,结核病患者管理率、规范服药率均保持在 90% 以上,常住人口儿童国家免疫规划疫苗接种率以街道(镇)为单位达到 95% 以上。全市甲乙类法定传染病报告发病率从 2018 年的 205.95/10 万下降到 2020 年的 165.17/10 万,下降幅度达 19.80%。

3. 提升慢性病防控水平

在国内率先开展慢性病智能平台直报工作,根据区域实际建立特色化的"1+X"慢性病防控体系,不断深化"1+X"慢性病医防整合平台建设,完成第二轮 7 家市级慢性病防治临床指导中心竞争挂牌工作,建立健全"社区重点疾病治疗—康复—长期护理"的服务链,构建了具有宁波特色的"疾控机构—综合医院—基层医疗卫生机构"三位一体的慢性病管理模式。到 2020 年,全市国家级慢性病示范区建成率高达 90%,数量和建成率居全省第一;启动实施了宁波市基层血脂管理项目、骨质疏松高危人群筛查管理项目,超额完成国家城市癌症早诊早治项目下达的工作任务,宁波市第二医院获得国家癌症中心颁发的项目影响力奖,有效推动了医疗服务从注重疾病治疗转向注重健康维护,慢性病防控成绩显著。2020 年全市主要慢性病(高血压、糖尿病)患者规范管理率达到 67.35%,重大慢性病过早死亡率降至 7.79%,低于全国(2019 年 16.5%)和浙江省平均水平(8.99%),心脑血管疾病死亡率和 70 岁及以下人群慢性呼吸系统疾病死亡率分别为 200.71/10 万和 4.23/10 万,总体癌症五年生存率不断提升,从 2018 年的 40.9% 上升至 2020 年的 46.8%。

4. 加强职业健康管理

建立覆盖全市职业健康检查机构的"互联网+"职业健康管理平台,融合职业健康检查个案管理、用人单位日常管理、职业病危害因素检测信息管理等功能,并于 2020 年投入使用。坚持预防为主、防治结合,督促用人单位建立职业病防治管理责任制。多措并举,积极打造覆盖市、县、乡三级的高素质执法队伍,推进依法管理,促进职业健康监管深入开展。大力开展重点领域尘毒危害专项治理,加大行业企业职业病防治投入力度,改进生产工艺,健全防护设施,强化个体防护,工作场所作业环境和保障条件不断改善①。2018—2020年,全市重点行业用人单位劳动者职业健康检查率持续保持在98%以上。

(四)中医药健康服务能力持续提升

宁波市坚持中西医并重工作方针,紧扣中医药传承创新发展主线,不断完善中医药发展体制机制,协同推进中医药事业和产业发展,充分发挥中医药特色优势,中医药传承创新发展不断增强,中医药健康服务品质与服务能力持续提升。宁波市被国家中医药管理局命名为全国基层中医药工作先进单位。

1.中医药健康服务可及性显著增强

截至2020年底,全市拥有中医类医疗机构360家,其中中医医院(含中西医结合医院)28家,实现公立中医医院区县(市)全覆盖。全市中医医院床位数达4616张,其中公立中医医院核定床位数3472张,每千常住人口公立中医医院床位数0.37张。全市公立二级以上综合(专科)医院全部设立了中医科和中药房,妇幼保健机构都能够提供中医药服务,全市有6家中医医院牵头成立了医共体。基层医疗机构建设中医馆145个,街道社区卫生服务中心和乡镇卫生院星级中医药门诊(馆)建成率达到100%,提供中医药服务的基层医疗卫生机构占比达到96.98%。积极开展社会办中医试点工作,成立全省首个地市级民营中医医疗机构行业协会,全市社会办中医医疗机构347家。宁波市以人才引进、学科建设及市名中医药师评定为依托,以名中医馆、名中医工作室建设等为平台,大力开展中医药人才传承培养,中医药人才资源不断增加。全面打通中医药师承教育、中医医师全科转岗培训、中西医结合教育等培训路径,持续提升中医药队伍的整体素质。截至2020年底,全市医疗卫生机构注册中医类别执业(助理)医师4628人,每千常住人口达到0.49人,全市拥有省级以上名老中医药专家传承工作室24个,遴选和培养170余名市名中医药专家学术经验继承人。

2.中医药特色优势不断凸显

宁波市不断深化中医药服务内涵建设,强化医院绩效考核管理,推广应

---

① 中华人民共和国国务院新闻办公室.中国健康事业的发展与人权进步[N].人民日报,2017-09-30.

用优势病种诊疗方案,加强中医治未病、康复服务网络和能力建设,推广中医药适宜技术,充分发挥中医药在疾病预防、治疗、康复中的独特优势,中医药卫生健康服务能力持续提升。2018 年被列为全国社会办中医 41 个试点城市之一,宁波市中医院成功入选国家中医药传承创新工程项目储备库重点中医院建设单位,在 2019 年度国家 527 家三级公立中医医院绩效考核中位列第 40 名,宁波市第一医院等 7 家医院成功创建为全国综合医院(妇幼保健院)中医药工作示范单位,80% 的区县(市)创建为全国基层中医药工作先进单位。全市公立中医医院治未病科(门诊)、康复科设置率分别达到 91% 和 82%。拥有 1 家省级中医药适宜技术示范基地、10 家省级基层常见病多发病中医药适宜技术推广基地。

3.中医药科技创新能力明显提升

宁波市持续推进中医药科技创新平台建设。强化中医药重点学科专科建设管理,在市级重点学科、品牌学科建设中布局中医药专业。遴选出董氏儿科、宋氏妇科、钟氏内科、劳氏伤科和寿全斋中药等 5 家具有宁波市地方特色的传统特色学科进行重点建设。截至 2020 年底,全市拥有市级以上重点学科专科 45 个、市中医药传统特色学科 5 个,宁波市中医院内分泌科被列入国家临床重点专科[①]。

(五)社会精神心理服务体系不断健全

宁波市以全国社会心理服务体系建设试点城市为契机,加强社会精神心理服务体系建设,探索建立了"管理机制综合化、资源配置科学化、救治救助一体化、精神康复多元化、心理健康品牌化、服务管理智能化"的"六化协同"工作机制,创新推出医保先报、民政救助、残联补助、慈善扶助的"精神卫生救治救助一站式"服务模式,被列入国家精神卫生综合管理试点项目 8 个重点课题之一,并在全国推广,全市精神卫生治理能力得到全面提升。2020年,全市在册严重精神障碍患者规范管理率达 99.25%,严重精神障碍综合管理核心指标居全国前列,被评为浙江省精神卫生工作先进集体。"宁波市未成年人心理健康促进项目"多次在全国会议上进行展示。

---

① 宁波市发展和改革委员会,宁波市卫生健康委员会.关于印发《宁波市中医药发展"十四五"规划》的通知.2021-07-16.

1.建成四级社会心理服务网络体系

宁波市全面加强市、区县（市）、镇乡（街道）、村（社区）四级社会心理服务网络体系建设，全市精神专科医院100％开设心理门诊，39家二级及以上综合医院中27家已开设，占比达到69.23％，全市156个乡镇卫生院（街道社区卫生服务中心）中154个设立精神科门诊，开通了精神卫生一站式服务，占比达到98.7％；全市16所高校、785所中小学100％设立心理辅导室，并以宁波市康宁医院东柳分院为依托，成立了市级青少年情绪科普体验馆；融入王阳明"心即理，致良知"理念，实施"五统一"运作模式（理念统一、名称统一、标识统一、配置统一、制度统一），打造具有宁波特色的标准化社会心理服务点"阳明心坊"10家，成为具有宁波文化特色的社会心理服务机构样板，为居民提供缓解压力、人际关系、亲子教育、调节情绪、睡眠障碍等方面咨询及团体心理辅导等服务，增加社区民众互相交流、支持、关心的机会。

2.打造社会心理服务队伍

宁波市精卫办成立市社会心理服务体系建设推广工程技术领导小组和工作专班，领导小组下设4个工作专班，专项推进涉及社会心理服务体系建设推广的队伍培训、专家指导、健康宣教、信息报道和联络协调等工作。组建了由29位专家组成的专家组，其中2名队长，27名专家队成员。组建专兼职心理服务和志愿者队伍，依托市和区县（市）心理卫生协会组织专兼职心理咨询师，依托宁波We志愿服务平台招募志愿者队伍。通过开展公益讲座、分享会、个体及团体活动等方式，为群众提供心理疏导和心理科普宣教等心理支持。

3.强化社会心理服务能力

组织市心理咨询专家制定社会心理服务培训教材，尤其是针对涉恐、涉稳、重大刑事犯罪前科、涉毒、在逃、肇事肇祸精神障碍患者、重点上访人员及本地需要关注的其他人员等八大类特殊人群，编写统一教材。建立了一支以心理和精神科专家为指导，心理治疗师和心理咨询师为主体，志愿者为补充的心理健康服务队伍，并整建制组建了宁波市心理应急救援队（同义分队），制定了服务流程，配备了仪器装备。"同义分队"的建立标志着宁波市心理应急救援工作走上建制化、标准化轨道。同时，加大专业人员培训力度，针对持有心理咨询师证书但从未开展相关工作的专业人员，开展专题培训，截至2020年底共开展3期，共计93人参加。另外，先后举办各类长程及短程心理治疗技术的培训班百余次,分层分级开展不同对象人群的业务培训。2019—2020年,市本级及各区县(市)针对网格员、村干部、社工、心理咨询师、精防医生、信访工作干部、民辅警、心理服务志愿者等社会心理服务工作相关人员,组织开展各类培训共计91场,参与规模达5352人次。

4. 开展社会精神心理服务项目

在全国率先实施老年人心理关爱项目。以早发现、早干预为原则,持续开展失智老人关爱项目。通过线上线下培训,让社区医务人员了解失智症的早期症状及诊断标准,掌握评估方法、筛查方式。2020年,各区县(市)共组织开展主题宣传活动47场,开展失智症早期筛查2.6万例。宁波市"失智老人关爱项目"获第5届"浙江慈善奖"(项目奖)。开展"宁波市抑郁症筛检日"活动。自2007年起,宁波市心理卫生协会与台湾董氏基金会合作,确立每年10月的第2个周六为"宁波市抑郁症筛检日",并在当天与台湾联动开展抑郁症相关宣传。至2020年,"宁波市抑郁症筛检日"活动已顺利开展12届,并在部分学校、社区建立了17个抑郁症知识宣传基地,长期开展抑郁症知识宣传,受到各级政府、媒体和广大市民的关注与好评。

(六)全生命周期健康服务不断推进

宁波市高度重视妇幼人群、中小学生和老年人群等的健康管理,积极为人民群众提供全方位、全生命周期的卫生健康服务,重点人群卫生健康管理水平明显提高。

1. 妇幼健康服务提档升级

建立健全生育友好政策体系,不断完善全程生殖健康服务体系,建立健全覆盖孕期保健、产时和产后管理的连续的妇幼健康管理系统,孕产妇和儿童保健系统管理水平切实提升,妇幼健康服务满意度达90%以上,妇女儿童健康水平显著提高。规范开展妇幼健康服务项目,做好省市城乡居民妇女"两癌"(宫颈癌和乳腺癌)免费检查,城乡适龄妇女宫颈癌和乳腺癌筛查覆盖率达100%。落实预防艾滋病、梅毒和乙肝母婴传播工作模式,全市艾滋病病毒感染孕妇干预率达到100%。积极推进婴幼儿照护服务体系建设,在全国率先开展婴幼儿照护服务地方立法调研。2021年,全市每千人口拥有3岁以下婴幼儿照护设施托位数达到2.69个,比2020年增加1.14个,增幅比例为73.5%,普惠性幼儿园在园幼儿占比提高到92.8%,全市四星及以上母婴室占比达60%,公共场所母婴设施实现全覆盖,母婴设施建设走在全国、全省前列。在全国率先开展了对0—3岁儿童的发育监测、筛查与评估,积极推进儿童康复治疗进社区,实现儿童发育偏离或发育异常的早发现、早诊断、早治疗。推进国家级、省级儿童早期发展示范基地建设,市妇幼保健院成功创建为国家级儿童早期发展示范基地,获2018年度国家级母婴安全优质服务单位;宁海县妇保院列入国家级试点,鄞州区、余姚市妇保院列入省级试点。全市乡镇(街道)级星级孕产妇、儿童保健门诊创建率达到95%以上。建立健全以居住地为主的流动人口妇幼保健计划生育服务管理模式,开展"流动人口与健康同行"及新市民幸福家庭创建系列活动,流动人口卫生计生基本服务均等化水平不断提高。2021年全市孕产妇系统管理率达到96.49%,7岁以下儿童健康管理率达97.94%。2018年,鄞州区获评国家流动人口基本公共卫生计生服务均等化示范县(市、区)①。开展计生特殊家庭扶助关怀政策专项行动,计划生育奖特扶制度实施水平居全国前列。发挥计生协优势,在全国全省率先打造的"小棉袄暖心行动"帮扶品牌,在省委党的群团工作会议上得到肯定。

2.中小学生健康促进不断抓实抓细

宁波市加强中小学校卫生保健管理,开展中小学生疾病预防、心理健康、生长发育与青春期保健等方面的健康教育和指导,促进中小学生养成健康的生活方式,不断提高中小学生的身心健康水平,国家学生体质健康标准达标优良率不断提升,从2018年的61.77%上升至2020年的63.5%,增幅达到2.80%。2018—2020年,全市符合要求的中小学校体育与健康课程开课率保持在100%。创新打造宁波市医校共建近视防控圈,以区域内一所眼科医院或眼科实力较强的医院为核心,与周边若干所中小学等学校一起组成近视防控合作体,建立常态化、多层次的近视防控合作机制和合作内容,切实做好0—6岁儿童眼保健和视力检查,实现视力异常及儿童眼病的早监测、早发现、早预警、早干预。通过多方通力合作,科学爱眼,宁波市中小学近视率呈现出较为明显的下降趋势,从2018年的68.32%下降到2021年的54.43%,下降了13.89个百分点,下降幅度达20.33%。结合学校卫生工作,为所有在校学生每年提供一次口腔检查,并组织开展"宁波市中小学口

---

① 鄞州卫健晒2018成绩单10件大事记录高质量健康鄞州建设[EB/OL].(2019-03-21)[2022-08-30].http://yz.cnnb.com.cn/system/2019/03/21/030037351.shtml.

腔卫生教育宣传"活动,通过专题讲座、健康宣传周及口腔健康观摩等丰富多彩的形式,普及口腔健康知识,提高中小学生口腔健康意识。积极开展中小学生口腔保健和窝沟封闭免费保健项目,免费为所有小学二年级学生实施"6龄牙"窝沟封闭。截至2020年底,通过该项目已累计为全市45万名儿童进行了口腔检查,35万名儿童实施了"6龄牙"窝沟封闭,封闭率、封闭剂完好率均达到85%以上,对儿童龋病的预防起到了重要作用。开展针对道路交通伤害、溺水等严重威胁中小学生生命健康的伤害专项干预工作,开展灾害避险、消防安全知识教育、心肺复苏急救技能等培训和安全演练,开展校园暴力事件、个人极端事件等防范处置演练,中小学生自护、自救、防灾和逃生能力不断提高。

3.老年健康服务持续推进

基本建立以居家为基础、社区为依托、机构为补充、医养相结合的养老服务体系,颁布实施全省首个居家养老服务条例,推进全国首批居家和社区养老服务改革试点。进一步完善以基层为重点的医疗机构与养老机构对口支援、绿色通道和双向转诊联动机制,制定出台医养结合实施意见,推进机构、社区、居家等多层次的医养结合服务,引导医院走进社区,进入家庭,开展上门诊视、健康体检、康复保健、养生咨询等健康服务。积极抓好医养结合工作试点示范,确定了镇海区、象山县为开展医养结合试点区县(市),象山县、鄞州区明楼街道分别为省级和市级开展医养结合安宁疗护试点单位。截至2020年底,全市拥有医养结合机构65个,分别有347个城市社区居家养老服务照料中心和1423个农村社区居家养老服务照料中心与基层医疗卫生机构建立合作关系;养老机构以不同形式为入住老年人提供医疗卫生服务比例达100%,每千名老年人拥有医疗卫生机构康复护理床位数达5.5张。在浙江省率先开展养老护理员职业技能等级认定改革试点,2021年培训养老护理员、家庭照护者1万人次,每万名户籍老年人拥有持证养老护理员达25.34名,居全省前列。2020年,老年人健康管理率达65.05%,为全市近28万名70岁及以上老年人免费接种流感疫苗,计划完成率为199.97%;大肠癌结肠镜筛查18655例,计划完成率达122.7%。

4.残疾人精准预防与康复服务覆盖面持续扩大

建立健全出生缺陷三级干预体系,整合婚前医学检查与孕前优生健康检查,实施城乡产妇住院分娩补助、农村育龄妇女免费补服叶酸、两癌筛查等重大公共卫生服务项目,孕前优生健康检查率达到85％以上,产前筛查率达到85％以上,高风险人群产前诊断率达到90％以上。对孕期确诊的唐氏综合征、神经管缺陷等严重出生缺陷病例,进行及时干预。建立推行残疾预防信息共享和残疾儿童信息监测季报制度,促进疑似残疾儿童早发现、早诊断、早治疗、早康复,残疾预防与残疾人康复服务持续加强。在浙江省率先将流动人口妇幼保健建卡人群列入出生缺陷三级干预免费对象,严重致残致畸的出生缺陷得到较好控制,严重致残致畸出生缺陷发生率从2018年的23.64‰下降到2020年的13.92‰,下降幅度达41.12％。深入推进精准康复服务行动,运用动态更新调查等手段,有效推动残疾人康复服务需求信息精准采集、实施精准评估、提供精准服务,2020年残疾人精准康复服务率达到82.89％,比2018年增加了4.98个百分点,增加幅度达6.39％。推进落实康复服务补贴制度,落细康复服务项目,全市25464名残疾人得到功能训练、手术、辅助器具适配、药物治疗等精准康复服务补贴。全面实施残疾少年儿童康复服务,完善残疾儿童和少年康复服务制度,全市21家残疾儿童和少年定点康复服务机构按照政府购买服务准入标准和服务规范,为1517名残疾少年儿童提供高质量康复服务,残疾少年儿童实现应康复尽康复,应补助尽补助。推动残疾儿童、精神残疾人和"三瘫一截"成年重度肢体残疾人等"三类"重点人群及其他残疾人签约家庭医生,残疾人家庭医生签约率达81.3％。

四、健康文化持续普及

宁波市不断完善以政府牵头、卫生健康主导、各部门密切配合、覆盖全社会各行业的健康教育与健康促进工作体系,持续推进全民健康教育,推行健康生活方式,逐步形成"每个人是自己健康第一责任人"意识和氛围。到2021年,宁波市居民健康素养水平达37.3％。

(一)居民健康素养水平显著提升

宁波市充分借助电视、广播、报刊、新媒体等宣传媒介开展全民健康传播活动,积极引导居民形成良好的健康行为和生活方式。宁波市卫健委与市广电集团电视台新闻频道合作,联合主办《健康生活进社区》大型健康栏目,完成十个区县(市)现场活动节目录制并在宁波电视台新闻综合等频道滚动播出。与宁波报业集团等纸质媒体合作,开设国家卫生城市、健康城市建设和健康素养专题专版。与宁波晚报（甬上）合作成立宁波健康传播中心。积极开展全民健康生活方式宣传月活动，通过组织"三减三健我有妙招"短视频征集活动，打造"街头巷尾话健康"科普宣传品牌。大力推进健康教育云平台增点扩面，2020年，该平台已覆盖宁波市10个区县（市），平台收录各类视频资源2100余部，平台日均播放次数达到19万次，年度累计播放次数突破7000万次，累计播放时长突破450万小时。"宁波践行科普知识普及行动打造权威健康科普云平台"等优秀案例入选健康中国行动推进委员会办公室公布的首批18个重点推介典型经验案例。《爱老敬老预防跌倒》入选国家卫生健康委、中宣部、科技部、中国科协联合举办的"健康知识普及行动——2020年新时代健康科普"微视频类优秀作品。2015—2021年，媒体健康科普水平不断提升，覆盖率保持在100%。宁波市居民健康素养水平不断提升，2021年宁波市居民健康素养水平达到37.30%，较2018年提高了9.7个百分点，增幅达35.13%，远高于国内平均水平及同类城市水平，分别高于"健康中国2030"和"健康浙江2030"居民健康素养水平2030年规划目标水平（30%、32%），详见图3-16。

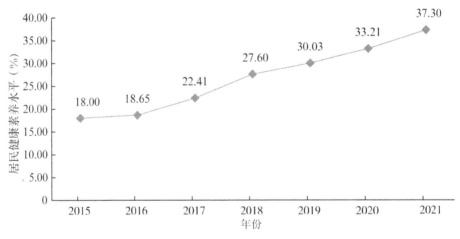

图3-16　宁波市2015—2021年居民健康素养水平

（二）健康生活方式全面推行

宁波市积极推广全民健康生活方式，引导居民树立"每个人是自己健康的第一责任人"新理念。开展减盐、减油、减糖与健康体重、健康骨骼、健康口腔"三减三健"专项行动，引导市民自觉养成减盐、减油、减糖饮食习惯。

制订定实施市民营养计划,普及合理膳食营养知识,引导居民形成科学膳食习惯。对孕妇、儿童、老人、低收入人群等重点人群实施健康干预,逐步解决居民营养不足与过剩并存问题。积极开展公筷公勺行动,倡导文明用餐,强化重点餐饮单位常态化巡查指导,按照浙江省城市文明指数测评结果,2020年宁波排名第一。引导市民戒烟限酒,印发《宁波市禁止吸烟执法工作实施细则(暂行)》《宁波市爱卫办、宁波市文明办、宁波市卫生健康委关于进一步加强公共场所控烟工作的通知》,推进学校、医院营造无烟环境,推动各级党政机关率先全部建成无烟机关,到2020年,共创建各类无烟环境820家,其中无烟医院231家,无烟校园395家,无烟单位135家,其他类型的无烟环境59家。依法规范烟草促销、赞助等行为,严令禁止违法发布烟草广告。加强对未成年人控烟限酒的引导管理,建立和完善戒烟服务体系,开展限酒科普宣传和行为干预。截至2021年,15岁以上居民现在吸烟率下降到19.63%,比2018年下降了1.9个百分点,下降幅度达8.81%。

(三)全民健身运动蓬勃发展

宁波市全面实施"四提升四覆盖"全民健身工程,强化体医融合,大力推广"公园绿地+体育""廊道+体育""商场+体育"等模式,体育锻炼日益科学化、生活化。不断提高体育公共服务水平,加快推进体育现代化建设步伐。潘火体育公园模式入选国家体育总局群体司全民健身工作案例并获全国推广。在全国率先启动青少年脊柱侧弯筛查。截至2020年,已建成3个区县(市)级全民健身中心、32个乡镇(街道)级综合性体育健身场馆、325个村(社区)级社区多功能运动场所(体育健身广场、健身步道),建成各级体育(休闲)公园66个,面积达192万平方米[①],与国家体育总局登山运动管理中心共同发布34条国家登山健身步道。明确新建居住区群众健身相关设施配套标准,新建小区体育设施实现全覆盖。截至2021年底,宁波市人均体育场地面积达到2.51平方米,实现"15分钟健身圈"。体育社会组织网络不断健全,共有体育社会组织505个,创建省级先进体育社团26个。以运动赛事促进全民健身,线上线下群体赛事形式日益丰富,2018—2021年每年举办各类全民健身赛事活动2000余场,年参加规模100余万人次。全市城乡居

---

① 杨芝,郑俊之.一城五金!看"冠军之城"如何打响体育产业"金"字招牌[J].宁波通讯,2021(18):62-65.

民体育健身意识不断增强,参加体育锻炼人数逐年增加,2020 年宁波市经常参加体育锻炼人数比例达到 29.8%。市民身边的健身指导持续拓展,办好青少年运动健康管理中心,做好青少年脊柱侧弯筛查等工作,推进全民健身与全民健康深度融合。推出"一人一技"全民健身体育技能公益培训活动,办好全民健身大讲堂,截至 2021 年底,共开展线上线下 538 期,受益 465 万余人次,成为全市影响力最大的健身公益品牌。截至 2020 年底,宁波市每千人拥有社会体育指导员 3.25 名,免费提供科学健身指导服务比例达 30%。在 2021 年东京奥运会和全运会上,宁波运动员表现出色,成绩优异,共有 7 名运动员夺得 5 枚金牌,金牌总数居国内城市之首,为国家和浙江省争得荣誉。宁波市体育局受到省政府表彰,荣获"集体一等功"。

(四)公众应急救护能力不断提高

积极普及"人人学急救、急救为人人"理念,实施全民自救互救素养提升项目,宁波市公众应急救护培训质量、救护知识技能普及率不断提升。红十字应急救护培训先后 3 次被列为宁波市政府民生实事项目,截至 2020 年底,共培训二级师资 1530 人次,开展普及培训 146.77 万人次,占户籍人口的 24.12%,应急救护知识普及率达 36%,救护培训数量居全省前列。每百人红十字救护员 1.7 名,涌现 59 起红十字救护员现场施救案例。通过财政投入、爱心企业(人士)捐赠等多渠道筹资,累计在全市主要公共场所安放自动体外除颤器(AED)925 台,每万人配置 AED 1.5 台[①],超过浙江省考核要求(每万人 0.1 台以上)。为便于市民了解全市 AED 分布情况,红十字会建成全省首个多品牌管理的宁波 AED 地图智控平台,市民可从市红十字会微信公众号、百度、腾讯、高德导航搜索到全市公共场所配置的 AED。宁波市公共 AED 已全部接入"120"急救指挥调度平台,在浙江省率先实现 AED 与"120"急救的对接。

五、健康产业蓬勃发展

宁波市高度重视健康产业的培育壮大,带动健康产业结构优化升级,推

---

① 宁波市发展和改革委员会,宁波市红十字会.关于印发《宁波市红十字事业发展"十四五"规划》的通知.2021-06-09.

动健康产业规模化、集群化、高端化跨越式发展①。重点发展生物医药与医疗器械等健康制造业,打造大东部科创新区生命健康创新研发基地、杭州湾生命科学产业区、宁波生物产业园等产业园区。重视中医药健康服务业发展,鼓励中医养生保健服务集聚发展。培育健康服务新业态,积极发展照护服务、康复服务业、健康管理业等。推进体育行业体制机制创新,加强体育休闲设施建设,大力建设中国·浙江海洋运动中心(亚帆中心)项目、姚江新区健康运动基地、宁波滨海健康旅游小镇项目一期、国建宁波湾养老度假样板社区等一批以健康服务业为主的项目。2020 年,全市健康产业增加值(364.91 亿元)占 GDP 比例为 4.4%,增加值增速达 15.8%,明显高于浙江省 GDP 增速(3.6%)、宁波市 GDP 增速(3.3%)。

(一)社会办医快速发展

按每千常住人口不低于 1.5 张床位的标准,为社会办医预留规划空间。按照"非禁即入"的原则,积极创新社会办医管理模式和用人机制,鼓励和引进社会资本举办医疗机构,优先支持社会力量举办非营利性医疗机构,推进非营利性民营医院与公立医院同等待遇,具有宁波特色的投资主体多元化、投资方式多样化的社会办医格局不断建立完善。截至 2021 年,全市拥有民营医疗机构 3230 家,占全市医疗机构总数的 67.47%;实际开放床位数达11641 张,占全市医疗机构核定床位总数的 25.77%,比 2018 年的占比(21.11%)高出 4.66 个百分点,增长幅度达 122.07%。

(二)生物医药产业竞争力明显提升

宁波市生物医药制造企业大多起步较早,深耕细分市场多年,涌现了以美康生物、戴维医疗、荣安集团、健信核磁等为代表的一批单项冠军企业和产品。生物医药企业现已形成较为明显的产业集聚发展格局,杭州湾新区聚焦医疗器械和创新化药、梅山聚焦高端诊疗装备和高值医用材料、宁海聚焦生物技术药和创新研发平台,提前谋划布局百亿级产业集群。截至 2020年底,全市生物医药产业规上企业 143 家,规上工业总产值 206.1 亿元,同比增长 20.9%,全年投入研发总费用同比增长 19.7%。从医药制造领域看,全市拥有规上企业 50 家,常年正常生产的品种 135 个(有药品文号),列入国家

① 宁波市制造业高质量发展领导小组办公室.关于印发《宁波市生物医药产业集群发展规划
(2021—2025 年)》的通知.2021-07-31.

基本药物目录品种 76 个,已形成包括化学原料药及制剂、中药及饮片,以及医用氧、药用胶囊的产业体系,化学药、生物疫苗领域优势突出。从生物医学工程领域看,全市拥有企业总数 435 家(有生产许可证的归类企业),在体外诊断试剂、磁共振医学影像设备、光学仪器和医用高分子材料等领域实力较强。2021 年,加快宁波市第一医院异地建设项目、宁波普济医院、北仑医疗中心工程等一批医疗卫生重点项目建设进程。积极推进三生细胞基因制备临床转化基地项目、高新区美诺华医药生产基地项目等一批重点医药器械项目建设。

(三)中医药产业规模不断扩大

2019 年以来,宁波市将中药产业作为生物医药产业培育扶持的重要内容。截至 2020 年底,全市中药材种植面积 1 万亩,包括铁皮石斛、浙贝母等19 个品种;拥有易中禾生物技术、昱博药业、枫康集团、正枫堂铁皮枫斗、回浦农业、宁海茶山黄泥注果木家庭农场等 6 家省级道地药园。拥有 9 家规模以上中药制造企业,2020 年总产值达 12.7 亿元。大力推动旅游与中医药文化养生产业融合发展,慈溪鸣鹤古镇、香泉湾山庄有限公司、易中禾仙草园、枫康石斛养生园、昱博仙草园和慈城古县城景区(药商博物馆)等 6 家单位被命名为"浙江省中医药文化养生旅游示范基地"。启动宁波药行街、慈城古县城中医药特色街区建设,搭建中医药产业发展综合平台。宁波市慈城古县城景区(药商博物馆)被授予 2020 年浙江省中医药文化养生旅游示范基地,浙江省韵芝堂生物科技有限公司(余姚市)被认定为 2021 年浙江省中医药文化养生旅游示范基地。全市共有 21 个传统医药类项目成功申报市级以上非物质文化遗产,共有 14 人获评宁波市级以上传统医药类非遗代表性传承人,特别是董氏儿科成功申报国家级非遗,董幼祺也被命名为国家级非遗代表性传承人[①]。

(四)健康养老服务市场活力不断增强

宁波市社会力量参与养老服务发展积极性不断增强。截至 2020 年底,全市公建民营养老机构共计 104 家,民办(民营)机构床位数占机构总床位数的 83%。2154 个居家养老服务中心(站)通过服务站点委托管理、服务项目

① 宁波市发展和改革委员会,宁波市卫生健康委员会.关于印发《宁波市中医药发展"十四五"规划》的通知.2021-07-16.

协议外包等方式,引入专业社会服务企业或组织参与运营,其中,居家养老服务中心社会化运营比例达到 100%。以老年生活照料、辅具用品、健康服务、文化教育、旅游娱乐等为主的养老服务业迅速发展,在服务业中的比重显著提升。宁波颐乐园、海曙广安养怡院、小柏家护等本土养老服务品牌不断壮大①。

(五)健身休闲运动产业不断壮大

宁波市着力打造中国·浙江海洋运动中心(亚帆中心)、姚江新区健康运动基地等一批康养产业项目,不断提升体育产业竞争力,体育产业总产值不断增加,2020 年达到 680 亿元,占全省总量近 1/4,增加值 200 亿元,占全市 GDP 比例为 1.62%。连续举办 4 届中国(宁波)体育产业博览会,其中2020 年打造"线上＋线下"双核办展新模式。宁波市成功入选首批国家体育消费试点城市,获评国家体育产业(旅游)示范基地(单位、项目)5 个、省运动休闲乡镇培育单位 4 个、省级体育示范企业 4 家、省体育用品制造业示范企业 2 家。8421 家体育机构进入国家体育总局体育机构名录库。奉化徐凫岩户外运动基地入选 2020 年浙江省运动休闲旅游示范基地,"宁海县国家登山健身步道(登山)—浙东第一尖·雪山欢乐谷(滑雪)—胡陈户外运动小镇(攀岩)"入选 2020 年浙江省运动休闲旅游精品线路。绳索攀爬(海曙半山伴水)、卡丁车(江北创达游乐园)、帆船(北仑万博鱼游艇俱乐部)、皮艇球(镇海艇酷户外)、登山(奉化大堰)、帆船(象山东旦时尚运动海滩)等 6 个项目入选 2020 年浙江省运动休闲旅游优秀项目②。

第三节　健康宁波建设特色与亮点

近年来,宁波市高质量推进健康宁波建设,聚力打造更多具有较大影响力的"窗口经验"和宁波元素,在新冠肺炎疫情防控、数字化健康、医养康养相结合和医疗保障等多个方面形成了宁波特色和亮点,可供其他城市和地区借鉴与参考。

---

① 宁波市发展和改革委员会,宁波市民政局.关于印发《宁波市养老服务体系建设"十四五"规划》的通知.2021-07-09.
② 宁波市发展和改革委员会,宁波市体育局.关于印发《宁波市体育事业"十四五"规划》的通知.2021-07-02.

一、新型冠状病毒肺炎疫情防控取得重大战果

面对中华人民共和国成立以来传播速度最快、感染范围最广、防控难度最大的重大突发公共卫生事件,宁波市委、市政府坚决贯彻总书记重要指示精神和中央、省委决策部署,坚持人民至上,坚决守住疫情防控底线,及时启动重大突发公共卫生事件一级响应,以最严格最果断的措施、用最迅速最有力的行动,以非常之力阻断传染源、切断传播链,尽非常之责提升管控力、提高救治率,全力推进联防联控、群防群控、精密智控。聚焦"六稳""六保",确保经济社会发展与疫情防控两手抓,破常规迅速出台"疫情防控12条"和"新10条"等举措,在全国率先实施发热病人全周期管理"宁波模式",在浙江省率先上线发热病人闭环管理信息系统,创新实施"甬行码"动态管控和"疫情五色图",强化无症状感染者的全程管控,精准落实"源头查控+快速激活+硬核隔离+精密智控"机制,强化"七大机制"应急能力建设①,科学迅速有效控制了镇海、北仑、海曙、奉化等多起本土疫情,相关经验被《健康报》全国推广。

(一)围绕"两个战场",打赢疫情防控阻击战

在宁波"战场",宁波市卫生健康工作者白衣为甲、逆行出征,舍生忘死挽救生命。2020年用30天时间实现本地确诊病例"零新增",用49天时间实现本地确诊病例"清零",实现"医护零感染、患者零死亡"。加快推进宁波市疾病预防控制中心迁建项目,其建设规模和投资水平处于全国15个副省级城市领先水平。慈溪市仅用100天施工完成市公共卫生临床中心交付试用,创新了全省应急性组合式集成化的传染病医疗救治综合体。2021年,宁波市共设置集中收治定点医院8家,最大可转换收治床位1673张,最大可转换收治床位5658张,确保新冠肺炎患者"应收尽收""应治尽治"。建立健全中西医协同救治机制,新冠肺炎确诊患者中医药治疗参与率达96.6%,2020年累计向医务人员和一线防控人员发放中药预防方剂17万余帖,充分发挥

---

① 裴东耀.政府工作报告:2021年2月21日在宁波市第十五届人民代表大会第六次会议上[N].宁波日报,2021-02-26.

了中医药在重大传染病防治中的独特优势①。截至 2020 年 12 月 30 日,宁波市累计报告确诊病例 163 例(含境外输入 6 例),治愈率达到 100%。全力做好口岸新冠疫情防控工作,强化疫情信息收集和风险研判,严格落实"三查、三排、一转运"措施,在国内率先实施港口领航员专班化管理,构建监管闭环,确保所有出入境人员一个不遗漏、健康申明卡一份不缺少,有症状人员一个不放行。妥善处置全国海港口岸首起新冠肺炎输入聚集性疫情,成功处置"古杰多马士基"集装箱货轮、印度包机航班等多起海港、空港输入性疫情,及早发现、成功处置宁波舟山港本土疫情,具有宁波特色的海港口岸"防、控、管、治"疫情防控模式、空港口岸"321"工作法,得到海关总署充分肯定。2021 年,实现镇海疫情 6 天社区清零、北仑疫情 2 天社区清零。"14＋7"健康管理"宁波做法"被国家采纳。

宁波医护人员在武汉"前线"拼出 12 小时建好病区的"宁波速度"以及"党建引领战疫"管理模式受到国家和省里的高度肯定。截至 2020 年 12 月底,共派出 338 名医务人员驰援湖北武汉、荆门、北京及河北等地②。2020 年,宁波市因抗疫工作获得国家和省部级表彰 9 人次,宁波市医务人员中,58 名先进个人、19 个先进集体、2 名先进党员、7 个先进基层党组织入围浙江省抗疫先进表彰名单。

(二)围绕"两手硬、两战赢",统筹推进经济社会发展

聚力实施"十项举措",全面助力复工复产复学,精准实施健康指导。率先建立企业复工应急机制,实行"备案制＋负面清单＋承诺制"简化复工流程,抓好产业链协同复工复产,推动港口生产、集卡车运输等行业率先复苏,组织"专车专列包机"保障务工人员返甬③。2020 年,选派 6300 名指导员开展驻企服务,实现规模以上企业和小微企业园区服务全覆盖;选派 4026 名驻校指导员,覆盖所有高校、中小学、幼儿园,共同守住学校和学生安全底线。北仑区在全国首创推出了校园疫情防控监测云平台,被列入国家疾控信息

---

① 陈敏.中医药助力打造"健康宁波"[N].宁波日报,2021-02-03.
② 史永.众志成城齐战疫:记抗击"非典"和新冠肺炎疫情[J].宁波通讯,2021(23):53-54.
③ 裘东耀.政府工作报告:2021 年 2 月 21 日在宁波市第十五届人民代表大会第六次会议上[N].宁波日报,2021-02-26.

化建设 10 个经典创新案例。圆满完成第二届中国—中东欧国家博览会暨国际消费品博览会、第二十三届中国浙江投资贸易洽谈会、2021 世界数字经济大会暨第十一届智慧城市与智能经济博览会等一系列大型会议活动的疫情防控保障任务。率先落地阶段性减免医保费政策。出台促进服务业平稳发展 21 条,指导帮助 9 家物流企业共获得 1.66 亿元优惠贷款,有效推进物流企业复工达产,实现宁波舟山港在国内率先复工复产。

(三)坚持"平战结合",精准织密常态化疫情防控网

严格落实疫情防控七大机制,全面重塑常态化疫情防控机制。2020 年,应急启动实施"新型冠状病毒肺炎的应急防控及临床诊治关键技术研究"等重大项目 3 项、科技成果转化应用项目 36 项,为助力科学防疫、赋能企业复产提供了有力科技保障。加强疫情防控宣传报道,宁波报业集团与市委组织部、市卫健委联合在宁波网"民生 e 点通"平台推出"宁波抗疫心理专线",充分发挥了主流媒体的科普宣传、稳定人心、引导舆情的积极作用。从 2020 年 1 月 23 日至 3 月下旬,在疫情最严重时期,宁波日报报业集团在移动客户端、新闻网站与报纸开设专题专栏 20 多个,推出新闻专版 620 多个,刊播战"疫"报道与"两手都要硬、两战都要赢"报道共计 1.3 万多条(次);宁波广电集团在电视、广播、新媒体平台推出疫情宣传特别报道节目近 1000 档,播发各类新闻报道 3.6 万多条(次),累计时长 1430 小时。2020 年 11 月下旬,在浙江省率先启用进口冷链食品公共集中监管仓,首创进口冷链食品防疫综合保险、"三证一码"执法检查等举措,基本实现进口冷链食品全覆盖管控、全链条管理、全过程溯源。坚持"多病共防",构建"常规接种点＋方舱接种点＋移动临时接种点"的组合式预防接种服务体系,积极稳妥推进新冠疫苗和流感疫苗接种。2021 年底,累计接种新冠病毒疫苗 2049.3 万剂次,提前完成浙江省下达的接种任务,顺利完成国家下达的新冠肺炎疫情防控措施优化试点研究任务。

二、数字化改革破局卓有成效

宁波市高度重视智慧健康保障体系建设,探索构建卫生健康全域综合治理现代化模式。2020 年,全市智慧医疗覆盖率达到 100%,卫生健康信息

化发展指数(2021)在全国直辖市、副省级城市和省会城市中排名第六①,多项成果走在全省乃至全国前列。

(一)打造"健康大脑十"体系

进一步升级改造宁波市卫生专网,升级改造市卫生数据中心,建立完善标准统一、融合开放、有机对接、分级管理、安全可靠的全民健康信息平台。集成公众健康、综合监管、医疗服务、公共卫生等综合应用,在"浙里办"App上线"健康宁波"应用,开发"适老版"界面。积极统筹推进宁波全市全员人口信息、电子健康档案、电子病历的三大数据库建设,实现数据共享融合,宁波市全民健康信息平台建设走在全国前列。2021年,入选国家区块链创新应用试点"区块链十卫生健康"特色领域试点。宁波市本级及各区县(市)全部通过国家区域医疗健康信息互联互通标准化成熟度四级以上测评,其中宁波市级全民健康信息平台和鄞州区通过最高等级测评(区域五级乙等)②,成为全省首个通过五乙测评的地市级城市。全市12家医院通过国家医院信息化互联互通标准化成熟度四级以上测评,覆盖70%以上的三级医院。鄞州二院通过医疗卫生信息和管理系统协会(HIMSS)门诊七级评审,成为全国第四家、省内首家HIMSS"双七级"医院。根据国家卫生健康委首次发布的全国卫生健康信息化发展指数(2021),宁波位列直辖市、副省级城市和省会城市第六名。"惠享理赔(浙里甬e保)"应用入选省发展改革委数字社会案例。

(二)"云医院"模式被广泛推广

宁波市在全国率先提出建设以"政府主导、O2O服务模式、区域化布局"为特色的宁波云医院③④,创新建立了区域联动的远程医疗服务新体系。在国内率先建成区域云影像平台,构建医养护融合的健康医疗服务新格局,形

---

① 宁波卫生健康信息化水平位居全国第六[EB/OL].(2021-0713)[2022-08-30]. http://www.ningbo.gov.cn/art/2021/7/13/art_1229099763_59035428.html.

② 宁波市全民健康信息平台通过国家医疗健康信息互联互通标准化成熟度五级乙等测评[EB/OL].(2021-01-04)[2022-08-30]. http://www.ningbo.gov.cn/art/2021/1/4/art_1229096033_59024679.html.

③ 全国首家云医院在宁波开张[EB/OL].(2014-09-15)[2022-08-30]. http://www.ningbo.gov.cn/art/2014/9/15/art_1229096033_52670157.html.

④ 孙统达,蒋志云,王涌,等.宁波市整合型医疗卫生服务体系的实践与探索[J].卫生经济研究,2018(12):21-24.

成集院前、院中、院后于一体的全程互联网健康管理新模式。依托云医院平台,为患者提供"云咨询""云诊疗""云护理""云药房"和"云健康管理"等线上医疗卫生服务。"网上医院"延伸医疗服务半径,市县二级以上医院已全部实现互联网医院开通。2020年,全市已建成44家远程会诊中心、273个"云诊室",共有9083名临床医生在"云医院"平台注册开展网上门诊。实现市民"足不出户看云医"和"不出社区看名医","足不出户、线上问医、送药到家"的一站式互联网医疗服务等做法被中央媒体点赞,现已成为我国"互联网+医疗健康"的主流建设模式之一,获全球信息化领域的最高级别奖项——"2017年信息社会世界峰会奖"电子卫生(e-health)类别大奖等多项奖励[1][2]。基于宁波云医院平台的互联网医疗健康服务项目荣获2018年度中国网信事业(智慧健康医疗)创新驱动示范项目。宁波云医院获评国家新型信息消费示范项目。"网约护士"居家医疗护理实现全国首个"医保家付",获中国智慧健康医疗创新成果奖。

(三)智慧医疗助推便民惠民服务

宁波市通过实施医疗卫生"最多跑一次"改革,破解群众就医过程中的难点、痛点和堵点问题,实现了"让数据多跑路,让群众少跑腿"。"最多跑一次"改革实现率和满意率居宁波市级重点部门前列,市级医院多项监测指标居全省三甲医院前列,2020年医疗卫生服务领域"最多跑一次"改革获全省第二名。北仑区人民医院作为全国唯一县级医院入选"全国智慧医院"优秀案例,成为"全国改善医疗服务行动计划十大服务亮点"十家医院之一。在全国率先开展影像中心、检验中心、心电中心、消毒供应中心等区域医疗资源共享平台建设,创新建立"基层检查、上级诊断"服务新模式,为群众提供集约化、同质化的优质医疗服务[3]。利用公众健康服务平台,集中开展多渠道分时段预约挂号服务。截至2020年底,可提供200余家医疗机构、7000多名医生的就诊预约,预约时间可提前15天。平台预约挂号量每年达2200

---

① 宁波卫生健康信息化水平位居全国第六[EB/OL].(2021-07-13)[2022-08-30]. http://www.ningbo.gov.cn/art/2021/7/13/art_1229099763_59035428.html.

② 陈敏,陈琼.二级以上医院患者平均候诊时间缩短至26分钟[N].宁波日报,2021-07-13.

③ 孙统达,蒋志云,王涌,等.宁波市整合型医疗卫生服务体系的实践与探索[J].卫生经济研究,2018(12):21-24.

万人次,市级医院预约挂号率从 2015 年的 25％上升至 2020 年的 86.25％;2020 年健康医疗大数据显示,全市二级以上医院的患者平均候诊时间缩短到 26 分钟,预约患者按时接诊率达到 89％[①]。

(四)以数字化改革牵引医保服务提质增效

积极推进掌上支付,推动事项上网,提供网上办、掌上办等服务,推广应用医保电子凭证。提高异地就医直接结算便利性,实现省内免备案、省外自主备案。推进长三角医保一体化,融入长三角一体化。截至 2021 年,宁波全市 372 家医疗机构开通异地就医直接结算,医疗机构数量、结算人次和费用均居浙江省首位。在 2020 年公布的全省"最多跑一次"改革测评中,宁波市获医保事项实现率和满意度全省"双第一"。

(五)医疗健康大数据共享与应用持续推进

充分运用大数据、云计算、物联网、视联网、智能卡等新技术,持续推进公众云、公卫云、医疗云、管理云等"健康云"建设,进一步深化"医卫、医医、医患、医管"等四大业务协同,在国内率先启动基于健康医疗大数据的医疗机构综合监管服务平台建设并上线运行,实现了区域医疗服务、公共卫生、计划生育和医疗保障等健康信息互联互通、分级管理、实时共享与协同服务[②],医疗机构综合监管服务平台入选浙江省综合医改年度"十佳典型案例"。与上海保交所合作,2019 年在国内率先上线全国数字化保险交易平台,探索健康医疗大数据产业应用,并在重庆、广州、上海等地复制推广[③]。全面推行影像上云,建成全市统一的区域云影像平台,方便居民查阅。推行检查检验结果电子化,逐步实现检查检验结果电子化流转、互认和共享使用,减少重复检查检验,宁波市共有 55 家县级以上公立医院通过市级检验检查共享平台与省级平台实现数据互联互通,共享、应用和开放率均达到 100％。

三、医养康养相结合取得突破

通过医养结合和打造康养联合体,努力为失智失能老人提供治疗期住

---

① 陈敏,陈琼.二级以上医院患者平均候诊时间缩短至 26 分钟[N].宁波日报,2021-07-13.
② 孙统达,蒋志云,王涌,等.宁波市整合型医疗卫生服务体系的实践与探索[J].卫生经济研究,2018(12):21-24.
③ 陈敏,陈琼.二级以上医院患者平均候诊时间缩短至 26 分钟[N].宁波日报,2021-07-13.

院、康复期护理、稳定期生活照料,以及安宁疗护一体化的医养康养服务。

(一)医养康养相结合机制逐步建立

宁波市加强了医养康养相结合政策制定,将医养康养相结合建设任务纳入经济社会发展、老龄事业发展、医疗卫生服务事业发展中。2018 年,宁波市出台《关于推进宁波市医疗卫生与养老服务相结合的实施意见》,强化部门协作,整合社会资源,推进"养"与"医"的无缝衔接。结合深化养老服务"放管服"改革,优化医养结合机构审批流程,建立差异化定价机制等,为机构发展营造良好环境。宁波市将康养体系建设列入对区县(市)的年度考核,并建立督查和定期通报制度。出台老年人生活能力评估办法和规范评估机构管理指导意见,科学界定老年人生活能力类型、照料护理等级。搭建宽领域康养运转机制,建立康养联合体与大型医院康复转诊、辖区医疗机构康复转介、基层康复机构康复转护、老年家庭康复转养的康养运转机制,为老年人提供稳定期康复、出院后护理等服务。将康养服务纳入居家养老上门服务、养老服务补贴等基本养老服务保障内容,建立健全与评估等级相衔接的老年照护支付制度。探索建立长期护理保险制度,为全面推进长期护理保险积累经验。

(二)长期照护服务体系不断健全

1. 养老机构照护服务提质增效

根据浙江省《养老机构护理分级与服务规范》和《养老机构失智症服务与管理规范》,宁波市养老机构从入住环境、设施设备、照护人员等方面推进机构标准化建设,并为老人提供融生活照料、康复训练、异常行为照护等为一体的规范化康养服务,保障入住老人的生命质量。养老机构积极探索失智专区的建设和发展,为失智老人打造适老化环境,提供专业康养服务。通过医养结合和打造康养联合体,努力为失智失能老人提供治疗期住院、康复期护理、稳定期生活照料,以及安宁疗护一体化的医康养服务。海曙广安养怡院、宁波市颐乐园等市县级康养联合体,通过建立康复对象识别、分类分级评估、康复治疗机制,实现康养信息资源互通共享、康养服务内外有序循环。2021 年,宁波市已试点建成康养联合体 52 个,康养联合体覆盖 16% 的乡镇(街道);全市共有养老机构 271 家,其中 3A 级机构 14 家,省四星级机构 3 家。社会养老床位 91025 张,其中机构养老床位 61931 张,康复护理床位 36075 张,每千名户籍老人拥有社会养老床位 55.97 张,养老机构护理型床位占比达 60.92%(图 3-17)。在全省率先开展养老护理员职业技能等级认定改革试点,全年培训养老护理员、家庭照护者 1 万人次,每万名户籍老年人拥有持证养老护理员达 25.34 名,居全省前列。

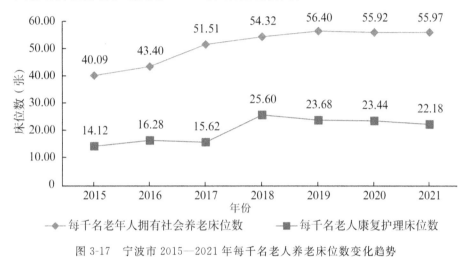

图 3-17　宁波市 2015—2021 年每千名老人养老床位数变化趋势

2.医疗机构强化健康支撑

为老年人服务的专业医疗机构加快发展,助力康养结合。部分一、二级医疗机构和专科医院转型发展为康复医院或老年护理机构。例如,宁波市民康医院聚焦失智老人这一特殊群体,依托多年来在失智症诊治、康复和照护领域的经验,为失智老人提供特色化康养服务项目:创建艺创中心,开展失智症艺术康复模式;建设中草药园,探索中医中药对失智症的康复疗效,发挥环境、植物芳香对失智老人的情绪安抚作用;建立康养社工志愿服务项目,为失智老人和照护者提供各类心理援助。二级及以上综合医院和二甲及以上中医院增设老年医学科,加强失智失能老人的筛查、诊断、治疗、护理和康复服务。社会力量积极参与,开办老年康复护等老年健康服务机构。一些基层卫生服务机构利用闲置床位,开设老年康复病区。综合医院、专科医院和社区卫生服务机构推进记忆门诊建设,促进失智症的筛查、康复和治疗。截至 2021 年,宁波全市所有二级以上综合医院均开设康复医学科或老年医学科,建有康复医院 12 家。截至 2020 年底,全市 24 家医疗卫生机构开设了安宁疗护病区（床位），以医疗护理为主、兼顾长期照护的医疗机构康复护理床位 8924 张，达到每千名老人 5.5 张。老年人健康管理率达到 65.05%，家庭医生签约率达到 74.98%（图 3-18）。

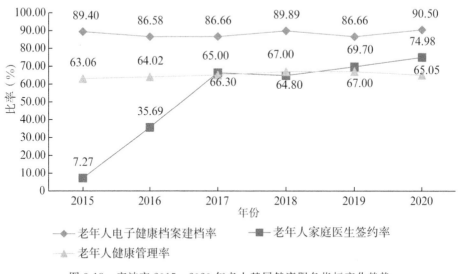

图 3-18　宁波市 2015—2020 年老人基层健康服务指标变化趋势

3. 社区积极提供支持服务

以全国首批居家社区养老服务改革试点为抓手，探索社区嵌入式养老机构（微机构）建设，开展家院互融照护模式，推行试点社区契约式养老、"家院互融"养老、"一块地、一车间"自助养老等特色化照护新模式，推动正式照护与非正式照护有机整合，为社区和家庭提供专业支持服务[①②]。按照"床位跟着老人走、服务围着老人转"的要求，2018 年起，宁波市在居家老年人比较集中的社区建设了 63 家嵌入式老年护理照料中心，为失能失智老年人提供日夜托养、康复护理等专业服务。象山县、慈溪市、余姚市联合卫健部门在养老机构建设了颐养小屋、康养驿站。截至 2020 年，全市 187 家养老机构开展"家院互融"服务，16 万名以上老年人享受政府购买上门养老服务。

————————

① 宁波市民政局. 积极引导 创新机制：宁波市推进城市养老服务业创新发展[J]. 中国社会工作，2019(6 中)：11-12.

② 宁波市民政局. 养老服务业发展的宁波实践[J]. 宁波通讯，2018(10)：52-53.

四、医疗保障推出新举措

宁波市不断推进医保支付改革,推动便民服务,在全国率先探索"医保家付",不断扩大医保异地结算范围。

（一）"医保家付"在全国率先破冰

针对失能人员居家医疗护理的实际困难,宁波市将经外周静脉置入中心静脉导管（PICC）置管护理、导尿管护理和鼻胃管护理等3个患者需求高、利用频率高的"网约护士"居家医疗护理项目纳入医保。"医保家付"突破了医保支付技术难题,实现了"云医院"与医保结算系统的直接互联,不但实现了"病人手机下单,护士手机接单,居家医疗护理,医保直接支付"的创新之举,有效减轻了患者经济负担和事务负担,还为优质医疗资源的整合提供了政策支持,为老龄化居家养老提供了重要保障①。

（二）医保异地结算范围不断扩大

宁波市不断升级异地就医报销程序,自2021年7月起,全市参保人员（包括职工和城乡居民）离开宁波市,在浙江省内其他城市医保定点医疗机构临时就医、转诊就医的,无须办理医保备案,可直接在就医城市医疗机构实现结算。参保人员因长期驻外工作、异地长期居住、异地安置等长住外地时间在3个月以上的,可以办理长住外地（含省内和省外）就医备案。办理备案后,在常住地就医,医保基金支付比例与在宁波就医待遇相同②。这不仅方便了省内各城市的就医结算,也是推动长三角区域一体化医保一体化协作乃至全国医保结算通行的重要探索。

---

① 陈敏,周琼.宁波开全国"医保家付"先河［N］.宁波日报,2021-12-31.
② 周琼,徐铭穗.我市医保参保人可免备案［N］.宁波日报,2021-06-29.

第四章 健康宁波发展指数构建

开展健康宁波评价是实现高质量发展建设健康宁波目标的关键环节，其核心要素是构建一套符合宁波市"十四五"经济社会发展实际、具有良好的代表性及较强的操作性、能概括和反映健康宁波建设诸多组成部分及内外影响因素的健康宁波发展指数评价指标体系。本章主要分析高质量发展建设共同富裕先行市背景下的健康宁波发展指数构建原则、评价模型与程序方法，建立健康宁波发展指数评价指标体系，提出各评价指标的目标标准。

第一节 健康宁波发展指数构建原则

由于健康宁波建设在经济社会发展中的特殊地位和作用，目前使用的反映卫生健康工作及其效果效益管理的统计指标多达几百个，卫生健康发展的各个方面都包含了大量的评价指标，而要综合反映一个地区与部门卫生健康服务管理的发展状况，如使用指标过多则工作量过大且不利于综合分析；并且，对于不同类别的卫生健康服务工作发展评价目的，并不是所有的指标在健康宁波发展指数评价中都是必要的，有些指标便于操作却不能很好地反映效果、效益与效用，有些指标能较好地反映卫生健康服务评价的优劣却不便于操作。因此，必须构建一个综合而简明的健康宁波发展指数评价指标体系[1][2]，即从众多的卫生健康统计指标和卫生健康发展指标中选

---

① 孙统达，陈健尔，李冠伟，等.公立医院绩效评价指标体系的构建[J].中国农村卫生事业管理，2009(12)：896-898.

② 王仁元，高巍，朱波，等.区域卫生科技创新绩效评价指标体系的构建[J].中国农村卫生事业管理，2016(1)：8-11.

出具有代表性的重要指标,通过科学的计算方法来评价共同富裕先行市背景下的健康宁波发展指数的各个方面及整体发展水平。

在设置共同富裕先行市背景下的健康宁波发展指数时,本书遵循了以下 6 个原则。

一、以人为本与可持续发展相结合

卫生健康服务是一种基本人权,也是人类的最基本生存权和发展权。健康宁波高质量发展建设不能离开经济社会而独立存在,卫生健康发展的核心即在于提高全民健康素质,促进人的全面发展。因此,健康宁波发展指数评价指标体系的建立必须围绕这一核心和目的,充分体现卫生健康服务与经济社会发展的协调关系,既要反映人与人之间的卫生健康服务状况,又要反映卫生与经济社会发展的协调状况,在总体协调统一的基础上推进健康宁波高质量发展,进而促进经济社会高质量发展的良性循环、和谐发展,以正确反映共同富裕先行市背景下的健康宁波发展建设的功能定位与发展状况。

二、政策性与科学性相结合

指标体系的设置是否科学合理直接关系到评价结果的可靠性,指标体系既要客观地反映共同富裕先行市背景下的健康宁波发展建设的内涵、各子系统和指标间的相互关系,又要能较好地度量共同富裕先行市背景下的健康宁波发展建设目标的实现程度。因此,指标体系的覆盖面要广,要突破传统的医疗卫生服务范畴,基于高质量发展建设共同富裕先行市,强化大健康“全人群、全方位、全周期”健康治理,强调多主体和多维度,挑选公认的、政策性强的、与健康中国建设相符合的指标,并要求具有导向性,突出社会责任导向,坚持社会效益为主,兼顾经济效益。

三、可比性与时效性相结合

指标体系的设计应考虑不同发展历史时期以及不同国家(地区)的动态对比要求,还应兼顾评价指标统计口径、范围与国内外常用的指标体系基本一致,以便于进行国际、国内的横向与纵向的对比研究;同时,指标体系要具有动态性,既要能体现卫生健康事业发展的相对稳定性,又要对未来发展有所预见而力求保持一定的连续性,能随着外部发展环境的变化等因素及时做出调整[1]。

四、可行性与可操作性相结合

为了使共同富裕先行市背景下的健康宁波发展指数评价指标体系能够有效地应用于实际分析,选取的指标应该少而精,且满足以下条件:尽量选择一些以人均、率、百分比等相对数表示的指标;一般应为卫生健康与经济社会发展工作中常规统计范围内的内容,操作性要强;适用于不同类别的卫生健康服务评价要求;指标概念明确,内容清晰,具有可测性,有明确的定义及计算方法;具备相应的数据支持,资料易查易得,能够实际计算或测量;等等。这样可使健康宁波发展指数评价过程简单,利于掌握和操作,也有利于不同时期健康宁波发展指数的对比,以及健康宁波建设各项工作的顺利推进。因此,选用的指标一般为卫生健康常规统计范围内的内容,经过适当的统计换算即可得到,对于现阶段还无法实际收集测定数据的指标暂时不予考虑[2]。

五、完备性与独立性相结合

指标体系作为一个有机整体,应该能够比较全面地反映共同富裕先行市背景下的健康宁波建设评价与发展的特征和状况,同时,由于各指标之间往往存在着信息重叠现象,应尽可能选择相对独立的指标,以增加健康宁波发展指数评价的准确性和科学性。

六、科学评价与激励约束相结合

指标体系要重点围绕共同富裕先行市背景下的健康宁波高质量发展建

---

[1] 陆建玉,周莺.基于 BSC 的高职院校图书馆绩效评价指标体系构建[J].中华医学图书情报杂志,2012(4):21-25.

[2] 陆建玉,周莺.基于 BSC 的高职院校图书馆绩效评价指标体系构建[J].中华医学图书情报杂志,2012(4):21-25.

设总体目标,突出重点问题和行动任务要求,合理确定考核内容,避免"大而全",增强针对性和导向性,强化目标导向与问题导向相结合,定量分析与定性分析相结合,纵向对照与横向比较相结合,建立科学合理的考核办法和指标体系。规范考核程序、内容和标准,保证考核过程公开透明。加大信息化手段在绩效考核中的应用,加强考核结果利用,强化正向激励、反向倒逼,逐步将考核评价结果作为各级党委政府人事任免、评优评先等的重要依据,有效调动社会各界人士参与健康宁波高质量发展建设的积极性。

第二节　健康宁波发展指数评价模型构建

高质量发展建设共同富裕先行市视野下的健康宁波发展指数评价指标体系构建是一项复杂的社会系统工程,仅用一两个指标难以满足健康宁波发展指数评价研究的需要,也难以达到研究目的。为此,构建一套科学、合理、全面、准确并能得到政府部门与社会认同、有权威性和动态开发的、操作性强的健康宁波发展指数评价模型,有助于实现有限卫生健康服务资源的高效、公平和合理利用,为高质量发展建设健康宁波和打造全国健康城市建设样本市提供科学的、可量化的依据。

一、建立共同富裕先行市背景下健康宁波发展指数评价指标体系预选群

在文献分析的基础上,按照现代组织绩效评价指标设计原则,结合WHO以人为本的一体化卫生系统绩效评价要求,以及《"健康中国"2030规划纲要》《健康中国行动(2019—2030年)》《全国医疗卫生服务体系规划纲要(2015—2020年)》《浙江高质量发展建设共同富裕示范区实施方案(2021—2025年)》《健康浙江2030行动纲要》《宁波高质量发展建设共同富裕先行市行动计划(2021—2025年)》《健康宁波2030行动纲要》等政策文件要求,借鉴科纳贝戴安(Avedis Donabedian)的全过程卫生服务质量评价框架,并综

合考虑国内外高质量发展指数模型与监测评价[①]、共同富裕指数模型与监测评价[②]，国民健康与健康城市建设评价研究[③④⑤⑥⑦⑧⑨⑩⑪]，卫生健康高质量发展评价指标及目标[⑫⑬⑭]等相关文献，突破传统的医疗卫生服务范畴，基于大健康、"全人群、全方位、全生命周期"健康治理的新理念，从健康环境、健康社会、健康服务、健康人群、健康文化、健康产业、健康治理等 7 个维度提出建立共同富裕先行市背景下的健康宁波发展指数及综合评价体系的预选指标群。该指标体系的预选群包含了目标层、子系统层和基础指标层 3 个层次指标，由健康环境、健康社会、健康服务、健康人群、健康文化、健康产业、健康治理等 7 个一级子系统层指标构成。其中，健康环境指标下设大气环境质量、水环境质量、声环境质量、垃圾废弃物处理、居住环境、公共交通、其他相关环境等 7 个二级指标，健康社会指标下设社会保障、健身活动、职业安全、食品药品安全、中小学健康促进等 5 个二级指标，健康服务指标下设健康资源、医疗服务、中医药服务、疾病预防控制、妇幼健康服务、老年健康服务等 6

① 李梦欣，任保平.新时代中国高质量发展指数的构建、测度及综合评价[J].中国经济报告，2019(5):49-57.

② 陈丽君，郁建兴，徐铱娜.共同富裕指数模型的构建[J].治理研究，2021(4):5-16.

③ 肖月，赵琨，薛明，等."健康中国 2030"综合目标及指标体系研究[J].卫生经济研究，2017(4):3-7.

④ Yang J,Siri J G,Remais J V,et al. The Tsinghua-Lancet Commission on Healthy Cities in China: Unlocking the power of cities for a healthy China [J]. The Lancet,2018,391(10135):2140-2184.

⑤ 全国爱国卫生运动委员会.关于印发全国健康城市评价指标体系(2018 版)的通知.2018-03-28.

⑥ 孙统达，陈健尔，李冠伟，等.建设新农村健康发展指数评价体系研究[J].中国预防医学杂志，2010(2):135-138.

⑦ World Health Organization. World health statistics 2016:Monitoring health for the SDGs,sustainable development goals[R]. Geneva:World Health Organization,2016.

⑧ 陈钊娇，许亮文.健康城市评估与指标体系研究[J].健康研究，2013(1):5-9.

⑨ 任光圆，蒋志云，洪钟鸣，等.整合型健康服务绩效指数评价体系及实证研究[J].卫生经济研究，2020(10):16-20.

⑩ 清华新型城镇化研究院.新一年度全国城市健康大数据研究成果出炉:《清华城市健康指数 2021》发布[EB/OL]. (2021-12-23)[2022-08-10]. https://mp.weixin.qq.com/s/7WTPTnOZinLEhktI7SfAmA

⑪ 方文倩.健康城市指数测算及其影响因素研究[D].徐州:中国矿业大学，2019.

⑫ 梁旭，牟昀辉，那丽，等.基于德尔菲法的卫生健康高质量发展指标体系构建研究[J].中国卫生经济，2022(4):70-73.

⑬ 侯静静，苏丽丽，黄晓光.江苏卫生健康事业高质量发展评价指标体系研究[J].卫生软科学，2021(2):36-40.

⑭ 浙江省卫生健康委.扩容提质强发展 普惠共享促均衡:努力在高质量发展建设共同富裕示范区中展现卫生健康新作为[J].政策瞭望，2021(7):48-51.

个二级指标,健康人群指标下设健康水平、传染病、慢性病等 3 个二级指标,健康文化指标下设健康素养、健康行为、健康氛围等 3 个二级指标,健康产业指标下设健康服务与生产 1 个二级指标,健康治理指标下设健康治理推进机制、健康细胞工程、公众满意度等 3 个二级指标。二级指标下设 136 项三级单项评价基础层预选群指标①。

二、健康宁波发展指数评价指标体系筛选

本书采用专家咨询法、多指标综合评分法筛选指标。

(一)筛选过程

根据以人为本、整合协同、共建共享、激励导向、可持续、科学性、实用性、可比性、可操作性和可推广性等原则②③,对预选群基础指标进行筛选,利用专家咨询法对备择指标进行咨询打分,并通过广泛地征求有关领导、专家和相关部门的意见及建议,综合考虑与实际工作匹配情况④⑤⑥⑦,着重考量实际可利用的卫生健康统计指标,按照指标重要性进行筛选,对得分较低的指标进行替换或剔除,同时剔除不符合共同富裕先行市背景下的健康宁波高质量发展评价实际情况的指标。

(二)筛选结果

根据评价指标体系的选择原则,136 个基础层预选群指标经过专家咨询筛选,按照指标重要性的高低,最终确定了以健康环境指数、健康社会指数、

① 孙统达,李辉,王幸波,等.共同富裕视域下卫生健康发展评价体系构建及实证研究[J].卫生经济研究,2022(9):5-9.
② 李冠伟,孙统达,柴子原,等.公立医院绩效评价研究[J].卫生经济研究,2009(10):24-26.
③ 任光圆,蒋志云,洪钟鸣,整合型健康服务绩效指数评价体系研究[J].卫生经济研究,2020(10):16-20.
④ 国务院办公厅.关于印发《健康中国行动组织实施和考核办法方案》的通知.2019-06-24.
⑤ 中共浙江省委办公厅,浙江省人民政府办公厅.关于印发《健康浙江考核办法(试行)》的通知.2016-12-14.
⑥ 省委省政府健康浙江建设领导小组办公室.关于印发《健康浙江考核办法(试行)》的通知.2018-04-10.
⑦ 省委省政府健康浙江建设领导小组办公室.关于印发 2020 年健康浙江考核评分细则的通知.2020-08-18.

健康服务指数、健康人群指数、健康文化指数、健康产业指数、健康治理指数等 7 个分指数为"度",包含目标层、子系统层和基础指标层 3 个层次指标、28 个二级大类指标和 70 个三级基础层指标为"级"的"七度三级"共同富裕先行市背景下的健康宁波发展指数评价指标体系。其中,目标层即为共同富裕背景下健康宁波发展指数值;子系统层即为健康环境指数、健康社会指数、健康服务指数、健康人群指数、健康文化指数、健康产业指数、健康治理指数等 7 个维度的一级指标及其下属的 28 个二级大类指标;指标层即为下设的 70 个三级基础层指标,它们分别代表了共同富裕背景下健康宁波发展指数评价进程中的某一个特定方面的发展情况①。在健康环境一级指标下设大气环境质量、水环境质量、声环境质量、垃圾废弃物处理、居住环境、公共交通、其他相关环境等 7 个二级大类指标,分别包括 1 个、2 个、1 个、4 个、2 个、1 个、3 个等共 14 个三级基础层指标。在健康社会一级指标中下设社会保障、健身活动、职业安全、食品药品安全、中小学健康促进等 5 个二级大类指标,分别包括 4 个、2 个、1 个、1 个、3 个等共 11 个三级基础层指标。在健康服务一级指标中下设健康资源、医疗服务、中医药服务、疾病预防控制、妇幼健康服务、老年健康服务等 6 个二级大类指标,分别包括 6 个、4 个、1 个、4 个、4 个、3 个等共 22 个三级基础层指标。在健康人群一级指标下设健康水平、传染病、慢性病等 3 个二级大类指标,分别包括 5 个、1 个、4 个等共 10 个三级基础层指标。在健康文化一级指标下设健康素养、健康行为、健康氛围等 3 个二级大类指标,分别包括 1 个、2 个、2 个等共 5 个三级基础层指标。在健康产业一级指标下设健康服务与生产 1 个二级指标,包括了 1 个三级基础层指标。在健康治理指标下设健康治理推进机制、健康细胞工程、公众满意度等 3 个二级大类指标,分别包括 2 个、3 个、2 个等共 7 个三级基础层指标。

---

① 孙统达,李辉,王幸波,等.共同富裕视域下卫生健康发展评价体系构建及实证研究[J].卫生经济研究,2022(9):5-9.

三、确定健康宁波发展指数评价指标属性与评价权重值[①]

(一)评价指标的属性

反映健康宁波发展指数评价的基础层指标,其取值有的是正向指标(取值越大越好),有的是负向指标(取值越小越好)。为科学、合理、有效地进行评价,在发展指标数据综合评价时,将健康宁波发展指数综合评价各个三级基础层指标划分为正向指标与负向指标2种类型来处理。按指标属性,正向指标共有58个,负向指标共有12个。

(二)评价指标的权重确定

在共同富裕先行市背景下的健康宁波发展指数评价中,由于各级评价指标在健康宁波发展指数评价指标体系中的重要程度不尽相同,从不同方面反映了健康宁波发展指数评价过程中的不同特征和情况,因此需要对每个指标确定一个不同的权重系数。合理确定权重系数是建立健康宁波发展指数评价指标体系的一个关键环节。

本书采用层次分析法来确定共同富裕先行市背景下的健康宁波发展指数评价指标体系各级指标的权重。对筛选指标,以专家问卷方式,采用托马斯·萨蒂(Thomas L. Saaty)的层次分析法[②],以逐层推进打分的方法,即专家打分从子系统层指标、二级大类指标再到三级基础层指标,其中,子系统层各指标权重的总分为100分,各二级大类指标与三级基础层指标在子系统层内权重总分也为100分。通过各专家的分析判断、打分,确定了一级、二级和三级评价指标的各自不同的权重,最后将具有满意一致性的第一、二层子目标和第三层指标的权重,利用概率相乘原理,从基础层到系统层,将各项权重相乘即得到各指标的综合权重值,其意义是该项指标在总目标评价中所处的组合权重,从而使决策判断量化。

①　孙统达,李辉,王幸波,等.共同富裕视域下卫生健康发展评价体系构建及实证研究[J].卫生经济研究,2022(9):5-9.
②　任延荣,刘庆欧.卫生管理技术基础:实用运筹学与系统工程[M].北京:北京医科大学、中国协和医科大学联合出版社,1993:177-190.

四、确定健康宁波发展指数评价指标目标值[①]

共同富裕先行市背景下的健康宁波发展指数目标值的数据来源主要为相关政策文件,包括《宁波高质量发展建设共同富裕先行市行动计划(2021—2025年)》《宁波市卫生健康领域推进高质量发展建设共同富裕先行市实施方案(2021—2025年)》《健康宁波2030行动纲要》《宁波市人民政府关于印发推进健康宁波行动实施方案的通知》《宁波市区域卫生规划(2016—2020年)》《浙江高质量发展建设共同富裕示范区实施方案(2021—2025年)》《浙江省卫生健康领域推进高质量发展建设共同富裕示范区实施方案(2021—2025年)》《健康浙江2030行动纲要》《浙江省人民政府关于推进健康浙江行动的实施意见》《浙江省医疗卫生服务体系规划(2016—2020年)》《"健康中国2030"规划纲要》《健康中国行动(2019—2030年)》《全国医疗卫生服务体系规划纲要(2015—2020年)》等政策文件,目标值数据确定流程如下。

(一)优先依次考虑健康宁波建设相关政策文件中对评价指标的考核要求

当《健康宁波2030行动纲要》《宁波市人民政府关于印发推进健康宁波行动实施方案的通知》《宁波高质量发展建设共同富裕先行市行动计划(2021—2025年)》《宁波市卫生健康领域推进高质量发展建设共同富裕先行市实施方案(2021—2025年)》《宁波市区域卫生规划(2016—2020年)》中对相关评价指标有目标值具体要求的时候,优先依次采用《健康宁波2030行动纲要》《宁波市人民政府关于印发推进健康宁波行动实施方案的通知》中的2030年评价指标的目标值,《宁波高质量发展建设共同富裕先行市行动计划(2021—2025年)》《宁波市卫生健康领域推进高质量发展建设共同富裕先行市实施方案(2021—2025年)》中的2025年评价指标的目标值,以及《宁波市区域卫生规划(2016—2020年)》中的2020年评价指标的目标值,将以上政策文件提出的发展目标要求达到的标准值作为本书评价分析的三级基础层指标的2030年目标值。

---

① 孙统达,李辉,王幸波,等.共同富裕视域下卫生健康发展评价体系构建及实证研究[J].卫生经济研究,2022(9):5-9.

（二）依次考虑其他相关政策文件中对评价指标的考核要求

对《宁波高质量发展建设共同富裕先行市行动计划（2021—2025 年）》《宁波市卫生健康领域推进高质量发展建设共同富裕先行市实施方案（2021—2025 年）》《健康宁波 2030 行动纲要》《宁波市人民政府关于印发推进健康宁波行动实施方案的通知》《宁波市区域卫生规划（2016—2020 年）》中没有提出 2025 年、2030 年相关目标考核要求标准值的评价指标，其目标值的确定优先依次从浙江省和全国相关的政策文件规定中获取，包括《浙江高质量发展建设共同富裕示范区实施方案（2021—2025 年）》《浙江省卫生健康领域推进高质量发展建设共同富裕示范区实施方案（2021—2025 年）》《健康浙江 2030 行动纲要》《浙江省人民政府关于推进健康浙江行动的实施意见》《浙江省医疗卫生服务体系规划（2016—2020 年）》《"健康中国 2030"规划纲要》《健康中国行动（2019—2030 年）》《全国医疗卫生服务体系规划纲要（2015—2020 年）》等政策文件中的 2025 年、2030 年发展目标值。

（三）考虑相应三级基础层指标在 2018—2020 年的最优值

对从健康宁波行动纲要、健康浙江行动纲要、健康中国规划纲要等相关政策文件与文献资料中找不到对应评价指标目标值的三级基础层指标，将依次以宁波市 2018—2020 年及浙江省 11 个地市在该项指标中的最优值作为该项评价指标的 2030 年目标值。

共同富裕先行市背景下的健康宁波发展指数的一级维度指标、二级大类指标、三级基础层指标体系及其综合权重和 2030 年目标值详见表 4-1。

表 4-1 共同富裕先行市背景下健康宁波发展指数评价指标体系及其权重值

序号	一级指标(维度、权重)	二级指标(大类、权重)	三级指标(基础层、权重)	综合权重(%)	指标属性	2030年目标值	目标值政策文件依据
1	1.健康环境(19%)	1.大气环境质量(20%)	(1)环境空气质量优良天数占比(%)(100%)	3.8000	正向	98.1	2019年健康浙江发展指数研究报告
2		2.水环境质量(20%)	(2)居民生活饮用水水质达标率(%)(55%)	2.0900	正向	99	浙江省人民政府关于推进健康浙江行动的实施意见
3			(3)集中式饮用水水源地安全保障达标率(%)(45%)	1.7100	正向	100	健康宁波2030行动纲要
4		3.声环境质量(5%)	(4)声功能区环境质量夜间达标率(%)(100%)	0.9500	正向	85	中共中央、国务院关于深入打好污染防治攻坚战的意见
5		4.垃圾废弃物处理(20%)	(5)城市生活污水处理率(%)(20%)	0.7600	正向	98	健康宁波2030行动纲要
6			(6)城市生活垃圾无害化处理率(%)(30%)	1.1400	正向	100	健康宁波2030行动纲要
7			(7)城镇生活垃圾回收利用率(%)(20%)	0.7600	正向	64.81	最优值法
8			(8)农村生活垃圾分类与减量处理行政村比例(%)(30%)	1.1400	正向	98	健康宁波2030行动纲要
9		5.居住环境(15%)	(9)建成区绿地率(%)(40%)	1.1400	正向	41	健康宁波2030行动纲要
10			(10)城市人均公园绿地面积(平方米/人)(60%)	1.7100	正向	14.36	健康中国行动(2019—2030年)
11		6.公共交通(5%)	(11)交通事故万车死亡率(人/万车)(100%)	0.9500	负向	1.73	健康宁波2030行动纲要

（续表）

序号	一级指标（维度·权重）	二级指标（大类·权重）	三级指标（基础层·权重）	综合权重（%）	指标属性	2030年目标值	目标值政策文件依据
12	1.健康环境（19%）	7.其他相关环境（15%）	（12）公共厕所设置密度（座/平方公里）（45%）	1.2825	正向	4	最优值法
13			（13）农村无害化卫生厕所普及率（%）（30%）	0.8550	正向	100	健康宁波2030行动纲要
14			（14）病媒生物密度控制水平（B级及以上）（%）（25%）	0.7125	正向	100	健康宁波2030行动纲要
15	2.健康社会（19%）	8.社会保障（35%）	（15）政府卫生健康服务投入占经常性财政支出比例（%）（30%）	1.9950	正向	6.00	最优值法
16			（16）基本医疗保险政策范围内住院费用报销比例（%）（20%）	1.3300	正向	75.00	健康宁波2030行动纲要
17			（17）人均基本公共卫生服务经费（元）（20%）	1.3300	正向	74	国家卫健委、财政部、中医药局关于做好2020年基本公共卫生服务项目工作的通知
18			（18）个人卫生支出占卫生总费用比例（%）（30%）	1.9950	负向	25	健康宁波2030行动纲要
19		9.健身活动（15%）	（19）城市人均用体育场地面积（平方米/人）（60%）	1.7100	正向	3	健康宁波2030行动纲要
20			（20）每千人社会体育指导员人数（人）（40%）	1.1400	正向	6	健康宁波2030行动纲要
21		10.职业安全（8%）	（21）重点行业用人单位劳动者职业健康检查率（%）（100%）	1.5200	正向	95	健康浙江2030行动纲要

（续表）

序号	一级指标（维度·权重）	二级指标（大类·权重）	三级指标（基础层·权重）	综合权重（%）	指标属性	2030年目标值	目标值政策文件依据
22	2.健康社会(19%)	11.食品药品安全(20%)	(22)主要食品，药品，食用农产品质量安全抽检合格率(%)(100%)	3.8000	正向	食品97，药品99，食用农产品98	健康宁波2030行动纲要
23		12.中小学健康促进(22%)	(23)符合要求的中小学体育与健康课程开课率(%)(25%)	1.0450	正向	100	健康宁波2030行动纲要
24			(24)国家学生体质健康标准达优良率(%)(40%)	1.6720	正向	70	宁波市人民政府关于印发健康宁波行动实施方案的通知
25			(25)儿童青少年总体近视率(%)(35%)	1.4630	负向	53.6	2019年全国平均水平
26	3.健康服务(22%)	13.健康资源(25%)	(26)每千人口医疗卫生机构床位数（张）(18%)	0.9900	正向	6.6	宁波市卫生健康领域推进高质量发展建设共同富裕先行市实施方案（2021—2025年）
27			(27)每千人口执业（助理）医师数（人）(22%)	1.2100	正向	4.4	宁波市卫生健康领域推进高质量发展建设共同富裕先行市实施方案（2021—2025年）
28			(28)每千人口注册护士数（人）(18%)	0.9900	正向	5.1	宁波市卫生健康领域推进高质量发展建设共同富裕先行市实施方案（2021—2025年）
29			(29)每万人口全科医生数（人/万人）(15%)	0.8250	正向	5	宁波市卫生健康领域推进高质量发展建设共同富裕先行市实施方案（2021—2025年）
30			(30)每万人口专业公共卫生机构人员数（人/万人）(15%)	0.8250	正向	8.3	宁波市区域卫生规划（2016—2020年）

（续表）

序号	一级指标（维度·权重）	二级指标（大类·权重）	三级指标（基础层·权重）	综合权重（%）	指标属性	2030年目标值	目标值政策文件依据
31		13.健康资源（25%）	（31）传染病收治能力（床/万人）（12%）	0.6600	正向	1.5	宁波市卫生健康领域推进高质量发展建设共同富裕先行市实施方案（2021—2025年）
32			（32）县域内就诊率（%）（30%）	1.5180	正向	92	健康宁波2030行动纲要
33		14.医疗服务（23%）	（33）基层就诊率（%）（30%）	1.5180	正向	65	宁波市卫生健康领域推进高质量发展建设共同富裕先行市实施方案（2021—2025年）
34			（34）居民电子健康档案建档率（%）（15%）	0.7590	正向	95	浙江省人民政府关于推进健康浙江行动的实施意见
35	3.健康服务（22%）		（35）重点人群家庭医生签约率（%）（25%）	1.2650	正向	80.00	宁波市卫生健康领域推进高质量发展建设共同富裕先行市实施方案（2021—2025年）
36		15.中医药服务（5%）	（36）提供中医药服务的基层医疗卫生机构占比（%）（100%）	1.1000	正向	卫生院（中心）100，站100，村95	2020健康浙江考核评分细则 宁波市卫生健康事业发展"十四五"规划
37			（37）严重精神障碍患者规范管理率（%）（20%）	0.9680	正向	90	2020年健康浙江考核评分细则
38		16.疾病预防控制（22%）	（38）适龄儿童免疫规划疫苗接种率（%）（35%）	1.6940	正向	97	宁波市卫生健康事业发展"十四五"规划
39			（39）高血压与糖尿病患者规范管理率（%）（30%）	1.4520	正向	70.00	宁波市人民政府关于印发推进健康宁波行动实施方案的通知
40			（40）残疾人精准康复服务率（%）（15%）	0.7260	正向	95	健康宁波2030行动纲要

（续表）

序号	一级指标（维度，权重）	二级指标（大类，权重）	三级指标（基础层，权重）	综合权重（%）	指标属性	2030年目标值	目标值政策文件依据
41		17.妇幼健康服务（15%）	（41）7岁以下儿童健康管理率（%）（28%）	0.9240	正向	95	宁波市卫生健康领域推进高质量发展建设共同富裕先行市实施方案（2021—2025年）
42			（42）孕产妇系统管理率（%）（28%）	0.9240	正向	95	宁波市卫生健康领域推进高质量发展建设共同富裕先行市实施方案（2021—2025年）
43	3.健康服务（22%）		（43）城乡适龄妇女宫颈癌和乳腺癌筛查覆盖率（%）（24%）	0.7920	正向	90	浙江省人民政府关于推进健康浙江行动的实施意见
44		18.老年健康服务（10%）	（44）每千人口拥有3岁以下婴幼儿照护设施托位数（个）（20%）	0.6600	正向	4.55	宁波市卫生健康领域推进高质量发展建设共同富裕先行市实施方案（2021—2025年）
45			（45）养老机构以不同形式为入住老年人提供医疗卫生服务比例（%）（25%）	0.5500	正向	100	浙江省人民政府关于推进健康浙江行动的实施意见
46			（46）每千名老年人拥有医疗卫生机构康复护理床位数（张）（35%）	0.7700	正向	5.8	宁波市卫生健康领域推进高质量发展建设共同富裕先行市实施方案（2021—2025年）
47	4.健康人群（22%）	19.健康水平（45%）	（47）老年人健康管理率（%）（40%）	0.8800	正向	100	健康宁波2030行动纲要
48			（48）人均预期寿命（岁）（30%）	2.9700	正向	83.1	宁波市卫生健康领域推进高质量发展建设共同富裕先行市实施方案（2021—2025年）
49			（49）孕产妇死亡率（1/10万）（20%）	1.9800	负向	6	健康宁波2030行动纲要
50			（50）婴儿死亡率（‰）（20%）	1.9800	负向	2.8	健康宁波2030行动纲要

（续表）

序号	一级指标（维度·权重）	二级指标（大类·权重）	三级指标（基础层·权重）	综合权重（%）	指标属性	2030年目标值	目标值政策文件依据
51	4. 健康人群（22%）	19. 健康水平（45%）	（51）5岁以下儿童死亡率（‰）（10%）	0.9900	负向	3.8	健康宁波2030行动纲要
52			（52）国民体质监测合格率（%）（20%）	1.9800	正向	95	健康宁波2030行动纲要
53		20. 传染病（20%）	（53）甲乙类法定传染病报告发病率（1/10万）（100%）	4.4000	负向	175	健康宁波2030行动纲要
54		21. 慢性病（35%）	（54）重大慢性病过早死亡率（%）（35%）	2.6950	负向	8.5	宁波市卫生健康领域推进高质量发展建设共同富裕先行市实施方案（2021—2025年）
55			（55）心脑血管疾病死亡率（1/10万）（20%）	1.5400	负向	205.11	中国防治慢性病中长期规划（2017—2025年）
56			（56）70岁及以下人群慢性呼吸系统疾病死亡率（1/10万）（20%）	1.5400	负向	7.5	宁波市人民政府关于印发推进健康宁波行动实施方案的通知
57			（57）总体癌症五年生存率（%）（25%）	1.9250	正向	50	宁波市人民政府关于印发推进健康宁波行动实施方案的通知
58	5. 健康文化（8%）	22. 健康素养（45%）	（58）居民健康素养水平（%）（100%）	3.6000	正向	40	健康宁波2030行动纲要
59		23. 健康行为（30%）	（59）15岁以上居民现在吸烟率（%）（40%）	0.9600	负向	18	宁波市人民政府关于印发推进健康宁波行动实施方案的通知
60			（60）经常参加体育锻炼人口（不含学生）比例（%）（60%）	1.4400	正向	29	2019年健康浙江发展指数研究报告

（续表）

序号	一级指标（维度，权重）	二级指标（大类，权重）	三级指标（基础层，权重）	综合权重（%）	指标属性	2030年目标值	目标值政策文件依据
61	5.健康文化（8%）	24.健康氛围（25%）	（61）媒体健康科普水平（%）（60%）	1.2000	正向	100	健康宁波2030行动纲要
62			（62）注册志愿者比例（%）（40%）	0.8000	正向	26.21	最优值法
63	6.健康产业（2%）	25.健康服务与生产（100%）	（63）健康产业增加值占GDP比例（%）（100%）	2.0000	正向	5.22	健康宁波2030行动纲要
64		26.健康治理推进机制组织措施（25%）	（64）建立完善健康宁波工作组织，制定落实推进健康宁波建设政策措施（60%）	1.2000	正向	100	健康宁波2030行动纲要
65			（65）重大健康安全事件发生率（1/10万）（40%）	0.8000	负向	0	2020年健康浙江考核评分细则
66		27.健康细胞工程（35%）	（66）国家卫生城市（含县城）创建率（%）（30%）	0.8400	正向	100	健康浙江2030行动纲要
67	7.健康治理（8%）		（67）国家卫生乡镇创建率（%）（40%）	1.1200	正向	80	宁波市人民政府关于印发推进健康宁波行动实施方案的通知
68			（68）健康细胞覆盖率（%）（30%）	0.8400	正向	学校80，医院100	2020年健康浙江考核评分细则 2019年健康浙江发展指数研究报告
69		28.公众满意度（40%）	（69）公众总体满意度（%）（60%）	1.9200	正向	86.22	2019年健康浙江发展指数研究报告
70			（70）公众知晓度（%）（40%）	1.2800	正向	88.66	2019年健康浙江发展指数研究报告

五、建立健康宁波发展指数评价数学模型[①]

(一)研究对象

以宁波市为研究样本地区,以现场调查法收集 2018—2020 年健康宁波发展指数情况。

(二)评价指标的计算与相对化处理

1.评价指标实际值的计算

对确定的共同富裕先行市背景下健康宁波发展指数各评价指标,以现场社会调查法收集 2018—2020 年宁波市统计局、卫生健康委员会、财政局、发改委、生态环境局、综合行政执法局、民政局、商务局、体育局、教育局等部门的有关统计年鉴、报表和工作总结,全面收集相关评价指标的原始数据,经统计与计算后得到评价指标值,作为健康宁波年度发展指数评价指标值。对于个别年度评价指标原始数据缺失的情况,本书以相近年度的最新数据或者相近年度评价指标实际数据平均值推演计算进行补充。

2.评价指标值的相对化处理

由于各项基础层指标计量单位、属性等有所不同,不能直接进行加权综合评价,必须将各指标进行标准化。本书根据最大值法[②③④]对各个健康宁波发展指数目标的实际计算值进行相对化处理,得到标化值,即为健康宁波发展指数评价指标的实现度。

(1)正向指标(目标取值越大越好)的标化值计算公式为:

$$X' = \frac{X}{E} \times 100, (X < E);$$

$$X' = 100, (X \geqslant E).$$

① 孙统达,李辉,王幸波,等.共同富裕视域下卫生健康发展评价体系构建及实证研究[J].卫生经济研究,2022(9):5-9.

② 任延荣,刘庆欧.卫生管理技术基础:实用运筹学与系统工程[M].北京:北京医科大学、中国协和医科大学联合出版社,1993:177-190.

③ 张罗漫,黄丽娟,夏结来,等.综合评价中指标值标准化方法的探讨[J].中国卫生统计,1994(4):1-4.

④ 孙统达,陈健尔,李冠伟,等.建设新农村健康发展指数评价体系研究[J].中国预防医学杂志,2010(2):135-138.

（2）负向指标（目标取值越小越好）的标化值计算公式为：

$$X' = \frac{E}{X} \times 100, (X > E);$$

$$X' = 100, (X \leqslant E)。$$

式中，X'为标化值（实现度），X为目标实际计算值，E为健康宁波（健康城市）发展指数评价指标矩阵中该指标的基准目标值。

经过这种变换，可以去掉量纲，且把数据转换到0～100。

3.健康宁波发展指数实现度分级评价

根据一级、二级及三级健康宁波发展指数评价指标指数值的实现度大小确定相对应的表现程度，，当一级、二级及三级健康宁波发展指数评价指标指数值的实现度分别为100.00%、90.00%～99.99%、80.00%～89.99%、60.00%～79.99%、0～59.99%时，对应的一级、二级及三级健康宁波发展指数评价指标指数值的表现程度分别为好、较好、一般、较差、差，详见表4-2。

表 4-2　健康宁波发展指数实现度分级标准

表现程度	差	较差	一般	较好	好
实现度（%）	0～59.99	60.00～79.99	80.00～89.99	90.00～99.99	100.00

（三）健康宁波发展指数综合评价数学模型

根据指标体系中每一个指标的权数和无量纲数值（实现度），采用线性综合加权法[1][2][3][4]计算出健康宁波发展指数综合评价实现度得分值，即将各个子系统与基础层各项指标的权重值同各项指标的实现度相乘后逐层相加求和，得到健康宁波发展指数。

健康宁波发展指数综合评价数学模型计算公式为：

$$Z(A_i) = \sum_{i=1}^{n} A_i = \sum_{i=1}^{n} \prod_{j=1}^{m} (W_j \times Z_{ij})$$

[1]　任延荣,刘庆欧.卫生管理技术基础:实用运筹学与系统工程[M].北京:北京医科大学、中国协和医科大学联合出版社,1993:177-190.

[2]　张罗漫,黄丽娟,夏结来,等.综合评价中指标值标准化方法的探讨[J].中国卫生统计,1994(4):1-4.

[3]　孙述达,陈健尔,李冠伟,等.建设新农村健康发展指数评价体系研究[J].中国预防医学杂志,2010(2):135-138.

[4]　李贤相,洪倩.卫生综合评价方法研究进展[J].实用预防医学,2003(6):1035-1038.

$$U(A_i) = \frac{Z(A_i)}{E(A_i)} \times 100\%$$

式中,$U(A_i)$为健康宁波发展指数值的实现度,$Z(A_i)$为健康宁波发展指数值,$E(A_i)$为基准指数值,A_i为一级、二级、三级系统层的综合评价指数值,i表示待评价的各个评价对象数,j表示各层指标数,Z_{ij}为A_i关于Z_j的目标值(标化值),W_j为目标Z_j的各个不同层次的权重值,显然,$\sum_{j=1}^{m} W_j = 1$[1][2]。

根据综合指数$Z(Ai)$的量化得分值的大小,就可以对某一地方、部门、卫生健康服务机构或某一项指标的工作完成情况进行不同排序和综合评价(Z值越大,说明健康宁波发展建设得越好)。评价值Z虽为一个数值,但它对健康宁波发展指数的评价仍具有全面性。因为根据所建立的健康宁波发展指数评价指标体系,经标准化后"性质"趋于一致,指标体系内的各个指标分别反映了健康宁波发展指数各个方面的工作状况,而Z值又是在这一指标体系内产生的;如果该指标体系内某项指标发生变化,Z值的大小也会发生相应的变化。所得指数值越大越好,在同一层指标中,指数值最小(大)的,就是做的最差(好)的,这样可以逐层查找,追溯到产生结果的主要原因。同时,因为Z值没有单位,方便了在不同年份或不同地区、单位之间的评价,有利于地区间的横向对比以及年度间的纵向评价[3][4]。随着资料的积累,计算各年度的Z值就可以看出健康宁波发展指数的变化趋势。

第三节　健康宁波发展指数评价指标计算公式及目标值确定

一、健康宁波发展指数评价指标计算公式及其意义

(一)健康环境发展指标

健康环境是指所有存在于人以外,与人类健康发展相关并促进人类健康的物理、化学、生物因素。优良、和谐、稳定的健康环境能为人类健康发展

---

①　李冠伟,孙统达,柴子原,等.公立医院绩效评价研究[J].卫生经济研究,2009(10):24-26.

②　孙统达,陈健尔,李冠伟,等.宁波市公立医院绩效评价研究[J].中国医院,2010(2):23-26.

③　李冠伟,孙统达,柴子原,等.公立医院绩效评价研究[J].卫生经济研究,2009(10):24-26.

④　孙统达,陈健尔,李冠伟,等.宁波市公立医院绩效评价研究[J].中国医院,2010(2):23-26.

提供积极的基础、支持和保障,是健康宁波建设的重要组成部分①②。目前,重点要加强大气环境质量、饮用水、居住环境与卫生厕所等环境卫生基础设施建设,加强生态环境保护、噪声治理、城市绿化和生活垃圾无害化处理及再生资源回收利用等。在本书中,健康环境发展指标下设大气环境质量、水环境质量、声环境质量、垃圾废弃物处理、居住环境、公共交通和其他相关环境等7个二级大类指标及其14个三级基础层指标。其中,大气环境质量指标下设环境空气质量优良天数占比(%)1个三级基础层指标;水环境质量指标下设居民生活饮用水水质达标率(%)、集中式饮用水水源地安全保障达标率(%)等2个基础层指标;声环境质量下设声功能区环境质量夜间达标率(%)1个三级基础层指标;垃圾废弃物处理指标下设城市生活污水处理率(%)、城市生活垃圾无害化处理率(%)、城镇生活垃圾回收利用率(%)、农村生活垃圾分类与减量处理行政村比例(%)等4个三级基础层指标;居住环境下设建成区绿地率(%)、城市人均公园绿地面积(平方米/人)等2个三级基础层指标;公共交通指标下设交通事故万车死亡率(人/万车)1个三级基础层指标;其他相关环境指标下设公共厕所设置密度(座/平方公里)、农村无害化卫生厕所普及率(%)、病媒生物密度控制水平(B级及以上)(%)等3个三级基础层指标。

1. 大气环境质量指标

(1)环境空气质量优良天数占比(%):指全年空气质量指数(AQI指数)达到或优于国家质量二级标准(≤100)的天数占全年总天数的百分比。空气质量指数(AQI指数)是一种定量反映和评价环境空气质量状况的无量纲指数,当AQI为0～50、51～100、101～150、151～200、201～300、>300等指数值时,分别代表了一级、二级、三级、四级、五级和六级空气质量指数级别,表示空气质量类别为优、良、轻度污染、中度污染、重度污染、严重污染。

2. 水环境质量指标

(2)居民生活饮用水水质达标率(%):指居民饮用水末梢水监测水质达到《国家生活饮用水卫生标准》常规指标的水样合格比例,反映居民管网水

质量达到国家生活饮用水卫生标准的合格程度。计算公式为：

$$\text{居民生活饮用水水质达标率} = \frac{\text{抽检监测饮用水末梢水常规达标的样本数}}{\text{抽检样本总数}} \times 100\%$$

（3）集中式饮用水水源地安全保障达标率（%）：集中式生活饮用水水源是指进入输水管网送到用户的和具有一定取水规模（供水人口一般大于1000人）的在用、备用和规划水源。集中式饮用水水源地安全保障达标率是指区域内集中式饮用水水源地安全保障达标个数占总个数的比例，反映了生活饮用水水源地水质量达到国家生活饮用水卫生标准的合格程度。计算公式为：

$$\text{集中式饮用水水源地安全保障达标率} = \frac{\text{达标饮用水水源地个数}}{\text{集中式饮用水水源地总数}} \times 100\%$$

3. 声环境质量指标

（4）声功能区环境质量夜间达标率（%）：为贯彻《中华人民共和国环境噪声污染防治法》，保障城乡居民正常生活、工作和学习的声环境质量，2008年，国家环境保护部、国家质量监督检验检疫总局制定了《声环境质量标准》（GB 3096—2008）。声功能区环境质量夜间达标率主要评价不同声环境功能区夜间的声环境质量状况，了解功能区环境噪声时空分布特征，确定声环境质量达标区和不达标区、制订达标区维持计划与不达标区噪声削减计划，因地制宜改善声环境质量。计算公式为：

$$\text{声功能区环境质量夜间达标率} = \frac{\text{全年声功能区环境质量夜间监测达标点次}}{\text{全年声功能区环境质量夜间总监测点次}} \times 100\%$$

4. 垃圾废弃物处理指标

（5）城市生活污水处理率（%）：指城市生活污水处理总量占城市生活污水排放总量的比例。计算公式为：

$$\text{城市生活污水处理率} = \frac{\text{城市生活污水处理总量}}{\text{城市生活污水排放总量}} \times 100\%$$

（6）城市生活垃圾无害化处理率（%）：指报告期内经无害化处理的城市市辖区生活垃圾数量占市辖区生活垃圾产生总量的百分比，反映城市生活垃圾无害化处理设施等级评定的有关情况。在统计时，由于生活垃圾的产生量不易计算，可用清运量代替。计算公式为：

$$\text{城市生活垃圾无害化处理率} = \frac{\text{城市生活垃圾无害化处理总量}}{\text{城市生活垃圾产生总量}} \times 100\%$$

(7)城镇生活垃圾回收利用率(%):指城镇生活垃圾回收利用总量占城镇生活垃圾处理总量的比例,反映了城镇生活垃圾回收利用情况。计算公式为:

$$城镇生活垃圾回收利用率 = \frac{城镇生活垃圾回收利用总量}{城镇生活垃圾处理总量} \times 100\%$$

(8)农村生活垃圾分类与减量处理行政村比例(%):指农村地区开展生活垃圾分类与减量处理的建制村数占辖区建制村总数的比例,反映了农村地区生活垃圾分类处理工作效果状况。农村生活垃圾分类与减量处理工作应有源头分类的举措,有健全的回收网络,有再生利用和资源化机制,有完备的无害化处理设备设施,有分类与减量处理覆盖面的实绩。计算公式为:

$$农村生活垃圾分类与减量处处理行政村比例 = \frac{开展建制村数}{辖区建制村总数} \times 100\%$$

5.居住环境指标

(9)建成区绿地率(%):指在城市建成区的绿地面积占建成区总面积的比例,建成区绿地率、城市人均公园绿地面积是城市居住环境质量方面的一个重要指标,建成区绿地率、人均公园绿地面积越多,良好的生态居住环境就越有保障。计算公式为:

$$建成区绿地率 = \frac{建成区绿地面积}{建成区总面积} \times 100\%$$

(10)城市人均公园绿地面积(平方米/人):指城市城区内城市人口平均每人拥有的公共绿地面积数量。计算公式为:

$$城市人均公园绿地面积 = \frac{建成区公园绿地面积}{建成区常住人口数}$$

6.公共交通指标

(11)交通事故万车死亡率(人/万车):指每万辆机动车保有量中因交通事故死亡人数的比例。计算公式为:

$$交通事故万车死亡率 = \frac{交通事故死亡人数}{辖区机动车保有量} \times 10000$$

7.其他相关环境指标

(12)公共厕所设置密度(座/平方公里):指建成区单位面积内公共厕所设置数量。计算公式为:

$$公共厕所设置密度 = \frac{建成区独立式和附属式公厕总数}{建成区面积}$$

(13)农村无害化卫生厕所普及率(％)：指农村(不含县城)中使用无害化卫生厕所的农户数占辖区(农村)内总户数的百分比。计算公式为：

$$农村无害化卫生厕所普及率 = \frac{农村使用无害化卫生厕所农户数}{辖区农村内总户数} \times 100\%$$

(14)病媒生物密度控制水平：指鼠、蚊、蝇、蟑螂等主要病媒生物密度控制水平达到 A 级与 B 级的街道比例。计算公式为：

$$病媒生物密度控制水平 = \frac{\begin{array}{c}主要病媒生物密度控制水平\\达到 B 级与 A 级的街道数\end{array}}{辖区街道总数} \times 100\%$$

(二)健康社会发展指标

社会因素是影响健康和引起人类疾病负担与健康不公平的主要原因之一。健康社会指标主要从经济发展、公共安全和社会保障等方面加以分析，目前，重点要加强社会保障、健身活动、职业安全、食品药品安全、中小学健康促进等方面的工作。在本书中，健康社会指标下设社会保障、健身活动、职业安全、食品药品安全、中小学健康促进等 5 个二级大类指标及其 11 个三级基础层指标。其中，社会保障指标下设政府卫生健康服务投入占经常性财政支出比例(％)、基本医疗保险政策范围内住院费用报销比例(％)、人均基本公共卫生服务经费(元)、个人卫生支出占卫生总费用比例(％)等 4 个三级基础层指标；健身活动指标下设城市人均体育场地面积(平方米/人)、每千人社会体育指导员人数(人)等 2 个三级基础层指标；职业安全指标下设重点行业用人单位劳动者职业健康检查率(％)1 个三级基础层指标；食品药品安全指标下设主要食品、药品、食用农产品质量安全抽检合格率(％)1 个三级基础层指标；中小学健康促进指标下设符合要求的中小学体育与健康课程开课率(％)、国家学生体质健康标准达标优良率(％)、儿童青少年总体近视率(％)等 3 个三级基础层指标。

8.社会保障指标

(15)政府卫生健康服务投入占经常性财政支出比例(％)：指各级政府用于卫生健康事业发展的财政预算拨款占政府经常性财政支出的百分比，反映了政府公共财政对卫生健康绩效投入、补助的支持情况。它是一个极为重要的宏观经济指标，反映与衡量一个国家和地区政府对于卫生健康发展与宏观经济关系的认知程度，体现了政府对卫生健康事业发展的责任。

建立健全稳定可持续的卫生健康投入机制,有利于充分发挥公共医疗卫生事业的公益性。计算公式为:

$$政府卫生健康投入占\atop经常性财政支出比例 = \frac{政府卫生健康事业财政预算拨款数}{政府经常性财政支出}\times100\%$$

(16)基本医疗保险政策范围内住院费用报销比例(%):指城镇职工和城乡居民的住院费用在基本医疗保险住院费用政策范围内,由各项医保基金共同承担可以报销的比例。其中,城镇职工基本医保住院费用政策范围内报销含统筹基金、大病医疗保险基金、大额补助资金、公务员医疗补助资金等各项医保基金共同承担的费用,城乡居民基本医保住院费用政策范围内报销含统筹基金、大病医疗保险基金等各项医保基金共同承担的费用。计算公式为:

$$基本医疗保险政策范围内\atop住院费用报销比例 = \frac{本年度统筹基金支付金额+其他支付金额}{同年基本医保参保者住院总费用-自费}\times100\%$$

(17)人均基本公共卫生服务经费(元):指辖区每一个居民平均所享受和能够使用到的政府基本公共卫生服务费用水平。每个居民,无论其年龄、种族、居住地、执业、收入水平,都应能平等地获得基本公共卫生均等化服务。

(18)个人卫生支出占卫生总费用比例(%):卫生总费用指某地区在一定时期内(通常指一年),为开展卫生服务活动从全社会筹集的卫生资源的货币总和,主要来源于政府卫生支出、社会卫生支出和个人卫生支出;个人卫生支出是指城乡居民在接受医疗卫生服务和产品时的现金支付,包括享受多种医疗保险制度的居民在就医时的自付费用[①]。个人卫生支出占卫生总费用比例反映了城乡居民对医疗卫生费用的负担程度。计算公式为:

$$个人卫生支出占卫生总费用比例 = \frac{个人卫生支出}{卫生总费用}\times100\%$$

9.健身活动指标

(19)城市人均体育场地面积(平方米/人):指城市居民人均可以获得的体育场地面积。计算公式为:

$$城市人均体育场地面积 = \frac{市区体育场地总面积}{市区常住人口数}$$

---

① 浙江省发展和改革委员会,浙江省卫生健康委员会.关于印发《浙江省卫生健康事业发展“十四五”规划》《浙江省突发公共卫生事件应急管理“十四五”规划》的通知.2021-04-27.

(20)每千人社会体育指导员人数(人):指每千常住人口所拥有的体育指导员人数,计算公式为:

$$每千人社会体育指导员 = \frac{注册社会体育指导员总人数}{常住人口总数} \times 1000$$

10.职业安全指标

(21)重点行业用人单位劳动者职业健康检查率(%):指重点行业领域用人单位劳动者在岗期间开展职业性健康检查实际人数占接触有害危害因素劳动者总人数比例。计算公式为:

$$重点行业用人单位 \atop 劳动者职业健康检查率 = \frac{重点行业用人单位劳动者在岗期间职业性健康检查实际人数}{接触有害危险因素劳动者总人数} \times 100\%$$

11.食品药品安全指标

(22)主要食品、药品、食用农产品质量安全抽检合格率(%):指主要食品、药品、食用农产品质量安全抽检合格的比例,包括主要食品检验合格率、主要药品检验合格率、主要食用农产品质量安全抽检合格率。计算公式为:

主要食品药品食用农产品质量安全抽检合格率=主要食品检验合格率×$\frac{1}{3}$+主要药品检验合格率×$\frac{1}{3}$+主要食用农产品质量安全抽检合格率×$\frac{1}{3}$

主要食品检验合格率是指人民群众生活必需的、日常消费量较大的粮食、植物油、畜禽肉、水产品、蛋类、乳品、蔬菜、水果、豆制品、婴幼儿食品、熟食、盒饭等12类食品的抽检合格率。计算公式为:

$$主要食品检验合格率 = \frac{抽检合格的食品产品数}{抽检食品总数} \times 100\%$$

主要药品检验合格率是指基本药物的抽检合格率。计算公式为:

$$主要药品检验合格率 = \frac{抽检合格的基本药物产品数}{抽检基本药物样本总数} \times 100\%$$

主要食用农产品质量安全抽检合格率是指省级农产品质量安全例行监测合格比例。计算公式为:

$$主要食用农产品质量 \atop 安全抽检合格率 = \frac{抽检合格的食用农产品数}{抽检食用农产品样本总数} \times 100\%$$

12.中小学健康促进指标

(23)符合要求的中小学体育与健康课程开课率(%):指中小学体育与健康教育(含公共卫生、食品安全、禁毒防艾、常见病预防、安全应急与避险

等)按要求规范开课覆盖情况,辖区中小学校按要求开齐开足。计算公式为:

$$符合要求的中小学校体育与健康课程开课率 = \frac{辖区符合要求的中小学校体育与健康课程开课学校数}{辖区所有中小学校总数} \times 100\%$$

(24)国家学生体质健康标准达标优良率(%):指按照《国家学生体质健康标准》,学生体质综合评定总分 80 分及以上学生数占参加评定学生总人数的比例。计算公式为:

$$国家学生体质健康标准达标优良率 = \frac{学生体质综合评定总分80分及以上学生数}{参加评定学生总人数} \times 100\%$$

(25)儿童青少年总体近视率(%):指儿童青少年近视发生人数占学生总数的比例,反映了全面加强儿童青少年近视综合防控工作效果情况。按照《儿童青少年近视筛查规范》,每年对辖区学龄前大班和小学、初中、高中生进行 1~2 次近视筛查,形成近视数据。计算公式为:

$$儿童青少年总体近视率 = \frac{辖区儿童青少年近视发生总人数}{辖区儿童青少年总人数} \times 100\%$$

(三)健康服务发展指标

健康服务业主要包括医疗服务、健康管理与促进、健康保险与相关服务,以及涉及药品、医疗器械、保健用品、保健食品、健身产品等相关支撑产业。优化健康服务,构建优质高效的整合型医疗卫生服务体系,不断提升健康服务品质和服务水平,是改善民生、提高全民健康素质的必然要求,对高质量发展建设健康宁波具有重要意义。目前,重点要加强医疗卫生服务资源配置、医疗服务、中医药服务、疾病预防控制、妇幼健康服务以及老年健康服务等工作。在本书中,健康服务指标下设健康资源、医疗服务、中医药服务、疾病预防控制、妇幼健康服务、老年健康服务等 6 个二级大类指标及其22 个三级基础层指标。其中,健康资源指标下设每千人口医疗卫生机构床位数(张)、每千人口执业(助理)医师数(人)、每千人口注册护士数(人)、每万人口全科医生数(人/万人)、每万人口专业公共卫生机构人员数(人/万人)、传染病收治能力(床/万人)等 6 个三级基础层指标;医疗服务指标下设县域内就诊率(%)、基层就诊率(%)、居民电子健康档案建档率(%)、重点人群家庭医生签约率(%)等 4 个三级基础层指标;中医药服务指标下设提供中医药服务的基层医疗卫生机构占比(%)1 个三级基础层指标;疾病预防控制指标下设严重精神障碍患者规范管理率(%)、适龄儿童免疫规划疫苗接种率(%)、高血压与糖尿病患者规范管理率(%)、残疾人精准康复服务率(%)等 4 个三级基础层指标;妇幼健康服务指标下设 7 岁以下儿童健康管理率(%)、孕产妇系统管理率(%)、城乡适龄妇女宫颈癌和乳腺癌筛查覆盖率(%)、每千人口拥有 3 岁以下婴幼儿照护设施托位数(个)等 4 个三级基础层指标;老年健康服务指标下设养老机构以不同形式为入住老年人提供医疗卫生服务比例(%)、每千名老年人拥有医疗卫生机构康复护理床位数(张/千人)、老年人健康管理率(%)等 3 个三级基础层指标。

13.健康资源指标

(26)每千人口医疗卫生机构床位数(张):指每千常住人口拥有的医疗卫生机构床位数。计算公式为:

$$每千人口医疗卫生机构床位数 = \frac{年末辖区医疗卫生机构实际开放床位总数}{年末常住人口总数} \times 1000$$

(27)每千人口执业(助理)医师数(人):指每千常住人口拥有的执业(助理)医师数。计算公式为:

$$每千人口执业(助理)医师数 = \frac{年末辖区执业医师数 + 执业助理医师数}{年末常住人口总数} \times 1000$$

(28)每千人口注册护士数(人):指每千常住人口拥有的注册护士数。计算公式为:

$$每千人口注册护士数 = \frac{年末辖区注册护士总数}{年末常住人口总数} \times 1000$$

(29)每万人口全科医生数(人/万人):指每万常住人口拥有的全科医生数,包括年末取得执业注册(含加注)范围为全科医学专业,或者虽未注册但已取得全科医学培训合格证书的执业(助理)医师数。计算公式为:

$$每万人口全科医生数 = \frac{年末辖区全科医生总数}{年末常住人口总数} \times 10000$$

(30)每万人口专业公共卫生机构人员数(人/万人):指每万常住人口拥有的专业公共卫生机构人员数。专业公共卫生机构包括疾病预防控制中心、专科疾病防治机构、妇幼保健机构、健康教育机构、急救中心(站)、采供血机构、卫生监督机构、计划生育技术服务机构。计算公式为:

$$\text{每万人口专业公共卫生机构人员数} = \frac{\text{年末辖区专业公共卫生机构人员总数}}{\text{年末常住人口总数}} \times 10000$$

(31)传染病收治能力(床/万人):指辖区医疗卫生机构传染病收治床位数(含平战结合的传染病收治床位数)与常住人口数(万人)之比,反映了区域重大传染病疫情防控设备设施资源配置情况。计算公式为:

$$\text{传染病收治能力} = \frac{\text{年末辖区医疗卫生机构传染病收治床位总数}}{\text{年末常住人口总数}} \times 10000$$

14. 医疗服务指标

(32)县域内就诊率(%):指按照基本医疗保险统筹区域,县域内医疗机构住院总人次占全部住院总人次的比例。县域按基本医疗保险的统筹区域划定,如市本级、县(市、区),其中,外出住院总人次不包括长期异地安置人员在安置地的住院人次[①]。计算公式为:

$$\text{县域内就诊率} = \frac{\text{县域内医疗机构住院总人次数}}{\text{县域内医疗机构住院总人次数} + \text{外出住院总人次数}} \times 100\%$$

(33)基层就诊率(%):指统计时段县域内基层医疗卫生机构诊疗人次数占同期各级医疗机构总诊疗人次数的比例。其中,县域内基层医疗卫生机构包括乡镇卫生院、社区卫生服务中心(站)、村卫生室、门诊部、诊所、医务室等;县域内各级医疗机构包括县域内的省市级医院、公立与非公立医院等所有医疗机构。基层医疗卫生机构诊疗人次数、各级医疗机构总诊疗人次数均不包括出院人次数,不在城市主城区的县级医院的诊疗人次数,纳入基层医疗卫生机构诊疗人次数范围。计算公式为:

$$\text{基层就诊率} = \frac{\text{县域内基层医疗卫生机构诊疗总人次数}}{\text{县域内各级医疗机构诊疗总人次数}} \times 100\%$$

(34)居民电子健康档案建档率(%):指建立电子健康档案人数占辖区内常住居民人数的比例,反映了居民健康档案建立与规范管理工作状况。计算公式为:

$$\text{居民电子健康档案建档率} = \frac{\text{辖区内建立居民电子健康档案人数}}{\text{辖区内常住人口数}} \times 100\%$$

(35)重点人群家庭医生签约率(%):指对辖区内 10 类重点人群签约服务人数占总人数比例,反映了家庭医生规范开展 10 类重点人群签约服务覆

[①] 浙江省发展和改革委员会,浙江省卫生健康委员会.关于印发《浙江省卫生健康事业发展"十四五"规划》《浙江省突发公共卫生事件应急管理"十四五"规划》的通知.2021-04-27.

盖状况。10 类重点人群包括 65 岁以上老年人、孕产妇、0～6 岁儿童、残疾人、计划生育特殊家庭、困难人群、高血压、糖尿病、结核病和严重精神障碍患者。计算公式为：

$$重点人群家庭医生签约率=\frac{辖区内十类重点人群签约服务总人数}{辖区内十类重点人群总人数}\times100\%$$

15. 中医药服务指标

(36)提供中医药服务的基层医疗卫生机构占比(%)：指提供 6 类及以上中医非药物疗法的乡镇卫生院(社区卫生服务中心)、提供 4 类及以上中医非药物疗法的村卫生室(社区卫生服务站)的基层医疗卫生机构所占的比例，反映了基层实际能够承担开展中医药服务能力状况。中医非药物疗法主要包括针刺类、艾灸类、刮痧类、拔罐类、中医微创类、推拿类、敷熨熏浴类、骨伤类、肛肠类、其他类等 10 类技术，提供中医非药物疗法的乡镇卫生院(社区卫生服务中心)要求提供 6 类及以上中医非药物疗法，村卫生室和社区卫生服务站要求提供 4 类及以上中医非药物疗法。计算公式为：

提供中医药服务的基层医疗卫生机构占比＝提供中医药服务的乡镇卫生院(社区卫生服务中心)占比×50%＋提供中医药服务的村卫生室(社区卫生服务站)占比×50%

$$提供中医药服务的乡镇卫生院(社区卫生服务中心)占比=\frac{辖区内能够提供中医药服务的乡镇卫生院(社区卫生服务中心)总数}{辖区内乡镇卫生院(社区卫生服务中心)总数}\times100\%$$

$$提供中医药服务的村卫生室(社区卫生服务站)占比=\frac{辖区内能够提供中医药服务的村卫生室(社区卫生服务站)总数}{辖区内村卫生室(社区卫生服务站)总数}\times100\%$$

16. 疾病预防控制指标

(37)严重精神障碍患者规范管理率(%)：指年度按照规范要求进行管理服务的严重精神障碍患者所占的比例，反映精神心理卫生综合防治工作状况。计算公式为：

$$严重精神障碍患者规范管理率=\frac{年度按照规范要求管理的确诊严重精神障碍患者人数}{辖区内所有登记在册的严重精神障碍患者总人数}\times100\%$$

(38)适龄儿童免疫规划疫苗接种率(%)：指在适龄儿童中，按照国家免疫规划程序进行的全程合格接种的儿童数(包括外来儿童)占全部应接种儿童人数的百分比。要求以国家免疫规划报告接种率监测系统为考核数据来源,以自然年为统计区间,以乡镇(街道)为最小统计单位。纳入统计的疫苗指国家免疫规划程序中7岁以下儿童需接种的22剂次免疫规划疫苗。免疫规划是儿童健康的基本保障,是根据疫情监测和人群免疫状况分析,按照规定的免疫程序,有计划地对易感人群进行的免疫预防接种。计算公式为:

$$\text{适龄儿童免疫规划疫苗接种率} = \frac{\text{免疫规划内接种疫苗的适龄儿童数}}{\text{辖区内所有应接种免疫规划疫苗的适龄儿童总数}} \times 100\%$$

(39)高血压与糖尿病患者规范管理率(%):指当年按规范要求进行日常建档、随访、指导等健康管理的高血压与糖尿病患者人数所占比例,反映了辖区对高血压、糖尿病等重点疾病规范健康管理工作状况。计算公式为:

$$\text{高血压与糖尿病患者规范管理率} = \frac{\text{年度按照规范要求管理的高血压与糖尿病患者人数}}{\text{辖区内当年所有已管理的高血压与糖尿病患者总人数}} \times 100\%$$

(40)残疾人精准康复服务率(%):指根据残疾人基本服务状况与需求信息数据动态更新管理系统中的康复服务相关数据测算已得到康复服务的人次占全体有康复服务需求人次的百分比,反映了有基本康复服务需求的残疾人获得康复服务的工作状况。计算公式为:

$$\text{残疾人精准康复服务率} = \frac{\text{为残疾人提供各项康复服务人次数}}{\text{辖区内残疾人有各项康复服务需求的总人次数}} \times 100\%$$

17.妇幼健康服务指标

(41)7岁以下儿童健康管理率(%):指当年辖区内7岁以下儿童接受1次及以上体格检查(身高和体重等)的总人数占全部7岁以下儿童数的比例。计算公式为:

$$7\text{岁以下儿童健康管理率} = \frac{\text{当年辖区内7岁以下儿童接受健康管理的总人数}}{\text{当年辖区内7岁以下儿童总人数}} \times 100\%$$

(42)孕产妇系统管理率(%):指当地孕产妇接受系统健康管理的人数占全部当地活产数的比例。孕产妇系统管理人数是指某地年内妊娠至产后

28 天内,完成孕早期检查、产前检查、住院分娩和产后访视的产妇人数。计算公式为:

$$孕产妇系统管理率 = \frac{当年辖区内接受系统健康管理的孕产妇总人数}{当年辖区内全部活产数} \times 100\%$$

(43)城乡适龄妇女宫颈癌和乳腺癌筛查覆盖率(%):城乡适龄妇女是指本地城镇和农村户籍人口中 35—64 岁的妇女。城乡适龄妇女宫颈癌(乳腺癌)筛查率(分别计算)是指当年妇女宫颈癌(乳腺癌)筛查人数占目标人群数(辖区内 35—64 岁妇女总人数)的比例。计算公式为:

城乡适龄妇女宫颈癌和乳腺癌筛查覆盖率 = 城乡适龄妇女宫颈癌筛查覆盖率×50%+城乡适龄妇女乳腺癌筛查覆盖率×50%

$$城乡适龄妇女宫颈癌筛查覆盖率 = \frac{当年辖区内适龄妇女宫颈癌筛查人数}{辖区内所有适龄妇女目标总人数} \times 100\%$$

$$城乡适龄妇女乳腺癌筛查覆盖率 = \frac{当年辖区内适龄妇女乳腺癌筛查人数}{辖区内所有适龄妇女目标总人数} \times 100\%$$

(44)每千人口拥有 3 岁以下婴幼儿照护设施托位数(个):指 3 岁以下婴幼儿照护设施托位数与常住人口数(千人)之比,反映加快推进 3 岁以下婴幼儿照护服务发展的工作状况。计算公式为:

$$每千人口拥有 3 岁以下婴幼儿照护设施托位数 = \frac{当年辖区内面向 3 岁以下婴幼儿照护托位数}{当年辖区内常住人口数} \times 1000$$

18. 老年健康服务指标

(45)养老机构以不同形式为入住老年人提供医疗卫生服务比例(%):指以不同形式为入住老年人提供医疗卫生服务的养老机构数在辖区内所有养老机构总数中的占比,反映了养老机构医养结合服务工作情况。计算公式为:

$$养老机构以不同形式为入住老人提供医疗卫生服务比例 = \frac{以不同形式为入住老人提供医疗卫生服务的机构数}{辖区内所有养老机构总数} \times 100\%$$

(46)每千名老年人拥有医疗卫生机构康复护理床位数(张):指每千名老年人拥有的以医疗护理为主、兼顾长期照护的医疗机构康复护理床位数,反映了医疗卫生机构针对失智失能老人长期照护服务工作情况。计算公式为:

$$每千名老年人拥有医疗卫生机构康复护理床位数 = \frac{辖区内医疗卫生机构康复护理床位总数}{辖区内常住老年人口数} \times 1000$$

(47)老年人健康管理率(%):指年内辖区接受规范化健康管理的老年人数占比,反映了老年人健康管理服务工作状况。计算公式为:

$$老年人健康管理率 = \frac{当年辖区内老年人接受规范化健康管理的总人数}{当年辖区内老年人总人数} \times 100\%$$

(四)健康人群发展指标

人群健康是指整个人群在躯体、心理、行为和生活方式、社会道德等方面的良好状态,主要包括躯体健康、心理健康水平、行为生活方式健康等3个方面[①]。以人民健康为中心,切实提升广大居民的健康素质是健康中国建设发展的核心目标,人群健康是整个健康的核心内容。在本书中,健康人群指标下设健康水平、传染病、慢性病等3个二级指标及其10个三级基础层指标。其中,健康水平指标下设人均预期寿命(岁)、孕产妇死亡率(1/10万)、婴儿死亡率(‰)、5岁以下儿童死亡率(‰)、国民体质监测合格率(%)等5个三级基础层指标;传染病指标下设甲乙类法定传染病报告发病率(1/10万)1个三级基础层指标;慢性病指标下设重大慢性病过早死亡率(%)、心脑血管疾病死亡率(1/10万)、70岁及以下人群慢性呼吸系统疾病死亡率(1/10万)、总体癌症五年生存率(%)等4个三级基础层指标。

19.健康水平指标

(48)人均预期寿命(岁):指根据寿命表法计算,在一定死亡水平下,预期每个人出生时平均可存活的年数,也是各年龄组死亡率的综合反映。人均预期寿命与一个国家或地区的经济社会发展水平、医疗卫生事业发展水平和人口接受教育的程度密切相关,连同孕产妇死亡率、婴幼儿死亡率、5岁以下儿童死亡率等指标,是评价人群健康状况、社会、经济发展和人民生活质量的常用的重要指标。

(49)孕产妇死亡率(1/10万):指妇女在妊娠期至妊娠结束后42天以内,由于任何与妊娠或妊娠处理有关的或由此而加重了的原因导致的死亡

---

① 周国明,王仁元,等.健康城市建设与治理[M].杭州:浙江大学出版社,2019.

概率[①]。孕产妇死亡率反映了妇女怀孕和分娩期的危险性,有效反映了妇女卫生保健体系是否公平可及、服务质量的高低等工作情况。计算公式为:

$$孕产妇死亡率(1/10 万)=\frac{辖区某年某地区孕产妇死亡人数}{同年同地区活产数}\times1/10 万$$

(50)婴儿死亡率(‰):指出生至不满 1 周岁的活产婴儿死亡的概率。婴儿死亡率高,反映出母亲在围产期所处的不良卫生条件以及有害环境因素对婴幼儿的影响。婴儿死亡率与 5 岁以下儿童死亡率等指标一起,是 WHO 和联合国儿童基金会用来评价儿童健康状况的常用指标,是反映居民健康水平、社会经济、文化教育、卫生保健事业发展和评价妇幼卫生健康工作的综合和敏感的指标之一,也是衡量一个国家或地区社会发展进步水平的重要依据,并直接影响到出生时的预期寿命。计算公式为:

$$婴儿死亡率(‰)=\frac{辖区年内未满 1 周岁婴儿死亡数}{同年同地区活产儿总数}\times1000‰$$

(51)5 岁以下儿童死亡率(‰):指某地一年内 5 岁以下儿童死亡数与同期 5 岁以下儿童总人数之比。计算公式为:

$$5 岁以下儿童死亡率(‰)=\frac{辖区年内 5 岁以下儿童死亡数}{同年同地区 5 岁以下儿童总人数}\times1000‰$$

(52)国民体质监测合格率(%):指一个地区国民体质测定综合评价状况在合格等级以上的人数与被测试者的总人数之比,是反映国民体质健康状况的一个重要指标,以百分率来表示合格率。计算公式为:

$$国民体质监测合格率=\frac{当年辖区内居民体质监测合格及以上等级的总人数}{当年辖区内居民体质监测总人数}\times100\%$$

20.传染病指标

(53)甲乙类法定传染病报告发病率(1/10 万):指某年某地区每 10 万人口中甲乙类法定传染病报告发病数。计算公式为:

$$甲乙类法定传染病报告发病率=\frac{某年某地区甲乙类法定传染病报告发病人数}{同年同地区常住人口数}\times10 万$$

21.慢性病指标

(54)重大慢性病过早死亡率(%):指 30—70 岁(不包括 70 岁)发生的重

---

① 浙江省发展和改革委员会,浙江省卫生健康委员会.关于印发《浙江省卫生健康事业发展"十四五"规划》《浙江省突发公共卫生事件应急管理"十四五"规划》的通知.2021-04-27.

大慢性病死亡概率,通过 30—70 岁 4 类慢病(心脑血管疾病、癌症、慢性呼吸系统疾病、糖尿病)合并的年龄别(5 岁组)死亡率来推算,具体统计方法参见 WHO 推荐的《全球非传染性疾病状况报告 2014》(*Global Status Report on Noncommunicable Diseases 2014*)。

(55)心脑血管疾病死亡率(1/10 万):指因心脑血管疾病死亡的人数占辖区总人数的比例,反映了居民心脑血管疾病发病与死亡情况。计算公式为:

$$心脑血管疾病死亡率 = \frac{某年某地区因心脑血管疾病死亡的人数}{同年同地区常住人口数} \times 10 \ 万$$

(56)70 岁及以下人群慢性呼吸系统疾病死亡率(1/10 万):指 70 岁及以下人群中因慢性呼吸系统疾病死亡的人数占辖区总人数的比例,反映了居民慢性呼吸系统疾病发病与死亡情况。计算公式为:

$$\begin{matrix} 70 \ 岁及以下人群慢性呼吸系统 \\ 疾病死亡率 \end{matrix} = \frac{\begin{matrix}某年某地区 70 \ 岁及以下人群中 \\ 因慢性呼吸系统疾病死亡的人数\end{matrix}}{同年同地区常住人口数} \times 10 \ 万$$

(57)总体癌症五年生存率(%):指经过手术或其他有效的积极治疗方法后,能够生存五年以上的患者所占的比例。总体癌症五年生存率一般以寿命表法计算,是一项评价癌症严重程度、治疗效果和预后程度的指标。计算公式为:

$$总体癌症五年生存率 = \frac{\begin{matrix}经积极治疗后能够生存五年 \\ 及以上的癌症患者人数\end{matrix}}{同年同地区癌症患者总人数} \times 100\%$$

(五)健康文化发展指标

文化对健康影响具有广泛性与持久性,健康文化是一种社会技能,决定了人们为促进健康和保持健康而主动理解和应用健康信息的能力,其内容十分丰富,主要包括国民健康教育、正确的信念与信仰、道德行为水平、社会文化氛围、行业文化氛围等内容,核心是健康价值观念。有什么样的健康价值观念,就有相对应的健康文化;反过来,健康文化又可促进健康价值观念的转变[1][2]。发展健康文化,有利于营造健康氛围,培养健康行为方式,在高质量推进建设健康中国中发挥重要促进作用。在本书中,健康文化指标下设健康素养、健康行为、健康氛围等 3 个二级大类指标及其 5 个三级基础层指标。其中,健康素养指标下设居民健康素养水平(%)1 个三级基础层指标;健康行为指标下设 15 岁以上居民现在吸烟率(%)、经常参加体育锻炼人口(不含学生)比例(%)等 2 个三级基础层指标;健康氛围指标下设媒体健康科普水平(%)、注册志愿者比例(%)等 2 个三级基础层指标。

22.健康素养指标

(58)居民健康素养水平(%):指具备基本健康素养的人在 15—69 岁人群中所占的比例。健康素养是指个人获取和理解健康信息或服务,并运用这些信息和服务做出正确决策,以维护和促进自身健康的能力[3]。健康素养包括基本知识和理念、健康生活方式与行为、基本技能等 3 个维度,涵盖科学健康观、传染病防治、慢性病防治、安全与急救、基本医疗、健康信息等 6 类健康问题素养。健康素养水平是衡量居民健康状况的重要参考指标,也是评价辖区开展公共卫生、健康教育与促进工作效果的重要指标之一。计算公式为:

$$居民健康素养水平 = \frac{调查居民中具备基本健康素养人数}{调查居民总人数} \times 100\%$$

23.健康行为指标

(59)15 岁以上居民现在吸烟率(%):指调查时在吸烟的 15 岁及以上居民在人群中所占的比例,反映成年人吸烟习惯、行为及其发生程度状况。计算公式为:

$$15 岁以上居民现在吸烟率 = \frac{15 岁及以上居民被调查者中现在吸烟的人数}{15 岁及以上调查居民总人数} \times 100\%$$

(60)经常参加体育锻炼人口(不含学生)比例(%):指每周参加体育锻炼频度 3 次及以上,每次体育锻炼持续时间 30 分钟及以上,每次体育锻炼的

① 周国明,王仁元,等.健康城市建设与治理[M].杭州:浙江大学出版社,2019.

② 郑继伟.区域视野下的健康发展战略选择:以浙江为例的实证研究[M].北京:科学出版社,2013:249.

③ 浙江省发展和改革委员会,浙江省卫生健康委员会.关于印发《浙江省卫生健康事业发展"十四五"规划》《浙江省突发公共卫生事件应急管理"十四五"规划》的通知.2021-04-27.

运动强度达到中等及以上的人群(不包括学生),反映区域开展全民健身活动状况。计算公式为:

$$\text{经常参加体育锻炼人口(不含学生)比例} = \frac{\text{经常参加体育锻炼人数(不含学生)}}{\text{常住人口数}} \times 100\%$$

24. 健康氛围指标

(61)媒体健康科普水平(%):指在面向公众的网站、电视台、广播电台、报纸期刊等4类媒体上设置固定的健康栏目来开展健康教育和健康科普,主流媒体刊播健康公益广告。媒体健康科普水平主要用来反映辖区广播电台、电视台、报社、网站等主流媒体开展健康科普情况。

(62)注册志愿者比例(%):指辖区内"全国志愿者服务信息系统"中注册的志愿者总人数占比,反映注册志愿者人数配置情况。计算公式为:

$$\text{注册志愿者比例} = \frac{\text{辖区内在"全国志愿者服务信息系统"中注册的志愿者人数}}{\text{辖区常住人口数}} \times 100\%$$

(六)健康产业发展指标

健康产业一般是指与健康紧密相关的制造与服务产业体系,横跨第一、第二与第三产业,包括健康服务和健康生产两大领域[①]。要加强健康产业政策支持和项目引领,促进与养老、旅游、互联网、健身休闲、食品等五大健康产业融合、创新、开放发展,聚焦"医+""药+""养+""健+""智+"五大重点领域,推动健康产业创新、集聚、融合、开放、提升发展,构建内涵丰富、结构合理的健康产业体系,不断满足人民多层次、多元化的健康服务需求。在本书中,健康产业指标下设健康服务与生产1个二级大类指标及其1个三级基础层指标,即健康产业增加值占GDP比例(%)。

25. 健康服务与生产指标

(63)健康产业增加值占GDP比例(%):指辖区内年度健康产业增加值占GDP比例,反映了健康产业发展规模及发展速度情况。计算公式为:

$$\text{健康产业增加值占GDP比例} = \frac{\text{辖区内年度健康产业增加值}}{\text{辖区年度GDP}} \times 100\%$$

(七)健康治理发展指标

健康治理是以人民多元化、多层次健康需求为导向,坚持政府主导、多

---

① 周国明,王仁元,等.健康城市建设与治理[M].杭州:浙江大学出版社,2019.

部门协同、人人参与，通过覆盖全方位、全周期卫生健康决定因素的健康传播，强化健康优先，实施"将健康融入所有政策"[①]。要持续深化"放管服"改革，提升政策服务水平和行政效能；持续推进健康社区、健康学校、健康医院等健康细胞建设，强化"城市病"治理，促进人群、环境、文化、经济、社会服务、政策制度、产业等城市活动要素的健康发展，打造卫生城市升级版，构建畅通高效的跨部门、跨层级、跨区域的多元共治卫生健康治理体系，推动卫生健康治理现代化，提升居民健康获得感、幸福感。在本书中，健康治理指标下设健康治理推进组织措施机制、健康细胞工程、公众满意度等 3 个二级大类指标及其 7 个三级基础层指标。其中，健康治理推进组织措施机制指标下设建立完善健康宁波工作组织、制定落实推进健康宁波建设政策措施，以及重大健康安全事件发生率（1/10 万）等 2 个三级基础层指标；健康细胞工程指标下设国家卫生城市（含县城）创建率（％）、国家卫生乡镇创建率（％）、健康细胞覆盖率（％）等 3 个三级基础层指标；公众满意度下设公众总体满意度（％）、公众知晓度（％）等 2 个三级基础层指标。

26.健康治理推进组织措施机制指标

（64）建立完善健康宁波工作组织，制定落实推进健康宁波建设政策措施：加强党和政府领导，是可持续高质量发展建设健康宁波的根本保证。要强化各级党委政府对本地区健康宁波发展建设负总责，建立完善党委统一领导、党政齐抓共管、部门通力协作、全社会参与的工作机制，把人民健康放在优先发展战略地位，将辖区健康事业产业发展建设纳入各级领导干部任期目标和政绩考核；强化责任落实，明确责任目标和任务清单，按时保质保量推动各项工作[②]。

（65）重大健康安全事件发生率（1/10 万）：重大健康安全事件主要包括重大环境事件、重大食品药品农产品安全事件、重大公共卫生安全事件、重特大生产安全事故、重大伤医或扰乱医疗秩序案件等。强化底线思维，切实做好生物安全防控，预防各类重大危害健康事件发生，是国家公共安全建设的重要内容之一。计算公式为：

$$\text{重大健康安全事件发生率} = \frac{\text{某年某地区重大健康安全事件发生次数}}{\text{同年同地区常住人口数}} \times 10 \text{万}$$

① 孙统达.打造健康中国的宁波样本[J].宁波通讯,2018(9):30.
② 中共宁波市委,宁波市人民政府.关于印发《健康宁波2030行动纲要》的通知.2018-01-22.

27.健康细胞工程指标

(66)国家卫生城市(含县城)创建率(%):指国家卫生城市(包括县城)创建比例。计算公式为:

$$\frac{\text{国家卫生城市}}{\text{(含县城)创建率}}=\frac{\text{某年某地区国家卫生城市(含县城)创建个数}}{\text{同年同地区市和县城总数}}\times100\%$$

(67)国家卫生乡镇创建率(%):指国家卫生乡镇创建比例。计算公式为:

$$\text{国家卫生乡镇创建率}=\frac{\text{某年某地区国家卫生乡镇创建个数}}{\text{同年同地区乡镇总数}}\times100\%$$

(68)健康细胞覆盖率(%):指已建成的健康社区、健康学校、健康医院等健康细胞覆盖比例,反映了健康支持性环境建设情况。目前,重点要加强健康促进学校、健康促进医院等健康支持性环境建设。计算公式为:

$$\text{健康细胞覆盖率}=\text{健康促进学校覆盖率}\times50\%+\text{健康促进医院覆盖率}\times50\%$$

$$\text{健康促进学校覆盖率}=\frac{\text{某年某地区健康促进学校建成个数}}{\text{同年同地区中小学校总数}}\times100\%$$

$$\text{健康促进医院覆盖率}=\frac{\text{某年某地区健康促进医院建成个数}}{\text{同年同地区二级及以上医院总数}}\times100\%$$

28.公众满意度指标

(69)公众总体满意度(%):指根据专业统计机构开展的社会调查,通过评价指标分值的加权计算,对区域健康宁波建设状况表示满意的人占接受调查总人数的比例。调查对象应包括辖区学校师生、企业员工、社区居民、政府及事业单位职工、窗口单位流动人口等各类人群。公众总体满意度反映了人民群众对本辖区开展建设健康宁波活动、参与建设健康宁波活动、受惠建设健康宁波成果的了解程度。计算公式为:

$$\text{公众总体满意度}=\frac{\text{对区域健康宁波建设表示满意的人数}}{\text{同期被调查者总人数}}\times100\%$$

(70)公众知晓度(%):指根据专业统计机构开展的社会调查,通过评价指标分值的加权计算,对区域健康宁波建设状况表示知晓的人占接受调查总人数的比例。调查对象应包括辖区学校师生、企业员工、社区居民、政府及事业单位职工、窗口单位流动人口等各类人群。公众知晓度反映了人民群众对本辖区开展建设健康宁波活动的知晓程度。计算公式为:

$$\text{公众知晓度}=\frac{\text{对区域健康城市建设表示知晓的人数}}{\text{同期被调查者总人数}}\times100\%$$

二、健康宁波发展指数评价指标目标值确定

根据前面章节中健康宁波发展指数评价指标目标值确定原则,对各个三级基础层指标目标值的确定依据简要说明如下。

(一)健康环境发展指标

1.大气环境质量指标

(1)环境空气质量优良天数占比(%):《健康宁波 2030 行动纲要》提出,到 2020 年完成省考核任务目标要求。《健康中国 2030 行动纲要》提出,到 2020 年达到 80%,到 2030 年持续改善。《2020 年健康浙江考核评分细则》提出目标值为完成省目标值。《2019 年健康浙江发展指数研究报告》提出全省最优目标值为 98.1%。《宁波市生态环境保护"十四五"规划》提出,到 2025 年规划目标值为 93%。因此,本书以《2019 年健康浙江发展指数研究报告》提出的全省最优目标值为依据,确定到 2030 年环境空气质量优良天数占比目标值为 98.1%。

2.水环境质量指标

(2)居民生活饮用水水质达标率(%):《浙江省人民政府关于推进健康浙江行动的实施意见》提出,到 2022 年、2030 年目标值均为 99%。《健康中国行动(2019—2030 年)》提出,到 2022 年、2030 年,目标值分别为明显改善、持续改善。因此,本书以《浙江省人民政府关于推进健康浙江行动的实施意见》提出的 2030 年目标值为依据,确定到 2030 年居民生活饮用水水质达标率目标值为 99%。

(3)集中式饮用水水源地安全保障达标率(%):《健康宁波 2030 行动纲要》提出,到 2020 年、2030 年目标值均为 100%。《健康浙江 2030 行动纲要》提出,到 2020 年、2030 年目标值分别为 94%、98%。《浙江省人民政府关于推进健康浙江行动的实施意见》提出,到 2022 年、2030 年目标值均为 100%。因此,本书以《健康宁波 2030 行动纲要》提出的 2030 年目标值为依据,确定到 2030 年集中式饮用水水源地安全保障达标率目标值为 100%。

3.声环境质量指标

(4)声功能区环境质量夜间达标率(%):《中共中央、国务院关于深入打好污染防治攻坚战的意见》提出,声功能区环境质量夜间达标率目标值为

85%。《宁波市卫生健康领域推进高质量发展建设共同富裕先行市实施方案(2021—2025年)》《健康宁波2030行动纲要》《宁波市人民政府关于印发推进健康宁波行动实施方案的通知》《浙江省卫生健康领域推进高质量发展建设共同富裕示范区实施方案(2021—2025年)》《健康浙江2030行动纲要》《浙江省人民政府关于推进健康浙江行动的实施意见》等政策文件均未提出到2030年的目标值数据。因此,本书以《中共中央、国务院关于深入打好污染防治攻坚战的意见》提出的目标值为依据,确定到2030年声功能区环境质量夜间达标率目标值为85%。

4.垃圾废弃物处理指标

(5)城市生活污水处理率(%):《健康宁波2030行动纲要》提出,到2020年、2030年目标值分别为96%、98%。《健康浙江2030行动纲要》提出,到2020年、2030年目标值分别为95%、97%。因此,本书以《健康宁波2030行动纲要》提出的2030年目标值为依据,确定到2030年城市生活污水处理率目标值为98%。

(6)城市生活垃圾无害化处理率(%):《健康宁波2030行动纲要》提出,到2020年、2030年目标值均为100%。《健康浙江2030行动纲要》提出,到2020年、2030年目标值分别为99.5%、99.8%。因此,本书以《健康宁波2030行动纲要》提出的2030年目标值为依据,确定到2030年城市生活垃圾无害化处理率目标值为100%。

(7)城镇生活垃圾回收利用率(%):《宁波市卫生健康领域推进高质量发展建设共同富裕先行市实施方案(2021—2025年)》《健康宁波2030行动纲要》《宁波市人民政府关于印发推进健康宁波行动实施方案的通知》《浙江省卫生健康领域推进高质量发展建设共同富裕示范区实施方案(2021—2025年)》《健康浙江2030行动纲要》《浙江省人民政府关于推进健康浙江行动的实施意见》等政策文件均未提出到2030年的目标值数据。宁波市2018—2020年城镇生活垃圾回收利用率分别为42.18%、42.18%、64.81%,加之城镇生活垃圾回收利用率属于正向指标,因此,本书以最优值法选择宁波市2020年实际值为依据,确定到2030年城镇生活垃圾回收利用率目标值为64.81%。

(8)农村生活垃圾分类与减量处理行政村比例(%):《健康宁波2030行动纲要》提出,到2020年、2030年目标值分别为60%、98%。《健康浙江

2030 行动纲要》提出,到 2020 年、2030 年目标值分别为 50％、98％。因此,本书以《健康宁波 2030 行动纲要》提出的 2030 年目标值为依据,确定到 2030 年农村生活垃圾分类与减量处理行政村比例目标值为 98％。

5.居住环境指标

(9)建成区绿地率(％):《健康宁波 2030 行动纲要》提出,到 2020 年、2030 年目标值分别为 40％、41％。《健康浙江 2030 行动纲要》提出,到 2020 年、2030 年目标值分别为 40％、41％。因此,本书以《健康宁波 2030 行动纲要》提出的 2030 年目标值为依据,确定到 2030 年建成区绿地率目标值为 41％。

(10)城市人均公园绿地面积(平方米/人):《健康中国行动(2019—2030 年)》提出,到 2022 年目标值为 14.36 平方米/人。《宁波市卫生健康领域推进高质量发展建设共同富裕先行市实施方案(2021—2025 年)》《健康宁波 2030 行动纲要》《宁波市人民政府关于印发推进健康宁波行动实施方案的通知》《浙江省卫生健康领域推进高质量发展建设共同富裕示范区实施方案(2021—2025 年)》《健康浙江 2030 行动纲要》《浙江省人民政府关于推进健康浙江行动的实施意见》等政策文件均未提出到 2030 年的目标值数据。因此,本书以《健康中国行动(2019—2030 年)》提出的 2022 年目标值为依据,确定到 2030 年城市人均公园绿地面积目标值为 14.36 平方米/人。

6.公共交通指标

(11)交通事故万车死亡率(人/万车):《健康宁波 2030 行动纲要》《健康浙江 2030 行动纲要》均提出,到 2030 年交通事故万车死亡率目标值为 1.73 人/万车。因此,本书以《健康宁波 2030 行动纲要》中提出的 2030 年目标值为依据,确定到 2030 年交通事故万车死亡率目标值为 1.73 人/万车。

7.其他相关环境指标

(12)公共厕所设置密度(座/平方公里):《宁波市卫生健康领域推进高质量发展建设共同富裕先行市实施方案(2021—2025 年)》《健康宁波 2030 行动纲要》《宁波市人民政府关于印发推进健康宁波行动实施方案的通知》《浙江省卫生健康领域推进高质量发展建设共同富裕示范区实施方案(2021—2025 年)》《健康浙江 2030 行动纲要》《浙江省人民政府关于推进健康浙江行动的实施意见》等政策文件均未提出到 2030 年的目标值数据。宁波市 2018—2020 年公共厕所设置密度分别为 1.37 座/平方公里、1.87 座/平方公里、4.00座/平方公里,同时,由于公共厕所设置密度属于正向指标,因此,本书以最优值法选择的宁波市2020年实际值为依据,确定到2030年公共厕所设置密度目标值为4.00座/平方公里(宁波市2020年实际值)。

(13)农村无害化卫生厕所普及率(%):《健康宁波2030行动纲要》《健康浙江2030行动纲要》均提出,到2030年农村无害化卫生厕所普及率目标值为100%。因此,本书以《健康宁波2030行动纲要》提出的2030年目标值为依据,确定到2030年农村无害化卫生厕所普及率目标值为100%。

(14)病媒生物密度控制水平(%):到2020年,宁波市病媒生物密度控制水平(C级)为100%,但是,无A级与B级水平。《健康宁波2030行动纲要》《健康浙江2030行动纲要》均提出,到2030年病媒生物密度控制水平(C级以上)目标值为100%。因此,本书以《健康宁波2030行动纲要》提出的2030年目标值为依据,确定到2030年病媒生物密度控制水平(B级与A级)目标值为100%。

(二)健康社会发展指标

8.社会保障指标

(15)政府卫生健康服务投入占经常性财政支出比例(%):《健康宁波2030行动纲要》《健康浙江2030行动纲要》虽然均提出要进一步加强经费保障,健全稳定可持续的卫生与健康投入机制,调整优化财政支出结构,履行政府保障健康领域基本公共服务的责任,但并未提出到2030年指标的具体目标定量值。宁波市2018—2020年政府卫生健康服务投入占经常性财政支出比例分别为4.53%、4.48%、6.00%,同时,由于政府卫生健康服务投入占经常性财政支出比例属于正向指标,因此,本书以最优值法选择的宁波市2020年实际值为依据,确定到2030年政府卫生健康服务投入占经常性财政支出比例目标值为6.00%(宁波市2020年实际值)。

(16)基本医疗保险政策范围内住院费用报销比例(%):《健康宁波2030行动纲要》提出,到2020年、2030年目标值分别为73%、75%。《健康浙江2030行动纲要》提出,到2020年、2030年目标值分别为70%、75%。因此,本书以《健康宁波2030行动纲要》提出的2030年目标值为依据,确定到2030年基本医疗保险政策范围内住院费用报销比例目标值为75.00%。

(17)人均基本公共卫生服务经费(元):《宁波市卫生健康领域推进高质

量发展建设共同富裕先行市实施方案(2021—2025 年)》《浙江省卫生健康领域推进高质量发展建设共同富裕示范区实施方案(2021—2025 年)》均提出,到 2025 年目标值为稳步提升;但是,未提出具体指标目标值数据。国家卫健委、财政部、中医药局印发的《关于做好 2020 年基本公共卫生服务项目工作的通知》提出,人均基本公共卫生服务项目达到 74 元。因此,本书以国家卫健委、财政部、中医药局印发的《关于做好 2020 年基本公共卫生服务项目工作的通知》为依据,确定到 2030 年人均基本公共卫生服务经费目标值为 74 元。

(18)个人卫生支出占卫生总费用比例(%):《宁波市卫生健康领域推进高质量发展建设共同富裕先行市实施方案(2021—2025 年)》《浙江省卫生健康领域推进高质量发展建设共同富裕示范区实施方案(2021—2025 年)》均提出,到 2025 年目标值为 26%。《健康宁波 2030 行动纲要》《健康浙江 2030行动纲要》均提出,到 2020 年、2030 年目标值分别为 28%、25%。因此,本书以《健康宁波 2030 行动纲要》提出的 2030 年目标值为依据,确定到 2030 年个人卫生支出占卫生总费用比例目标值为 25%。

9.健身活动指标

(19)城市人均体育场地面积(平方米/人):《健康宁波 2030 行动纲要》提出,到 2030 年目标值为 3 平方米/人。《健康浙江 2030 行动纲要》提出,到 2020 年、2030 年目标值分别为 2.1 平方米/人、2.7 平方米/人。因此,本书以《健康宁波 2030 行动纲要》提出的 2030 年目标值为依据,确定到 2030 年城市人均体育场地面积目标值为 3 平方米/人。

(20)每千人社会体育指导员人数(人):《健康宁波 2030 行动纲要》提出,到 2030 年目标值为 6 人。《健康浙江 2030 行动纲要》提出,到 2030 年目标值为 3 人。因此,本书以《健康宁波 2030 行动纲要》提出的 2030 年目标值为依据,确定到 2030 年每千人社会体育指导员人数目标值为 6 人。

10.职业安全指标

(21)重点行业用人单位劳动者职业健康检查率(%):《宁波市卫生健康领域推进高质量发展建设共同富裕先行市实施方案(2021—2025 年)》《健康宁波 2030 行动纲要》《宁波市人民政府关于印发推进健康宁波行动实施方案的通知》等政策文件均未提出到 2030 年具体目标值。《健康浙江 2030 行动纲要》《浙江省人民政府关于推进健康浙江行动的实施意见》均提出,到 2030年目标值为 95%。因此,本书以《健康浙江 2030 行动纲要》提出的 2030 年目标值为依据,确定到 2030 年重点行业用人单位劳动者职业健康检查率目标值为 95%。

11. 食品药品安全指标

(22)主要食品、药品、食用农产品质量安全抽检合格率(%):《健康宁波 2030 行动纲要》提出,到 2020 年目标值分别为食品 96%、药品 98%、食用农产品 98%;到 2030 年,目标值分别为食品 97%、药品 99%、食用农产品 98%。《健康浙江 2030 行动纲要》提出,到 2020 年目标值分别为食品 96%、药品 98%、食用农产品 97%;到 2030 年,目标值分别为食品 97%、药品 99%、食用农产品 97%。因此,本书以《健康宁波 2030 行动纲要》提出的 2030 年目标值为依据,确定到 2030 年目标值分别为食品 97%、药品 99%、食用农产品 98%。

12. 中小学健康促进指标

(23)符合要求的中小学体育与健康课程开课率(%):《健康宁波 2030 行动纲要》《健康浙江 2030 行动纲要》均提出,到 2030 年目标值为 100%。因此,本书以《健康宁波 2030 行动纲要》提出的 2030 年目标值为依据,确定到 2030 年符合要求的中小学体育与健康课程开课率目标值为 100%。

(24)国家学生体质健康标准达标优良率(%):《宁波市人民政府关于印发推进健康宁波行动实施方案的通知》提出,到 2022 年、2030 年目标值分别为 63%、70%。《浙江省人民政府关于推进健康浙江行动的实施意见》提出,到 2022 年、2030 年目标值分别为 50%、60%。因此,本书以《宁波市人民政府关于印发推进健康宁波行动实施方案的通知》提出的 2030 年目标值为依据,确定到 2030 年国家学生体质健康标准达标优良率目标值为 70%。

(25)儿童青少年总体近视率(%):《宁波市人民政府关于印发推进健康宁波行动实施方案的通知》提出,到 2022 年目标值为每年降低 1%。《浙江省人民政府关于推进健康浙江行动的实施意见》提出,到 2022 年目标值为每年降低 1%,到 2030 年目标值为 6 岁以下儿童下降到 3%,小学生、初中生和高中生分别下降到 38%、60%、70%。《2019 年健康浙江发展指数研究报告》提出,以最优值法确定目标值为 2019 年我国儿童青少年总体近视率水平(53.6%)。因此,本书以最优值法选择的 2019 年我国儿童青少年总体近视率水平为依据,确定到 2030 年儿童青少年总体近视率水平目标值为 53.6%。

(三)健康服务发展指标

13.健康资源指标

(26)每千人口医疗卫生机构床位数(张):《宁波市卫生健康领域推进高质量发展建设共同富裕先行市实施方案(2021—2025年)》提出,到2022年、2025年目标值分别为5.1张、6.6张。《浙江省卫生健康领域推进高质量发展建设共同富裕示范区实施方案(2021—2025年)》提出,到2022年、2025年目标值分别为6.1张、7.5张。《健康宁波2030行动纲要》《健康浙江2030行动纲要》均未提出到2020年、2030年的具体目标值。因此,本书以《宁波市卫生健康领域推进高质量发展建设共同富裕先行市实施方案(2021—2025年)》提出的2025年目标值为依据,确定到2030年每千人口医疗卫生机构床位数目标值为6.6张。

(27)每千人口执业(助理)医师数(人):《宁波市卫生健康领域推进高质量发展建设共同富裕先行市实施方案(2021—2025年)》提出,到2022年、2025年目标值分别为3.95人、4.4人。《浙江省卫生健康领域推进高质量发展建设共同富裕示范区实施方案(2021—2025年)》提出,到2022年、2025年目标值分别为3.8人、4.3人。《健康宁波2030行动纲要》提出,到2020年、2030年目标值分别为3.3人、3.5人。《健康中国2030行动纲要》提出,到2020年、2030年目标值分别为2.5人、3.0人。因此,本书以《宁波市卫生健康领域推进高质量发展建设共同富裕先行市实施方案(2021—2025年)》提出的2025年目标值为依据,确定到2030年每千人口执业(助理)医师数目标值为4.4人。

(28)每千人口注册护士数(人):《宁波市卫生健康领域推进高质量发展建设共同富裕先行市实施方案(2021—2025年)》提出,到2022年、2025年目标值分别为4.27人、5.1人。《浙江省卫生健康领域推进高质量发展建设共同富裕示范区实施方案(2021—2025年)》提出,到2022年、2025年目标值分别为4.1人、5.0人。《健康宁波2030行动纲要》提出,到2020年、2030年目标值分别为3.7人、4.8人。《健康中国2030行动纲要》提出,到2030年目标值为4.7人。因此,本书以《宁波市卫生健康领域推进高质量发展建设共同富裕先行市实施方案(2021—2025年)》提出的2025年目标值为依据,确定到2030年每千人口注册护士数目标值为5.1人。

(29)每万人口全科医生数(人/万人):《宁波市卫生健康领域推进高质量发展建设共同富裕先行市实施方案(2021—2025年)》提出,到2025年目标值为5人。《宁波市区域卫生规划(2016—2020年)》提出,到2020年目标值为5人;《浙江省医疗卫生服务体系规划(2016—2020年)》提出,到2020年目标值为2人;《全国医疗卫生服务体系规划纲要(2015—2020年)》提出,到2020年目标值为2人。因此,本书以《宁波市卫生健康领域推进高质量发展建设共同富裕先行市实施方案(2021—2025年)》提出的2025年目标值为依据,确定到2030年每万人口全科医生数目标值为5人。

(30)每万人口专业公共卫生机构人员数(人/万人):《宁波市区域卫生规划(2016—2020年)》《浙江省医疗卫生服务体系规划(2016—2020年)》《全国医疗卫生服务体系规划纲要(2015—2020年)》均提出,到2020年每千常住人口公共卫生机构人员数目标值均为0.83人。因此,本书以《宁波市区域卫生规划(2016—2020年)》提出的2020年目标值为依据,确定到2030年每万人口专业公共卫生机构人员数目标值为8.3人/万人。

(31)传染病收治能力(床/万人):《宁波市卫生健康领域推进高质量发展建设共同富裕先行市实施方案(2021—2025年)》《浙江省卫生健康领域推进高质量发展建设共同富裕示范区实施方案(2021—2025年)》均提出,到2025年目标值为1.5床/万人。因此,本书以《宁波市卫生健康领域推进高质量发展建设共同富裕先行市实施方案(2021—2025年)》提出的2025年目标值为依据,确定到2030年传染病收治能力目标值为1.5床/万人。

14.医疗服务指标

(32)县域内就诊率(%):《健康宁波2030行动纲要》提出,到2020年、2030年目标值分别为90%、92%。《宁波市卫生健康领域推进高质量发展建设共同富裕先行市实施方案(2021—2025年)》提出,到2022年、2025年目标值分别为90%、90%。《浙江省卫生健康领域推进高质量发展建设共同富裕示范区实施方案(2021—2025年)》提出,到2022年、2025年目标值分别为89.5%、90%。《健康浙江2030行动纲要》提出,到2020年、2030年目标值均为90%。因此,本书以《健康宁波2030行动纲要》提出的2030年目标值为依据,确定到2030年县域就诊率目标值为92%。

(33)基层就诊率(%):《宁波市卫生健康领域推进高质量发展建设共同富裕先行市实施方案(2021—2025年)》提出,到2022年、2025年目标值分别为 55％、65％。《浙江省卫生健康领域推进高质量发展建设共同富裕示范区实施方案(2021—2025 年)》提出,到 2022 年、2025 年目标值分别为 55％、65％。《健康浙江 2030 行动纲要》提出,到 2030 年目标值为 75％。因此,本书以《宁波市卫生健康领域推进高质量发展建设共同富裕先行市实施方案(2021—2025 年)》提出的 2025 年目标值为依据,确定到 2030 年基层就诊率目标值为 65％。

(34)居民电子健康档案建档率(％):《浙江省人民政府关于推进健康浙江行动的实施意见》提出,到 2022 年、2025 年目标值分别为 90％、95％。《健康宁波 2030 行动纲要》《宁波市人民政府关于印发推进健康宁波行动实施方案的通知》等政策文件均未提出具体目标值数据。因此,本书以《浙江省人民政府关于推进健康浙江行动的实施意见》提出的 2025 年目标值为依据,确定到 2030 年居民电子健康档案建档率目标值为 95％。

(35)重点人群家庭医生签约率(％):《宁波市卫生健康领域推进高质量发展建设共同富裕先行市实施方案(2021—2025 年)》提出,到 2022 年、2025 年目标值分别为 75％、80％。《浙江省卫生健康领域推进高质量发展建设共同富裕示范区实施方案(2021—2025 年)》提出,到 2022 年、2025 年目标值分别为 75％、80％。《健康浙江 2030 行动纲要》提出,到 2030 年目标值为 80％。因此,本书以《宁波市卫生健康领域推进高质量发展建设共同富裕先行市实施方案(2021—2025 年)》提出的 2025 年目标值为依据,确定到 2030 年重点人群家庭医生签约率目标值为 80.00％。

15.中医药服务指标

(36)提供中医药服务的基层医疗卫生机构占比(％):《宁波市卫生健康事业发展"十四五"规划》提出,到 2025 年目标值为 95％。《2020 年健康浙江建设考核评分细则》提出,乡镇卫生院(社区卫生服务中心)提供 6 类及以上中医非药物疗法的比例达到 100％,社区卫生服务站和村卫生室提供 4 类及以上中医非药物疗法的比例分别达到 100％和 80％以上。因此,本书以《宁波市卫生健康事业发展"十四五"规划》提出的 2025 年目标值以及《2020 年健康浙江建设考核评分细则》提出的目标值为依据,确定到 2030 年,乡镇卫生院(社区卫生服务中心)提供 6 类及以上中医非药物疗法的比例目标值为 100％,社区卫生服务站和村卫生室提供 4 类及以上中医非药物疗法的比例目标值分别为 100％和 95％以上。

16.疾病预防控制指标

(37)严重精神障碍患者规范管理率(％):《2020年健康浙江建设考核评分细则》提出目标值为90％。《健康宁波2030行动纲要》《健康浙江2030行动纲要》均未提出到2030年具体目标值数据。因此,本书以《2020年健康浙江建设考核评分细则》提出的目标值为依据,确定到2030年严重精神障碍患者规范管理率目标值为90％。

(38)适龄儿童免疫规划疫苗接种率(％):《宁波市人民政府关于印发推进健康宁波行动实施方案的通知》提出,到2022年、2025年目标值均为95％。《浙江省人民政府关于推进健康浙江行动的实施意见》提出,到2022年、2025年目标值均为90％。《宁波市卫生健康事业发展"十四五"规划》提出,到2025年目标值为97％。因此,本书以《宁波市卫生健康事业发展"十四五"规划》提出的2025年目标值为依据,确定到2030年适龄儿童免疫规划疫苗接种率目标值为97％。

(39)高血压与糖尿病患者规范管理率(％):《宁波市卫生健康领域推进高质量发展建设共同富裕先行市实施方案(2021—2025年)》提出,到2022年、2025年目标值均为60％。《浙江省卫生健康领域推进高质量发展建设共同富裕示范区实施方案(2021—2025年)》提出,到2022年、2025年目标值均为65％。《宁波市人民政府关于印发推进健康宁波行动实施方案的通知》《浙江省人民政府关于推进健康浙江行动的实施意见》《健康中国行动(2019—2030年)》均提出,到2022年、2025年目标值分别为66％、70％。因此,本书以《宁波市人民政府关于印发推进健康宁波行动实施方案的通知》提出的2025年目标值为依据,确定到2030年高血压与糖尿病患者规范管理率目标值为70.00％。

(40)残疾人精准康复服务率(％):《健康宁波2030行动纲要》《健康浙江2030行动纲要》均提出,到2030年目标值为95％。因此,本书以《健康宁波2030行动纲要》提出的2030年目标值为依据,确定到2030年残疾人精准康复服务率目标值为95％。

17.妇幼健康服务指标

(41)7岁以下儿童健康管理率(％):《宁波市卫生健康领域推进高质量发展建设共同富裕先行市实施方案(2021—2025年)》提出,到2022年、2025年目标值均为95％。《浙江省卫生健康领域推进高质量发展建设共同富裕示范区实施方案(2021—2025 年)》提出,到 2022 年、2025 年目标值均为 90%。《健康中国行动(2019—2030 年)》提出,到 2022 年、2025 年目标值分别为 85%、90%。因此,本书以《宁波市卫生健康领域推进高质量发展建设共同富裕先行市实施方案(2021—2025 年)》提出的 2025 年目标值为依据,确定到 2030 年 7 岁以下儿童健康管理率目标值为 95%。

(42)孕产妇系统管理率(%):《宁波市卫生健康领域推进高质量发展建设共同富裕先行市实施方案(2021—2025 年)》提出,到 2022 年、2025 年目标值均为 95%。《浙江省卫生健康领域推进高质量发展建设共同富裕示范区实施方案(2021—2025 年)》提出,到 2022 年、2025 年目标值均为 90%。因此,本书以《宁波市卫生健康领域推进高质量发展建设共同富裕先行市实施方案(2021—2025 年)》提出的 2025 年目标值为依据,确定到 2030 年孕产妇系统管理率目标值为 95%。

(43)城乡适龄妇女宫颈癌和乳腺癌筛查覆盖率(%):《浙江省人民政府关于推进健康浙江行动的实施意见》《健康中国行动(2019—2030 年)》均提出,到 2022 年、2025 年目标值分别为 80%、90%。因此,本书以《浙江省人民政府关于推进健康浙江行动的实施意见》提出的 2025 年目标值为依据,确定到 2030 年城乡适龄妇女宫颈癌和乳腺癌筛查覆盖率目标值为 90%。

(44)每千人口拥有 3 岁以下婴幼儿照护设施托位数(个):《宁波市卫生健康领域推进高质量发展建设共同富裕先行市实施方案(2021—2025 年)》提出,到 2022 年、2025 年目标值分别为 3 个、4.55 个。《浙江省卫生健康领域推进高质量发展建设共同富裕示范区实施方案(2021—2025 年)》提出,到 2022 年、2025 年目标值分别为 3 个、4.5 个。因此,本书以《宁波市卫生健康领域推进高质量发展建设共同富裕先行市实施方案(2021—2025 年)》提出的 2025 年目标值为依据,确定到 2030 年每千人口拥有 3 岁以下婴幼儿照护设施托位数目标值为 4.55 个。

18.老年健康服务指标

(45)养老机构以不同形式为入住老年人提供医疗卫生服务比例(%):《浙江省人民政府关于推进健康浙江行动的实施意见》《健康中国行动(2019—2030 年)》均提出,到 2022 年、2025 年目标值分别为 100%、持续改善。因此,本书以《浙江省人民政府关于推进健康浙江行动的实施意见》《健康中国行动(2019—2030 年)》提出的 2025 年目标值为依据,确定到 2030 年养老机构以不同形式为入住老年人提供医疗卫生服务比目标值为100%。

(46)每千名老年人拥有医疗卫生机构康复护理床位数(张):《宁波市卫生健康领域推进高质量发展建设共同富裕先行市实施方案(2021—2025年)》提出,到2025年目标值为5.8张。《浙江省卫生健康领域推进高质量发展建设共同富裕示范区实施方案(2021—2025年)》提出,到2025年目标值为5.5张。因此,本书以《宁波市卫生健康领域推进高质量发展建设共同富裕先行市实施方案(2021—2025年)》提出的2025年目标值为依据,确定到2030年每千名老年人拥有医疗卫生机构康复护理床位数目标值为5.8张。

(47)老年人健康管理率(%):《健康宁波2030行动纲要》《健康浙江2030行动纲要》均提出,到2030年的目标值为100%。《宁波市卫生健康事业发展"十四五"规划》提出,到2025年规划目标值为72.5%。因此,本书以《健康宁波2030行动纲要》提出的2030年目标值为依据,确定到2030年老年人健康管理率目标值为100%。

(四)健康人群发展指标

19.健康水平指标

(48)人均预期寿命(岁):《宁波市卫生健康领域推进高质量发展建设共同富裕先行市实施方案(2021—2025年)》提出,到2022年、2025年目标值分别为82.5岁、83.1岁。《浙江省卫生健康领域推进高质量发展建设共同富裕示范区实施方案(2021—2025年)》提出,到2022年、2025年目标值分别为79.6岁、80.0岁。《健康宁波2030行动纲要》提出,到2020年、2030年目标值分别为81.7岁、82.5岁。《健康浙江2030行动纲要》提出,到2020年、2030年目标值分别为78.5岁、79.5岁。《宁波市卫生健康事业发展"十四五"规划》提出,到2025年规划目标值为83.1岁。因此,本书以《宁波市卫生健康领域推进高质量发展建设共同富裕先行市实施方案(2021—2025年)》提出的2025年目标值为依据,确定到2030年人均预期寿命目标值为83.1岁。

(49)孕产妇死亡率(1/10万):《宁波市卫生健康领域推进高质量发展建设共同富裕先行市实施方案(2021—2025年)》提出,到2022年、2025年目标值分别为7/10万以下、7/10万以下。《浙江省卫生健康领域推进高质量发展建设共同富裕示范区实施方案(2021—2025年)》提出,到2022年、2025年目标值分别为9.5/10万以下、7/10万以下。《健康宁波2030行动纲要》提出,到 2020 年、2030 年目标值分别为 7/10 万以下、6/10 万以下。《健康浙江 2030 行动纲要》提出,到 2020 年、2030 年目标值分别为 9.5/10 万以下、9/10 万以下。《宁波市卫生健康事业发展"十四五"规划》提出,到 2025 年规划目标值为 7/10 万以下。因此,本书以《健康宁波 2030 行动纲要》提出的 2030 年目标值为依据,确定到 2030 年孕产妇死亡率目标值为 6/10 万以下。

(50)婴儿死亡率(‰):《健康宁波 2030 行动纲要》提出,到 2020 年、2030 年目标值分别为 3‰以下、2.8‰以下。《浙江省人民政府关于推进健康浙江行动的实施意见》提出,到 2022 年、2030 年目标值分别为 6.5‰以下、5‰以下。《宁波市卫生健康事业发展"十四五"规划》提出,到 2025 年目标值为 5‰以下。因此,本书以《健康宁波 2030 行动纲要》提出的 2030 年目标值为依据,确定到 2030 年婴儿死亡率目标值为 2.8‰以下。

(51)5 岁以下儿童死亡率(‰):《宁波市卫生健康领域推进高质量发展建设共同富裕先行市实施方案(2021—2025 年)》提出,到 2022 年、2025 年目标值分别为 5‰以下、4.8‰以下。《浙江省卫生健康领域推进高质量发展建设共同富裕示范区实施方案(2021—2025 年)》提出,到 2022 年、2025 年目标值分别为 8‰以下、5‰以下。《健康宁波 2030 行动纲要》提出,到 2020 年、2030 年目标值分别为 4‰以下、3.8‰以下。《健康浙江 2030 行动纲要》提出,到 2020 年、2030 年目标值分别为 8.5‰以下、6‰以下。因此,本书以《健康宁波 2030 行动纲要》提出的 2030 年目标值为依据,确定到 2030 年 5 岁以下儿童死亡率目标值为 3.8‰以下。

(52)国民体质监测合格率(%):《健康宁波 2030 行动纲要》提出,到 2020 年、2030 年目标值分别为 92%、95%。《健康浙江 2030 行动纲要》提出,到 2020 年、2030 年目标值分别为 91%、94%。因此,本书以《健康宁波 2030 行动纲要》提出的 2030 年目标值为依据,确定到 2030 年国民体质监测合格率目标值为 95%。

20.传染病指标

(53)甲乙类法定传染病报告发病率(1/10 万):《健康宁波 2030 行动纲要》提出,到 2020 年、2030 年目标值分别为 178/10 万、175/10 万。《健康浙江 2030 行动纲要》提出,到 2020 年、2030 年目标值分别为 190/10 万、180/10 万。因此,本书以《健康宁波 2030 行动纲要》提出的 2030 年目标值为依据,确定到 2030 年甲乙类法定传染病报告发病率目标值为 175/10 万以下。

21. 慢性病指标

(54) 重大慢性病过早死亡率 (%)：《宁波市卫生健康领域推进高质量发展建设共同富裕先行市实施方案 (2021—2025 年)》提出，到 2022 年、2025 年目标值分别为 8.8% 以下、8.5% 以下。《浙江省卫生健康领域推进高质量发展建设共同富裕示范区实施方案 (2021—2025 年)》提出，到 2022 年、2025 年目标值分别为 8.8% 以下、8.5% 以下。《健康宁波 2030 行动纲要》提出，到 2020 年、2030 年目标值均为低于全省平均水平。《健康浙江 2030 行动纲要》提出，到 2020 年、2030 年目标值均为低于全国平均水平。因此，本书以《宁波市卫生健康领域推进高质量发展建设共同富裕先行市实施方案 (2021—2025 年)》提出的 2025 年目标值为依据，确定到 2030 年重大慢性病过早死亡率目标值为 8.5% 以下。

(55) 心脑血管疾病死亡率 (1/10 万)：《中国慢性病防治中长期规划 (2017—2025 年)》提出，到 2020 年、2025 年目标值分别为下降 10%、下降 15% (2017 年基线值为 241.3/10 万，经计算后目标值为 205.11/10 万)。《宁波市卫生健康领域推进高质量发展建设共同富裕先行市实施方案 (2021—2025 年)》《健康宁波 2030 行动纲要》《宁波市人民政府关于印发推进健康宁波行动实施方案的通知》《浙江省卫生健康领域推进高质量发展建设共同富裕示范区实施方案 (2021—2025 年)》《健康浙江 2030 行动纲要》《浙江省人民政府关于推进健康浙江行动的实施意见》等政策文件均没有提出具体的目标值指标数据。因此，本书以《中国慢性病防治中长期规划 (2017—2025 年)》提出的 2025 年目标值为依据，确定到 2030 年心脑血管疾病死亡率目标值为 205.11/10 万。

(56) 70 岁及以下人群慢性呼吸系统疾病死亡率 (1/10 万)：《宁波市人民政府关于印发推进健康宁波行动实施方案的通知》提出，到 2022 年、2030 年目标值分别为 8.1/10 万、7.5/10 万。《健康浙江 2030 行动纲要》《浙江省人民政府关于推进健康浙江行动的实施意见》提出，到 2022 年、2025 年目标值分别为 9/10 万、8.1/10 万。《健康宁波 2030 行动纲要》《健康浙江 2030 行动纲要》均没有提出到 2030 年 70 岁及以下人群慢性呼吸系统疾病死亡率的具体目标值。因此，本书以《宁波市人民政府关于印发推进健康宁波行动实施方案的通知》提出的 2030 年目标值为依据，确定到 2030 年 70 岁及以下人群慢性呼吸系统疾病死亡率目标值为 7.5/10 万。

(57)总体癌症五年生存率(％):《宁波市卫生健康领域推进高质量发展建设共同富裕先行市实施方案(2021—2025 年)》《浙江省卫生健康领域推进高质量发展建设共同富裕示范区实施方案(2021—2025 年)》均提出,到 2022年、2025 年目标值分别为 43.3％、44％。《宁波市人民政府关于印发推进健康宁波行动实施方案的通知》提出,到 2022 年、2030 年目标值分别为 45％、50％;《浙江省人民政府关于推进健康浙江行动的实施意见》提出,到 2022年、2030 年目标值分别为 43.3％、46.6％。《健康宁波 2030 行动纲要》未提出到 2030 年具体目标值数据;《健康浙江 2030 行动纲要》提出,到 2030 年目标值是提高 15％。因此,本书以《宁波市人民政府关于印发推进健康宁波行动实施方案的通知》提出的 2030 年目标值为依据,确定到 2030 年总体癌症五年生存率目标值为 50％。

(五)健康文化发展指标

22.健康素养指标

(58)居民健康素养水平(％):《宁波市卫生健康领域推进高质量发展建设共同富裕先行市实施方案(2021—2025 年)》《浙江省卫生健康领域推进高质量发展建设共同富裕示范区实施方案(2021—2025 年)》均提出,到 2022 年、2025年目标值分别为 35％、40％。《健康宁波 2030 行动纲要》提出,到 2020 年、2030年目标值分别为 27％、40％;《健康浙江 2030 行动纲要》提出,到 2020 年、2030年目标值分别为 24％、32％。《宁波市人民政府关于印发推进健康宁波行动实施方案的通知》提出,到 2022 年、2030 年目标值分别为 32％、40％;《浙江省人民政府关于推进健康浙江行动的实施意见》提出,到 2022 年、2030 年目标值分别为 28％、32％。因此,本书以《健康宁波 2030 行动纲要》提出的 2030 年目标值为依据,确定到 2030 年居民健康素养水平目标值为 40％。

23.健康行为指标

(59)15 岁以上居民现在吸烟率(％):《宁波市卫生健康领域推进高质量发展建设共同富裕先行市实施方案(2021—2025 年)》提出,到 2025 年目标值为 20％。《健康宁波 2030 行动纲要》提出,到 2030 年目标值 20％;《健康浙江 2030 行动纲要》提出,到 2030 年目标值 20％。《宁波市人民政府关于印发推进健康宁波行动实施方案的通知》提出,到 2022 年、2030 年目标值分别为 20％、18％;《浙江省人民政府关于推进健康浙江行动的实施意见》提出,到 2022 年、2030 年目标值分别为 21.5%、20%。因此,本书以《宁波市人民政府关于印发推进健康宁波行动实施方案的通知》提出的 2030 年目标值为依据,确定到 2030 年 15 岁以上居民现在吸烟率目标值为 18%。

(60)经常参加体育锻炼人口(不含学生)比例(%):《健康宁波 2030 行动纲要》提出,到 2020 年、2030 年经常参加体育锻炼人口(含学生)比例目标值分别为 42%、45%;《健康浙江 2030 行动纲要》提出,到 2020 年、2030 年经常参加体育锻炼人口(含学生)比例目标值分别为 38%、43%。《宁波市人民政府关于印发推进健康宁波行动实施方案的通知》提出,到 2022 年、2030 年经常参加体育锻炼人口(含学生)比例目标值分别为 42%、44%;《浙江省人民政府关于推进健康浙江行动的实施意见》提出,到 2022 年、2030 年经常参加体育锻炼人口(含学生)比例目标值分别为 42%、43%。《2019 年健康浙江发展指数研究报告》提出,到 2030 年经常参加体育锻炼人口(含学生)比例、经常参加体育锻炼人口(不含学生)比例的目标值分别为 43%、29%。鉴于《健康宁波 2030 行动纲要》《健康浙江 2030 行动纲要》《宁波市人民政府关于印发推进健康宁波行动实施方案的通知》《浙江省人民政府关于推进健康浙江行动的实施意见》等政策文件虽已提出到 2030 年经常参加体育锻炼人口(含学生)比例的目标值,但均未提出到 2030 年经常参加体育锻炼人口(不含学生)比例的目标值数据,本书以《2019 年健康浙江发展指数研究报告》提出的 2030 年经常参加体育锻炼人口(不含学生)比例的目标值为依据,确定到 2030 年经常参加体育锻炼人口(不含学生)比例目标值为 29%。

24.健康氛围指标

(61)媒体健康科普水平:《健康宁波 2030 行动纲要》提出,"充分发挥全媒体的作用,加大健康科学知识和健康类公益广告宣传力度,积极建设和规范健康类栏目"。《健康浙江 2030 行动纲要》提出,"充分发挥全媒体在健康教育中的重要作用,推动开设健康类栏目,加大健康类公益广告宣传力度,完善新型公众健康教育平台"。因此,本书以《健康宁波 2030 行动纲要》提出目标值为依据,确定到 2030 年媒体健康科普水平目标值为 100%,也就是要在面向公众的网站、电视台、广播电台、报纸期刊等 4 类媒体上均设置固定的健康栏目来开展健康教育和健康科普,在主流媒体(电视台、电台、报纸)开设健康专题栏目,主流媒体刊播健康公益广告。

(62)注册志愿者比例(%):《健康宁波 2030 行动纲要》《健康浙江 2030

行动纲要》《宁波市人民政府关于印发推进健康宁波行动实施方案的通知》《浙江省人民政府关于推进健康浙江行动的实施意见》等政策文件均未提出到 2030 年注册志愿者比例的目标值数据。宁波市 2018—2020 年注册志愿者比例实际值分别为 26.21%、25.11%、22.79%,鉴于注册志愿者比例属于正向指标,2018 年注册志愿者比例为最高,本书以最优值法选择的 2018—2020 年注册志愿者比例实际值最大值(2018 年的 26.21%)为依据,确定到 2030 年注册志愿者比例目标值为 26.21%。

(六)健康产业发展指标

25. 健康服务与生产指标

(63)健康产业增加值占 GDP 比例(%):《健康宁波 2030 行动纲要》提出,到 2020 年、2030 年健康产业增加值占 GDP 比例目标值分别为 4.15%、5.22%;《宁波市人民政府关于印发推进健康宁波行动实施方案的通知》提出,到 2022 年、2030 年健康产业增加值占 GDP 比例目标值分别为 4.15%、5.22%。《健康浙江 2030 行动纲要》提出,到 2020 年、2030 年健康产业总规模目标值分别为 1 万亿元、1.5 万亿元。《2019 年健康浙江发展指数研究报告》提出,到 2030 年健康产业占 GDP 比例目标值 4.8%。因此,本书以《健康宁波 2030 行动纲要》提出的 2030 年健康产业增加值占 GDP 比例目标值为依据,确定到 2030 年健康产业增加值占 GDP 比例目标值为 5.22%。

(七)健康治理发展指标

26. 健康治理推进组织措施机制指标

(64)建立完善健康宁波工作组织,制定落实推进健康宁波建设政策措施:《健康宁波 2030 行动纲要》提出,"强化组织领导。各级党委、政府要把健康宁波建设纳入重要议事日程,把健康融入所有政策,健全领导体制和工作机制,推动形成党委统一领导、党政齐抓共管、部门通力协作的工作格局。成立健康宁波建设工作领导小组,统筹协调健康宁波建设工作,审议确定重大项目、重大政策、重大工程和重要工作安排"[1]。《健康浙江 2030 行动纲要》提出,要进一步加强组织领导,"各级党委、政府要坚持把健康融入所有政策,将卫生与健康工作纳入重要议事日程,成立由党委、政府主要负责人

---

[1] 中共宁波市委,宁波市人民政府.关于印发《健康宁波 2030 行动纲要》的通知.2018-01-22.

任组长,有关部门主要负责人参加的领导小组,统筹推进本地区健康浙江建设,推动形成党委统一领导、党政齐抓共管、部门通力协作的工作格局"①。因此,本书以《健康宁波 2030 行动纲要》为依据,确定建立完善健康宁波工作组织,制定落实推进健康宁波建设政策措施的目标:强化各级党委政府对本地区健康宁波发展建设负总责,建立完善党委统一领导、党政齐抓共管、部门通力协作、全社会参与的工作机制,把人民健康放在优先发展战略地位,将辖区卫生健康发展建设纳入各级领导干部任期目标和政绩考核。

(65)重大健康安全事件发生率(1/10 万):《2020 年健康浙江考核评分细则》提出,无重大健康安全事件发生。因此,本书以《2020 年健康浙江考核评分细则》为依据,确定 2030 年重大健康安全事件发生率目标值为 0。

27.健康细胞工程指标

(66)国家卫生城市(含县城)创建率(%):《健康浙江 2030 行动纲要》提出,到 2020 年实现国家卫生城市(县城)全覆盖。因此,本书以《健康浙江 2030 行动纲要》提出的 2020 年国家卫生城市(县城)创建全覆盖目标值为依据,确定到 2030 年国家卫生城市(含县城)创建覆盖率目标值为 100%。

(67)国家卫生乡镇创建率(%):《宁波市人民政府关于印发推进健康宁波行动实施方案的通知》提出,到 2022 年、2030 年国家卫生乡镇创建率目标值分别为 50%、80%。《健康浙江 2030 行动纲要》提出,到 2020 年、2030 年国家卫生乡镇创建率目标值分别为 15%、30%。《浙江省人民政府关于推进健康浙江行动的实施意见》提出,到 2022 年、2030 年国家卫生乡镇创建率目标值分别为 50%、65%。因此,本书以《宁波市人民政府关于印发推进健康宁波行动实施方案的通知》提出的 2030 年国家卫生乡镇创建率目标值为依据,确定到 2030 年国家卫生乡镇创建率目标值为 80%。

(68)健康细胞覆盖率(%):2020 年,宁波市健康促进学校覆盖率为 78.68%,二级及以上健康促进医院覆盖率达 100%。《2020 年健康浙江考核评分细则》提出,健康促进学校覆盖率目标值为 60%,二级及以上健康促进医院覆盖率目标值为 70%。《2019 年健康浙江发展指数研究报告》提出,到 2030 年健康促进学校覆盖率目标值 80%。因此,本书以《2020 年健康浙江考核评分细则》及《2019 年健康浙江发展指数研究报告》为依据,并结合宁波市 2020 年二

---

① 中共浙江省委,浙江省人民政府.关于印发《健康浙江 2030 行动纲要》的通知.2016-12-17.

级及以上健康促进医院覆盖率实际值(100%)的情况,确定到 2030 年健康促进学校覆盖率、二级及以上健康促进医院覆盖率的目标值分别为 80%、100%。

28.公众满意度指标

(69)公众总体满意度(%):《2019 年健康浙江发展指数研究报告》以最优值法确定到 2030 年健康浙江建设公众满意度目标值为 86.22%。《宁波市卫生健康领域推进高质量发展建设共同富裕先行市实施方案(2021—2025 年)》《健康宁波 2030 行动纲要》《宁波市人民政府关于印发推进健康宁波行动实施方案的通知》《浙江省卫生健康领域推进高质量发展建设共同富裕示范区实施方案(2021—2025 年)》《健康浙江 2030 行动纲要》《浙江省人民政府关于推进健康浙江行动的实施意见》等政策文件均未提出到 2030 年健康浙江建设公众满意度具体目标值数据。因此,本书以《2019 年健康浙江发展指数研究报告》提出的 2030 年目标值为依据,确定到 2030 年健康宁波建设公众总体满意度目标值为 86.22%。

(70)公众知晓度(%):《2019 年健康浙江发展指数研究报告》以最优值法确定到 2030 年健康浙江建设公众知晓度目标值为 88.66%。《宁波市卫生健康领域推进高质量发展建设共同富裕先行市实施方案(2021—2025 年)》《健康宁波 2030 行动纲要》《宁波市人民政府关于印发推进健康宁波行动实施方案的通知》《浙江省卫生健康领域推进高质量发展建设共同富裕示范区实施方案(2021—2025 年)》《健康浙江 2030 行动纲要》《浙江省人民政府关于推进健康浙江行动的实施意见》等政策文件均未提出到 2030 年健康浙江建设公众知晓度具体目标值数据。因此,本书以《2019 年健康浙江发展指数研究报告》提出的 2030 年目标值为依据,确定到 2030 年健康宁波建设公众知晓度目标值为 88.66%。

共同富裕先行市背景下的健康宁波发展三级基础层指标目标值确定的政策文件依据,详见表 4-3。

表 4-3　共同富裕先行市背景下健康宁波发展三级基础层指标目标值确定的政策文件依据

三级基础层指标	2030年目标值	目标值政策文件依据	宁波市卫生健康领域共同富裕先行行动实施方案 2022年	2025年	浙江省卫生健康领域共同富裕示范区实施方案 2022年	2025年	健康宁波2030行动纲要 2020年	2030年	健康宁波行动实施方案 2022年	2030年	2019年健康浙江发展指数研究报告 2030年	健康浙江2030行动纲要 2020年	2030年	健康浙江行动实施意见 2022年	2030年	2020年健康浙江考核评分细则 2020年	健康中国2030规划纲要 2020年	2030年	健康中国行动(2019—2030年) 2022年	2030年
(1) 环境空气质量优良天数占比(%)	98.1	2019年健康浙江发展指数研究报告					完成省任务				98.1					完成省目标	80	持续改善	明显改善	持续改善
(2) 居民生活饮用水水质达标率(%)	99	健康浙江行动实施意见													99					
(3) 集中式饮用水水源地安全保障达标率(%)	100	健康宁波2030行动纲要					100	100				94	98	100	100	100				
(4) 声功能区环境质量昼夜间达标率(%)	85	中共中央国务院关于深入打好污染防治攻坚战的意见																		
(5) 城市生活污水处理率(%)	98	健康宁波2030行动纲要					96	98			97	95	97			完成目标（城市污水处理率95）				
(6) 城市生活垃圾无害化处理率(%)	100	健康宁波2030行动纲要					100	100			99.8	99.5	99.8	100	100	100			99.3	
(7) 城镇生活垃圾回收利用率(%)	64.81	最优值法																		
(8) 农村生活垃圾分类与减量处理行政村比例(%)	98	健康宁波2030行动纲要					60	98			98	50	98	100	100	85				

（续表）

三级基础层指标	2030年目标值	目标值政策文件依据	宁波市卫生健康领域共同富裕先行市实施方案		浙江省卫生健康领域共同富裕示范区实施方案		健康宁波2030行动纲要		健康宁波行动实施方案		2019年健康浙江发展指数研究报告	健康浙江2030行动纲要		健康浙江行动实施意见		2020年健康浙江考核评分细则	健康中国2030规划纲要		健康中国行动(2019—2030年)	
			2022年	2025年	2022年	2025年	2020年	2030年	2022年	2030年	2030年	2020年	2030年	2022年	2030年	2020年	2020年	2030年	2022年	2030年
(9)建成区绿地率(%)	41	健康宁波2030行动纲要					40	41			41	40	41							
(10)城市人均公园绿地面积(平方米/人)	14.36	健康中国行动(2019—2030年)																	14.36	
(11)交通事故万车死亡率(人/万车)	1.73	健康宁波2030行动纲要						1.73					1.73	较2016年下降25%	较2016年下降35%	较上年减少		下降30%		
(12)公共厕所设置密度(座/平方公里)	4.00	最优值法																		
(13)农村无害化卫生厕所普及率(%)	100	健康宁波2030行动纲要						100					100	99	99	99		100	75	
(14)病媒生物密度控制水平(B级及以上)(%)	100	健康宁波2030行动纲要						C级以上100					所有城市、乡镇达到国家标准C级以上							

（续表）

三级基础层指标	2030年目标值	目标值政策文件依据	宁波市卫生健康领域共同富裕先行市实施方案 2022年	宁波市卫生健康领域共同富裕先行市实施方案 2025年	浙江省卫生健康领域共同富裕示范区实施方案 2022年	浙江省卫生健康领域共同富裕示范区实施方案 2025年	健康宁波2030行动纲要 2020年	健康宁波2030行动纲要 2030年	健康宁波行动实施方案 2022年	健康宁波行动实施方案 2030年	2019年健康浙江发展指数研究报告 2030年	健康浙江2030行动纲要 2020年	健康浙江2030行动纲要 2030年	健康浙江行动实施意见 2022年	健康浙江行动实施意见 2030年	2020年健康浙江考核评分细则 2020年	健康中国2030规划纲要 2020年	健康中国2030规划纲要 2030年	健康中国行动(2019—2030年) 2022年	健康中国行动(2019—2030年) 2030年
（15）政府卫生健康服务投入占经常性财政支出比例（%）	6.00	最优值法																		
（16）基本医疗保险政策范围内住院政策费用报销比例（%）	75.00	健康宁波2030行动纲要					73	75			60	70	75							
（17）人均基本公共卫生服务经费（元）	74	国家卫健委、中医药局关于做好2020年基本公共卫生服务项目工作的通知	稳步提升	稳步提升	稳步提升	稳步提升					74									
（18）个人卫生支出占卫生总费用比例（%）	25	健康宁波2030行动纲要	26	26	26	26	28	25				28	25		25		28	25	27.5	
（19）城市人均体育场地面积（平方米/人）	3	健康宁波2030行动纲要						3			2.7	2.1	2.7	2.4	2.7	增长1%	2.3	2.3	1.9	2.3
（20）每千人社会体育指导员人数（人）	6	健康宁波2030行动纲要						6					3	1.9	2.3	2.6	2.3	2.3	1.9	2.3
（21）重点行业用人单位职业劳动者健康检查率（%）	95	健康浙江2030行动纲要									95		95	91	95	体检率95			80	90

（续表）

三级基础层指标	2030年目标值	目标值政策文件依据	宁波市卫生健康领域共同富裕先行市实施方案 2022年	2025年	浙江省卫生健康领域共同富裕示范区实施方案 2022年	2025年	健康宁波行动2030纲要 2020年	2030年	健康宁波行动实施方案 2022年	2030年	2019年健康浙江发展指数研究报告 2030年	健康浙江行动2030纲要 2020年	2030年	健康浙江行动实施意见 2022年	2030年	2020年健康浙江考核评分细则 2020年	健康中国2030规划纲要 2020年	2030年	健康中国行动(2019—2030年) 2022年	2030年
（22）主要食品、药品、食用农产品质量安全抽检合格率(%)	食品97,药品99,食用农产品98	健康宁波2030行动纲要					食品96,药品98,食用农产品98	食品97,药品99,食用农产品98			食品97,药品99,食用农产品97	食品96,药品98,食用农产品97	食品97,药品99,食用农产品97	食品99,药品98,食用农产品98	食品99,药品98,食用农产品98	食品98,药品99				
（23）符合要求的中小学体育与健康课程开课率(%)	100	健康宁波2030行动纲要						100			100	100	100	100	100	100			100	100
（24）国家学生体质健康标准达标优良率(%)	70	健康宁波行动实施方案							63	70	50			50	60	50		25	50	60
（25）儿童青少年总体近视率(%)	53.6	2019年全国平均水平							每年降低1%		53.6			每年降低1%	6岁3%,小学生、初中生和高中生降到38%、60%、70%	比上年下降1%			力争每年降低0.5%以上	新发近视率明显下降,小学生下降到38%

（续表）

三级基础层指标	2030年目标值	目标政策文件依据	宁波市卫生健康领域共同富裕先行市实施方案		浙江省卫生健康领域共同富裕示范区实施方案		健康宁波2030行动纲要		健康宁波行动实施方案		2019年健康浙江发展指数报告	健康浙江2030行动纲要		健康浙江行动实施意见		2020年健康浙江考核评分细则	健康中国2030规划纲要		健康中国行动（2019—2030年）	
			2022年	2025年	2022年	2025年	2020年	2030年	2022年	2030年	2030年	2020年	2030年	2022年	2030年	2020年	2020年	2030年	2022年	2030年
（26）每千人口医疗卫生机构床位数（张）	6.6	共同富裕先行市2025年	5.1	6.6	6.1	7.5														
（27）每千人口执业（助理）医师数（人）	4.4	共同富裕先行市2025年	3.95	4.4	3.8	4.3	3.3	3.5			3						2.5	3.0	2.6	
（28）每千人口注册护士数（人）	5.1	共同富裕先行市2025年	4.27	5.1	4.1	5	3.7	4.8			4.7							4.7		
（29）每万人口全科医生数（人/万人）	5	共同富裕先行市2025年		5							5									
（30）每万人口专业公共卫生机构人员数（人/万人）	8.3	宁波市区域卫生规划（2016—2020年）									0.83									
（31）传染病收治能力（床/万人）	1.5	共同富裕先行市2025年		1.5		1.5														
（32）县域内就诊率（%）	92	健康宁波2030行动纲要	90		89.5	90	90	92			90	90	90	90	90	90				
（33）基层就诊率（%）	65	共同富裕先行市2025年	55	65	55	65							75	65	65	65				
（34）居民电子健康档案建档率（%）	95	健康浙江行动实施意见									95			90	95					
（35）重点人群签约医生签约率（%）	80.00	共同富裕先行市2025年	75	80	75	80						80				70				

（续表）

三级基础层指标	2030年目标值	目标值政策文件依据	宁波市卫生健康领域共同富裕先行市实施方案 2022年	宁波市…… 2025年	浙江省卫生健康领域共同富裕示范区实施方案 2022年	浙江省…… 2025年	健康宁波2030行动纲要 2020年	健康宁波2030行动纲要 2030年	健康宁波行动实施方案 2022年	健康宁波行动实施方案 2030年	2019年健康浙江发展指数研究报告 2030年	健康浙江2030行动纲要 2020年	健康浙江2030行动纲要 2030年	健康浙江行动实施意见 2022年	健康浙江行动实施意见 2030年	2020年健康浙江考核评分细则 2020年	健康中国2030规划纲要 2020年	健康中国2030规划纲要 2030年	健康中国行动(2019—2030年) 2022年	健康中国行动(2019—2030年) 2030年
(36)提供中医药服务的基层医疗卫生机构占比(%)	卫生院(中心)100，站100，村95	2020年健康评分细则 宁波市卫生事业"十四五"规划														卫生院(中心)100，站100，村80			100	
(37)严重精神障碍患者规范管理率(%)	90	2020年健康浙江考核评分细则									89.41					90			80	85
(38)适龄儿童免疫规划疫苗接种率(%)	97	宁波市卫生健康发展"十四五"规划						95	95	95	90			90	90				90	90
(39)高血压患者与糖尿病患者规范管理率(%)	70.00	健康宁波行动实施方案	基层60	基层60	基层65	基层65		70	66	70	70			66	70				60	70
(40)残疾人精准康复服务率(%)	95	健康宁波2030行动纲要						95			80		95			70			60	70
(41)7岁以下儿童健康管理率(%)	95	共同富裕先行市2025年	95	95	90	90														
(42)孕产妇系统管理率(%)	95	共同富裕先行市2025年	95	95	90	90													90	
(43)城乡适龄妇女宫颈癌和乳腺癌筛查覆盖率(%)	90	健康浙江行动实施意见									90			80	90	70			80	90

（续表）

三级基础层指标	2030年目标值	目标值政策文件依据	宁波市卫生健康领域共同富裕先行市实施方案		浙江省卫生健康领域共同富裕示范区实施方案		健康宁波2030行动纲要		健康宁波行动实施方案		2019年健康浙江发展指数研究报告	健康浙江2030行动纲要		健康浙江行动实施意见		2020年健康浙江考核评分细则	健康中国2030规划纲要		健康中国(2019—2030年)行动	
			2022年	2025年	2022年	2025年	2020年	2030年	2022年	2030年	2030年	2020年	2030年	2022年	2030年	2020年	2020年	2030年	2022年	2030年
（44）每千人口拥有3岁以下婴幼儿照护设施托位数（个）	4.55	共同富裕先行市2025年	3	4.55	3	4.5														
（45）养老机构以不同形式为入住老年人提供医疗卫生服务比例（%）	100	健康浙江行动实施意见						100						100	持续改善				100	持续改善
（46）每千名老年人拥有医疗卫生机构康复护理床位数（张）	5.8	共同富裕先行市2025年		5.8		5.5										4				
（47）老年人健康管理率（%）	100	健康宁波2030行动纲要						100					100							
（48）人均预期寿命（岁）	83.1	共同富裕先行市2025年	82.5	83.1	79.6	80	81.7	82.5			79.5	78.5	79.5				77.3	79.0	77.7	79.0
（49）孕产妇死亡率（1/10万）	6	健康宁波2030行动纲要	7	7	9.5	7	7	6			9	9.5	9	9.5	9	9.5	18	12	18	12
（50）婴儿死亡率（%）	2.8	健康宁波2030行动纲要	5	4.8	5		3	2.8			5			6.5		7	7.5	5	7.5	5
（51）5岁以下儿童死亡率（%）	3.8	健康宁波2030行动纲要			8	5	4	3.8			6	8.5	6	8	6		9.5	6	9.5	6
（52）国民体质监测合格率（%）	95	健康宁波2030行动纲要					92	95	94	95	94	91	94	93	94	93.5	90.6	92.2	90.86	92.17

（续表）

三级基础层指标	2030年目标值	目标值政策依据文件名称	宁波市卫生健康领域共同富裕先行市实施方案 2022年	2025年	浙江省卫生健康领域共同富裕示范区实施方案 2022年	2025年	健康宁波2030行动纲要 2020年	2030年	健康宁波行动实施方案 2022年	2030年	2019年健康浙江发展指数研报告 2030年	健康浙江2030行动纲要 2020年	2030年	健康浙江行动实施意见 2022年	2030年	2020年健康浙江考核评分细则 2020年	健康中国2030规划纲要 2020年	2030年	健康中国行动(2019—2030年) 2022年	2030年
（53）甲乙类法定传染病报告发病率(1/10万)	175	健康宁波2030行动纲要					178	175			180	190	180						240	
（54）重大慢性病过早死亡率(%)	8.5	共同富裕先行市2025年方案	8.8	8.5	8.8	8.5	低于全省平均水平				13	低于全国平均水平					17.19	5.73	15.9	13
（55）心脑血管疾病死亡率(1/10万)	205.11	中国慢性病防治中长期规划(2017—2025年)									190.7									
（56）70岁及以下人群慢性呼吸系统疾病死亡率(1/10万)	7.5	健康宁波行动实施方案							8.1	7.5				9	8.1					8.1
（57）总体癌症五年生存率(%)	50	健康宁波行动实施方案	43.3	44	43.3	44			45	50			提高15%	43.3	46.6			提高15%	43.3	46.6
（58）居民健康素养水平(%)	40	健康宁波2030行动纲要	35	40	35	40	27	40	32	40	32	24	32	28	32	26	20	30	22	30
（59）15岁以上居民现在吸烟率(%)	18	健康宁波行动实施方案		20				20	20	18	20		20	21.5	20	22		20	24.5	20
（60）经常参加体育锻炼人口(不含学生)比例(%)	29	2019年健康浙江发展指数研报告					42	45	42	44	29(不含学生)、43(全部)	38	43	42	43	28.3(不含学生)	30.89	35.84	37	40

（续表）

三级基础层指标	2030年目标值	目标值文件政策依据	宁波市卫生健康领域共同富裕先行市实施方案 2022年	2025年	浙江省卫生健康领域共同富裕示范区实施方案 2022年	2025年	健康宁波2030行动纲要 2020年	2030年	健康宁波行动实施方案 2022年	2030年	2019年健康浙江发展指数研发报告 2030年	健康浙江2030行动纲要 2020年	2030年	健康浙江行动实施意见 2022年	2030年	2020年健康浙江考核评分细则 2020年	健康中国2030规划纲要 2020年	2030年	健康中国行动(2019—2030年) 2022年	2030年
（61）媒体健康科普水平（%）	100	健康宁波2030行动纲要																	实现	
（62）注册志愿者比例（%）	26.21	最优值法																		
（63）健康产业增加值占GDP比例（%）	5.22	健康宁波2030行动纲要					4.15	5.22	4.15	5.22	健康产业占GDP4.8					健康产业增加值年度增速不低于全省GDP增长速度				
（64）建立完善健康宁波工作组织，制定实施推进健康宁波建设政策措施	100	健康宁波2030行动纲要														建立				
（65）重大健康安全事件发生率（1/10万）	0	2020年健康浙江考核评分细则														0				
（66）国家卫生城市（含县城）创建率（%）	100	健康浙江2030行动纲要									100	100	100							
（67）国家卫生乡镇创建率（%）	80	健康宁波行动实施方案							50	80	65	15	30	50	65	20				
（68）健康细胞覆盖率（%）	学校80.医院100	2020年健康浙江考核评分细则 2019年健康浙江发展指数研发报告									学校80					学校60.医院70				

（续表）

三级基础层指标	2030年目标值	目标值政策文件依据	宁波市卫生健康领域共同富裕先行市实施方案		浙江省卫生健康领域共同富裕示范区实施方案		健康宁波2030行动纲要		健康宁波行动实施方案		2019年健康浙江发展指数研究报告	健康浙江2030行动纲要		健康浙江行动实施意见		2020年健康浙江考核评分细则	健康中国2030规划纲要		健康中国(2019—2030年)行动	
			2022年	2025年	2022年	2025年	2020年	2030年	2022年	2030年	2030年	2020年	2030年	2022年	2030年	2020年	2020年	2030年	2022年	2030年
（69）公众总体满意度（%）	86.22	2019年健康浙江发展指数研发报告									86.22（健康浙江）									
（70）公众知晓度（%）	88.66	2019年健康浙江发展指数研发报告									88.66（健康浙江）									

注：因表格容量有限，本书对部分文件名做了简化处理。"健康宁波行动实施方案""浙江省卫生健康领域共同富裕示范区实施方案（2021—2025年）""宁波市卫生健康领域共同富裕先行市实施方案（2021—2025年）"分别对应《宁波市卫生健康领域建设共同富裕先行市实施意见》《浙江省卫生健康领域建设共同富裕示范区实施方案（2021—2025年）》《宁波市人民政府关于推进健康浙江行动的实施意见的通知》。"宁波市卫生健康领域共同富裕先行市实施方案（2021—2025年）"共同富裕领域推进健康浙江行动发展高质量发展建设共同富裕示范区提出的 2025 年目标值。

第四节 健康宁波发展指数实证应用

根据以上步骤方法,建立共同富裕先行市背景下健康宁波发展指数评价指标体系,对宁波市 2018—2020 年健康宁波发展建设实现状况进行实证应用分析(表 4-4),计算结果分析如下[①]。

一、2018—2020 年健康宁波发展指数评价指标实际值变化情况

(一)宁波市 2018—2020 年健康环境发展指标值变化情况

1. 大气环境质量指标值变化情况

宁波市 2018—2020 年环境空气质量优良天数占比呈现出逐年上升趋势,从 2018 年的 87.70% 上升到 2020 年的 92.90%,上升了 5.20 个百分点,增长幅度为 5.93%。但是,均未达到 2030 年目标值(98.1%)。

2. 水环境质量指标值变化情况

宁波市 2018—2020 年居民生活饮用水水质达标率呈现出逐年上升趋势,从 2018 年的 92.89% 上升到 2020 年的 95.67%,上升了 2.79 个百分点,增长幅度为 3.00%。但是,均未达到 2030 年目标值(99%)。集中式饮用水水源地安全保障达标率在 2018—2020 年均为 100%,均已达到 2030 年目标值(100%)。

3. 声环境质量指标值变化情况

宁波市 2018—2020 年声功能区环境质量夜间达标率呈现出逐年上升趋势,从 2018 年的 73.00% 上升到 2020 年的 84.20%,上升了 11.20 百分点,增长幅度为 15.34%。但是,均未达到 2030 年目标值(85%)。

4. 垃圾废弃物处理指标值变化情况

宁波市 2018—2020 年城市生活污水处理率、城镇生活垃圾回收利用率、农村生活垃圾分类与减量处理行政村比例等 3 个指标均呈现出逐年上升趋

---

① 孙统达,李辉,王幸波,等.共同富裕视域下卫生健康发展评价体系构建及实证研究[J].卫生经济研究,2022(9):5-9.

势,增长幅度分别为 0.63%、53.65%、55.65%。但是,城市生活污水处理率、农村生活垃圾分类与减量处理行政村比例均未达到 2030 年目标值(98%、98%);城镇生活垃圾回收利用率于 2020 年达到最优值(64.81%)。城市生活垃圾无害化处理率在 2018—2020 年均为 100%,均已达到 2030 年目标值(100%)。

　　5.居住环境指标值变化情况

　　宁波市 2018—2020 年建成区绿地率、城市人均公园绿地面积等 2 个指标均呈现出逐年上升趋势,分别从 2018 年的 37.96%、12.21 平方米/人上升到 2020 年的 38.91%、13.90 平方米/人,增长幅度分别为 2.50%、13.84%。但是,均未达到 2030 年目标值(41%、14.36 平方米/人)。

　　6.公共交通指标值变化情况

　　宁波市 2018—2020 年交通事故万车死亡率呈现出逐年下降趋势,从 2018 年的 2.03 人/万车下降到 2020 年的 1.53 人/万车,下降幅度为24.63%。除了 2018 年未达到 2030 年目标值(1.73 人/万车),2019 年、2020 年实际值均已达到 2030 年目标值(1.73 人/万车)。

　　7.其他相关环境指标值变化情况

　　宁波市 2018—2020 年公共厕所设置密度呈现出逐年上升趋势,从 2018 年的 1.37 座/平方公里上升到 2020 年的 4.00 座/平方公里,增长幅度达191.97%;其中,2018 年、2019 年未达到 2030 年目标值(4.00 座/平方公里),2020 年实际值已达到 2030 年目标值(4.00 座/平方公里)。农村无害化卫生厕所普及率在 2018—2020 年均为 100%,均已达到 2030 年目标值(100%)。病媒生物密度控制水平(B 级及以上)在 2018—2020 年均为 0,均未达到 2030 年目标值(100%)。

　　(二)宁波市 2018—2020 年健康社会发展指标值变化情况

　　8.社会保障指标值变化情况

　　宁波市 2018—2020 年政府卫生健康服务投入占经常性财政支出比例、基本医疗保险政策范围内住院费用报销比例、人均基本公共卫生服务经费等 3 个指标实际值均呈现出逐年上升趋势,3 年增长幅度分别为 32.45%、

2.04%、20.09%;其中,政府卫生健康服务投入占经常性财政支出比例、人均基本公共卫生服务经费的 2018 年、2019 年未达到 2030 年目标值,2020 年实际值已达到 2030 年目标值(分别为 6%、74 元)。基本医疗保险政策范围内住院费用报销比例在 2018—2020 年均已达 2030 年目标值(75%)。个人卫生支出占卫生总费用比例在 2018—2020 年呈现出逐年下降趋势,从 2018 年的 26.86%下降到 2020 年的 23.88%,下降幅度为 11.09%,其中,2018 年、2019 年均未达到 2030 年目标值,2020 年已达到 2030 年目标值(25%)。

9.健身活动指标值变化情况

宁波市 2018—2020 年城市人均体育场地面积、每千人社会体育指导员人数等 2 个指标实际值均呈现出逐年上升趋势,3 年增长幅度分别为 380.00%、1.56%;但是,均未达到 2030 年目标值(分别为 3 平方米/人、6 人)。

10.职业安全指标值变化情况

宁波市 2018—2020 年重点行业用人单位劳动者职业健康检查率指标实际值均保持在 98%以上,略有上升趋势,3 年增长幅度为 0.11%;而且,均已达到 2030 年目标值(95%)。

11.食品药品安全指标值变化情况

宁波市 2018—2020 年主要食品、药品、食用农产品质量安全抽检合格率指标实际值均保持在 2030 年目标值以上,主要食品、药品、食用农产品质量安全抽检合格率的目标值分别为 97%、99%、98%。

12.中小学健康促进指标值变化情况

宁波市 2018—2020 年符合要求的中小学体育与健康课程开课率均达到 2030 年目标值(100%)。国家学生体质健康标准达标优良率呈现出逐年上升趋势,3 年增长幅度为 2.80%;但是,均未达到 2030 年目标值(70%)。儿童青少年总体近视率在 2018—2020 年呈现出逐年下降趋势,从 2018 年的 68.32%下降到 2020 年的 56.32%,下降幅度为 17.56%;但是,均未达到 2030 年目标值(2019 年全国平均水平值为 53.6%)。

(三)宁波市 2018—2020 年健康服务发展指标值变化情况

13.健康资源指标值变化情况

宁波市 2018—2020 年每千人口医疗卫生机构床位数、每千人口执业(助理)医师数、每千人口注册护士数、每万人口全科医生数等 4 个指标值均呈现出逐年上升趋势,3 年增长幅度分别为 0.21％、7.62％、10.00％、2.03％;其中,除了 2019 年、2020 年的每万人口全科医生数的指标值达到 2030 年目标值(5 人/万人)以外,其余指标值均未达到 2030 年目标值。每万人口专业公共卫生机构人员数、传染病收治能力在 2018—2020 年均呈现出逐年下降趋势,下降幅度分别为 10.32％、7.32％,而且均未达到 2030 年目标值。

14.医疗服务指标值变化情况

宁波市 2018—2020 年县域内就诊率、基层就诊率、居民电子健康档案建档率、重点人群家庭医生签约率等 4 个指标值均呈现出不同程度的逐年上升趋势,3 年增长幅度分别为 0.47％、26.24％、0.68％、15.71％;其中,除了 2019 年、2020 年的基层就诊率的指标值达到 2030 年目标值(65％),其余指标值均未达到 2030 年目标值。

15.中医药服务指标值变化情况

宁波市提供中医药服务的乡镇卫生院(社区卫生服务中心)占比在 2018—2020 年均为 100％,均已达 2030 年目标值。提供中医药服务的村卫生室(社区卫生服务站)在 2018—2020 年呈现出逐年上升趋势,3 年增长幅度为 3.18％;但是,均未达到 2030 年目标值(95％)。

16.疾病预防控制指标值变化情况

宁波市严重精神障碍患者规范管理率、适龄儿童免疫规划疫苗接种率、高血压与糖尿病患者规范管理率、残疾人精准康复服务率等 4 个指标在 2018—2020 年均呈现出逐年上升趋势,3 年增长幅度分别为 3.30％、2.11％、4.91％、6.39％;其中,除了 2018—2020 年的严重精神障碍患者规范管理率、2020 年的适龄儿童免疫规划疫苗接种率的指标值均已达到 2030 年目标值,其余年度的指标值均未达到 2030 年目标值。

17.妇幼健康服务指标值变化情况

宁波市孕产妇系统管理率、城乡适龄妇女宫颈癌和乳腺癌筛查覆盖率、每千人口拥有 3 岁以下婴幼儿照护设施托位数等 3 个指标在 2018—2020 年均呈现出逐年上升趋势,3 年增长幅度分别为 0.17％、16.80％、28.67％;7 岁以下儿童健康管理率在 2018—2020 年均保持在 95.00％以上。其中,除了 2018 年的城乡适龄妇女宫颈癌和乳腺癌筛查覆盖率指标值、2018—2020年的每千人口拥有 3 岁以下婴幼儿照护设施托位数未达到 2030 年目标值，其余年度的指标值均已经达到 2030 年目标值。

18.老年健康服务指标值变化情况

宁波市养老机构以不同形式为入住老年人提供医疗卫生服务比例、每千名老年人拥有医疗卫生机构康复护理床位数等 2 个指标在 2018—2020 年均呈现出逐年上升趋势，3 年增长幅度分别为 6.38％、22.22％；其中，除了2020 年的养老机构以不同形式为入住老年人提供医疗卫生服务比例指标值已达到 2030 年目标值以外，其余年度的指标值均未经达到 2030 年目标值。老年人健康管理率在 2018—2020 年均呈现出逐年下降趋势，下降幅度为2.91％，而且均未达到·2030 年目标值。

(四)宁波市 2018—2020 年健康人群发展指标值变化情况

19.健康水平指标值变化情况

宁波市人均预期寿命在 2018—2020 年保持在 81.6 岁以上，呈现出一定程度的逐年上升趋势，从 2018 年的 81.61 岁上升到 2020 年的 81.94 岁，3 年增长幅度为 0.40％。孕产妇死亡率、婴儿死亡率、5 岁以下儿童死亡率等 3 个指标值于 2018—2020 年均保持在历史低水平，而且，均已达到 2030年目标值。国民体质监测合格率在 2018—2020 年保持在 94.00％左右，略有下降趋势，从 2018 年的 94.10％下降到 2020 年的 93.80％，下降幅度为0.32％，而且均未达到 2030 年目标值(95％)。

20.传染病指标值变化情况

宁波市甲乙类法定传染病报告发病率在 2018—2020 年呈现出较为明显的下降趋势，从 2018 年的 205.95/10 万下降到 2020 年的 165.17/10 万，下降幅度达 19.80％，而且于 2020 年已达到 2030 年目标值(175/10 万)。

21.慢性病指标值变化情况

宁波市重大慢性病过早死亡率、70 岁及以下人群慢性呼吸系统疾病死亡率等 2 个指标值在 2018—2020 年呈现出较为明显的下降趋势，3 年下降幅度分别为 6.26％、12.06％，而且均已达到 2030 年目标值。心脑血管疾病死亡率虽然在 2018—2020 年略有上升趋势,从 2018 年的 194.32/10 万上升到 2020 年的 200.71/10 万,3 年增长幅度为 3.29%,但是,均已达到 2030 年目标值(205.11/10 万)。总体癌症五年生存率在 2018—2020 年呈现出较为明显的上升趋势,从 2018 年的 40.90%上升到 2020 年的 46.80%,3 年增长幅度为 14.43%,但是,均未达到 2030 年目标值(50%)。

(五)宁波市 2018—2020 年健康文化发展指标值变化情况

22.健康素养指标值变化情况

宁波市居民健康素养水平在 2018—2020 年呈现出较为明显的上升趋势,从 2018 年的 27.60%上升到 2020 年的 33.21%,3 年增长幅度为 20.33%;但是,均未达到 2030 年目标值(40%)。

23.健康行为指标值变化情况

宁波市 15 岁以上居民现在吸烟率指标值在 2018—2020 年呈现出一定程度的下降趋势,从 2018 年的 21.52%下降到 2020 年的 19.67%,3 年下降幅度为 8.60%;但是,均未达到 2030 年目标值(18%)。经常参加体育锻炼人口(不含学生)比例在 2018—2020 年均保持在 29.00%以上,略有上升趋势,从 2018 年的 29.10%上升到 2020 年的 29.80%,3 年增长幅度为 2.41%,而且均已达到 2030 年目标值(29%)。

24.健康氛围指标值变化情况

宁波市媒体科普水平指标值在 2018—2020 年均已达 2030 年目标值,即均已在面向公众的网站、电视台、广播电台、报纸期刊等 4 类媒体上设置固定的健康栏目来开展健康教育和健康科普,在主流媒体开设健康专题栏目以及刊播健康公益广告。

注册志愿者比例在 2018—2020 年呈现出一定程度的下降趋势,从 2018 年的最优值 26.21%下降到 2020 年的 22.79%,3 年下降幅度为 13.05%。

(六)宁波市 2018—2020 年健康产业发展指标值变化情况

25.健康服务与生产指标值变化情况

宁波市健康产业增加值占 GDP 比例在 2018—2020 年呈现出"倒 V 字形",从 2018 年的 3.90%上升到 2019 年的 11.04%,又下降到 2020 年的

4.40%,2018年、2020年的指标值均未达2030年目标值(5.22%),2019年的指标值已达2030年目标值(5.22%)。

(七)宁波市2018—2020年健康治理发展指标值变化情况

26.健康治理推进机制组织措施指标值变化情况

2018—2020年,宁波市建立完善健康宁波工作组织,制定落实推进健康宁波建设政策措施及目标。强化各级党委、政府对本地区健康宁波发展建设负总责,建立完善党委统一领导、党政齐抓共管、部门通力协作、全社会参与的工作机制,把人民健康放在优先发展战略地位,将辖区卫生健康发展建设纳入各级领导干部任期目标和政绩考核。

27.健康细胞工程指标值变化情况

宁波市国家卫生城市(含县城)创建率指标值在2018—2020年均保持在100%,均已达到2030年目标值(100%)。国家卫生乡镇创建率、健康促进学校覆盖率、二级及以上健康促进医院覆盖率等3个指标值均呈现出较为明显的逐年上升趋势,3年增长幅度分别为33.87%、30.57%、30.55%,除了2020年度健康促进医院覆盖率的指标值达到2030年目标值(100%),其余指标的年度实际值均未达到相应的2030年目标值。

28.公众满意度指标值变化情况

宁波市公众知晓度指标值在2018—2020年均保持在80%,但尚未达到2030年目标值(88.66%)。公众总体满意度指标值呈现出较为明显的逐年上升趋势,3年增长幅度为12.13%,但尚未达到2030年目标值(86.22%)。

二、2018—2020年健康宁波发展三级指标指数值变化情况

(一)2018—2020年健康宁波发展三级指标指数值变化趋势与特点

由于健康宁波发展三级指标指数值是在各个三级基础层指标实际值标准化的基础上,再与相应的权重相乘得到的,因此,宁波市2018—2020年的健康环境指数、健康社会指数、健康服务指数、健康人群指数、健康文化指数、健康产业指数、健康治理指数等7个维度的一级指标下设的70个三级基础层指标的三级指数值的变化趋势与特点,与它们相对应的三级指标实际值的变化趋势和特点一致,详见表4-4、表4-5。

表 4-4　2018—2020 年健康宁波发展三级指标实际值变化情况

序号	一级指标（维度·权重）	二级指标（大类·权重）	三级指标（基础层·权重）	指标属性	综合权重	2018年实际值	2019年实际值	2020年实际值	2020年比2018年增幅值	2020年比2018年增幅比例(%)
1	1.健康环境（19%）	1.大气环境质量（20%）	（1）环境空气质量优良天数占比(%)（100%）	正向	3.8000	87.70	87.10	92.90	5.20	5.93
2		2.水环境质量（20%）	（2）居民生活饮用水质达标率(%)（55%）	正向	2.0900	92.89	94.28	95.67	2.79	3.00
3			（3）集中式饮用水水源地安全保障达标率(%)（45%）	正向	1.7100	100.00	100.00	100.00	0	0
4		3.声环境质量（5%）	（4）声功能区环境质量夜间达标率(%)（100%）	正向	0.9500	73.00	76.20	84.20	11.20	15.34
5		4.垃圾废弃物处理（20%）	（5）城市生活污水处理率(%)（20%）	正向	0.7600	96.08	94.89	96.69	0.61	0.63
6			（6）城市生活垃圾无害化处理率(%)（30%）	正向	1.1400	100.00	100.00	100.00	0	0
7			（7）城镇生活垃圾回收利用率(%)（20%）	正向	0.7600	42.18	42.18	64.81	22.63	53.65
8			（8）农村生活垃圾分类减量处理行政村比例(%)（30%）	正向	1.1400	62.00	85.00	96.50	34.50	55.65
9		5.居住环境（15%）	（9）建成区绿地率(%)（40%）	正向	1.1400	37.96	37.87	38.91	0.95	2.50
10			（10）城市人均公园绿地面积(平方米/人)（60%）	正向	1.7100	12.21	13.92	13.90	1.69	13.84

（续表）

序号	一级指标（维度·权重）	二级指标（大类·权重）	三级指标（基础层·权重）	综合权重	指标属性	2018年实际值	2019年实际值	2020年实际值	2020年比2018年增幅值	2020年比2018年增幅比例（%）
11	1.健康环境（19%）	6.公共交通（5%）	（11）交通事故万车死亡率（人/万车）（100%）	0.9500	负向	2.03	1.73	1.53	-0.50	-24.63
12		7.其他相关环境（15%）	（12）公共厕所设置密度（座/平方公里）（45%）	1.2825	正向	1.37	1.87	4.00	2.63	191.97
13			（13）农村无害化卫生厕所普及率（%）（30%）	0.8550	正向	100.00	100.00	100.00	0	0
14			（14）病媒生物密度控制水平（B级及以上）（%）（25%）	0.7125	正向	0	0	0	0	0
15	2.健康社会（19%）	8.社会保障（35%）	（15）政府卫生健康服务投入占经常性财政支出比重（%）（30%）	1.9950	正向	4.53	4.48	6.00	1.47	32.45
16			（16）基本医疗保险政策范围内住院费用报销比例（%）（20%）	1.3300	正向	80.87	81.69	82.52	1.65	2.04
17			（17）人均基本公共卫生服务经费（元）（20%）	1.3300	正向	64.59	66.30	77.57	12.98	20.09
18			（18）个人卫生支出占卫生总费用比例（%）（30%）	1.9950	负向	26.86	26.34	23.88	-2.98	-11.09
19		9.健身活动（15%）	（19）城市人均体育场地面积（平方米/人）（60%）	1.7100	正向	0.50	2.43	2.4	1.90	380.00
20			（20）每千人社会体育指导员人数（人）（40%）	1.1400	正向	3.20	2.95	3.25	0.05	1.56

（续表）

序号	一级指标（维度·权重）	二级指标（大类·权重）	三级指标（基础层·权重）	综合权重	指标属性	2018年实际值	2019年实际值	2020年实际值	2020年比2018年增幅值	2020年比2018年增幅比例（%）
21		10.职业安全（8%）	（21）重点行业用人单位劳动者职业健康检查率（%）（100%）	1.5200	正向	99.38	98.62	99.49	0.11	0.11
22		11.食品药品安全（20%）	（22）主要食品、药品、食用农产品质量安全抽检合格率（%）（100%）	3.8000	正向	食品98.18、药品99.00、食用农产品99.00	食品99.50、药品100.00、食用农产品99.55	食品98.50、药品99.00、食用农产品98.88	食品0.32、食用药品0.0、食用农产品−0.12	食品0.33、药品0.0、食用农产品−0.12
23	2.健康社会（19%）	12.中小学健康促进（22%）	（23）符合要求的中小学体育与健康课程开课率（%）（25%）	1.0450	正向	100.00	100.00	100.00	0	0
24			（24）国家学生体质健康标准达标优良率（%）（40%）	1.6720	正向	61.77	63.50	63.50	1.73	2.80
25			（25）儿童青少年总体近视率（%）（35%）	1.4630	负向	68.32	57.62	56.32	−12.00	−17.56
26		13.健康资源（25%）	（26）每千人口医疗卫生机构床位数（张）（18%）	0.9900	正向	4.72	5.08	4.73	0.01	0.21
27	3.健康服务（22%）		（27）每千人口执业（助理）医师数（人）（22%）	1.2100	正向	3.15	3.46	3.39	0.24	7.62
28			（28）每千人口注册护士数（人）（18%）	0.9900	正向	3.30	3.68	3.63	0.33	10.00

（续表）

序号	一级指标（维度·权重）	二级指标（大类·权重）	三级指标（基础层·权重）	综合权重	指标属性	2018年实际值	2019年实际值	2020年实际值	2020年比2018年增幅值	2020年比2018年增幅比例（%）
29	3.健康服务（22%）	13.健康资源（25%）	（29）每万人口全科医生数（人/万人）（15%）	0.8250	正向	4.92	5.19	5.02	0.10	2.03
30			（30）每万人口专业公共卫生机构人员数（人/万人）（15%）	0.8250	正向	8.24	8.14	7.39	−0.85	−10.32
31			（31）传染病收治能力（床/万人）（12%）	0.6600	正向	0.82	0.75	0.76	−0.06	−7.32
32		14.医疗服务（23%）	（32）县域内就诊率（%）（30%）	1.5180	正向	90.67	91.06	91.10	0.43	0.47
33			（33）基层就诊率（%）（30%）	1.5180	正向	52.82	65.88	66.68	13.86	26.24
34			（34）居民电子健康档案建档率（%）（15%）	0.7590	正向	89.89	86.66	90.50	0.61	0.68
35			（35）重点人群家庭医生签约率（%）（25%）	1.2650	正向	64.80	69.70	74.98	10.18	15.71
36		15.中医药服务（5%）	（36）提供中医药服务的基层医疗卫生机构占比（%）（100%）	1.1000	正向	93.99	96.28	96.98	2.99	3.18
37		16.疾病预防控制（22%）	（37）严重精神障碍患者规范管理率（%）（20%）	0.9680	正向	96.08	95.60	99.25	3.17	3.30
38			（38）适龄儿童免疫规划疫苗接种率（%）（35%）	1.6940	正向	95.00	96.30	97.00	2.00	2.11

（续表）

序号	一级指标（维度·权重）	二级指标（大类·权重）	三级指标（基础层·权重）	综合权重	指标属性	2018年实际值	2019年实际值	2020年实际值	2020年比2018年增幅值	2020年比2018年增幅比例（%）
39	3.健康服务（22%）	16.疾病预防控制（22%）	(39)高血压与糖尿病患者规范管理率（%）(30%)	1.4520	正向	64.20	67.10	67.35	3.15	4.91
40			(40)残疾人精准康复服务率（%）(15%)	0.7260	正向	77.91	77.91	82.89	4.98	6.39
41			(41)7岁以下儿童健康管理率（%）(28%)	0.9240	正向	97.78	98.13	96.86	−0.92	−0.94
42		17.妇幼健康服务（15%）	(42)孕产妇系统管理率（%）(28%)	0.9240	正向	95.91	96.50	96.07	0.16	0.17
43			(43)城乡适龄妇女宫颈癌和乳腺癌筛查覆盖率（%）(24%)	0.7920	正向	85.62	100.00	100.00	14.38	16.80
44			(44)每千人口拥有3岁以下婴幼儿照护设施托位数（个）(20%)	0.6600	正向	1.50	1.50	1.93	0.43	28.67
45		18.老年健康服务（10%）	(45)养老住老年机构以不同形式为入住老年人提供医疗卫生服务比例（%）(25%)	0.5500	正向	94.00	96.10	100.00	6.00	6.38
46			(46)每千名老年人拥有医疗卫生机构康复护理床位数（张）(35%)	0.7700	正向	4.50	4.50	5.50	1.00	22.22
47			(47)老年人健康管理率（%）(40%)	0.8800	正向	67.00	67.00	65.05	−1.95	−2.91

（续表）

序号	一级指标（维度·权重）	二级指标（大类·权重）	三级指标（基础层·权重）	综合权重	指标属性	2018年实际值	2019年实际值	2020年实际值	2020年比2018年增幅值	2020年比2018年增幅比例（%）
48	4. 健康人群（22%）	19. 健康水平（45%）	（48）人均预期寿命（岁）（30%）	2.9700	正向	81.61	81.66	81.94	0.33	0.40
49			（49）孕产妇死亡率（1/10万）（20%）	1.9800	负向	2.39	0	3.02	0.63	26.36
50			（50）婴儿死亡率（‰）（20%）	1.9800	负向	2.01	1.36	1.69	−0.32	−15.92
51			（51）5岁以下儿童死亡率（‰）（10%）	0.9900	负向	2.77	2.17	2.60	−0.17	−6.14
52			（52）国民体质监测合格率（%）（20%）	1.9800	正向	94.10	94.20	93.80	−0.30	−0.32
53		20. 传染病（20%）	（53）甲乙类法定传染病报告发病率（1/10万）（100%）	4.4000	负向	205.95	198.12	165.17	−40.78	−19.80
54		21. 慢性病（35%）	（54）重大慢性病过早死亡率（%）（35%）	2.6950	负向	8.31	8.10	7.79	−0.52	−6.26
55			（55）心脑血管疾病死亡率（1/10万）（20%）	1.5400	负向	194.32	196.33	200.71	6.39	3.29
56			（56）70岁及以下人群慢性呼吸系统疾病死亡率（1/10万）（20%）	1.5400	负向	4.81	4.75	4.23	−0.58	−12.06
57			（57）总体癌症五年生存率（%）（25%）	1.9250	正向	40.90	48.79	46.80	5.90	14.43

（续表）

序号	一级指标（维度・权重）	二级指标（大类・权重）	三级指标（基础层・权重）	综合权重	指标属性	2018年实际值	2019年实际值	2020年实际值	2020年比2018年增幅值	2020年比2018年增幅比例（%）
58	5.健康文化（8%）	22.健康素养（45%）	（58）居民健康素养水平（%）（100%）	3.6000	正向	27.60	30.03	33.21	5.61	20.33
59		23.健康行为（30%）	（59）15岁以上居民现在吸烟率（%）（40%）	0.9600	负向	21.52	21.31	19.67	−1.85	−8.60
60			（60）经常参加体育锻炼人口（不含学生）比例（%）（60%）	1.4400	正向	29.10	29.20	29.80	0.70	2.41
61		24.健康氛围（25%）	（61）媒体健康科普水平（%）（60%）	1.2000	正向	100.00	100.00	100.00	0	0
62			（62）注册志愿者比例（%）（40%）	0.8000	正向	26.21	25.11	22.79	−3.42	−13.05
63	6.健康产业（2%）	25.健康服务与生产（100%）	（63）健康产业增加值占GDP比例（%）（100%）	2.0000	正向	3.90	11.04	4.40	0.50	12.82
64	7.健康治理（8%）	26.健康治理机制进组织措施（25%）	（64）建立完善组织、工作机制、制定落实政策建设健康宁波推进措施（60%）	1.2000	正向	100.00	100.00	100.00	0	0
65			（65）重大健康安全事件发生率（1/10万）（40%）	0.8000	负向	0	0	0	0	0
66		27.健康细胞工程（35%）	（66）国家卫生城市（含县城）创建率（%）（30%）	0.8400	正向	100.00	100.00	100.00	0	0

（续表）

序号	一级指标（维度，权重）	二级指标（大类，权重）	三级指标（基础层，权重）	综合权重	指标属性	2018年实际值	2019年实际值	2020年实际值	2020年比2018年增幅值	2020年比2018年增幅比例（%）
67	7. 健康治理（8%）	27. 健康细胞工程（35%）	（67）国家卫生乡镇创建率（%）（40%）	1.1200	正向	37.35	37.30	50.00	12.65	33.87
68			（68）健康细胞覆盖率（%）（30%）	0.8400	正向	学校60.26、医院76.60	学校59.48、医院79.60	学校78.68、医院100	学校18.42、医院23.40	学校30.57、医院30.55
69		28. 公众满意度（40%）	（69）公众总体满意度（%）（60%）	1.9200	正向	71.70	78.60	80.40	8.70	12.13
70			（70）公众知晓度（%）（40%）	1.2800	正向	80.00	80.00	80.00	0	0

表4-5 2018—2020年健康宁波发展三级指标指数值变化情况

序号	一级指标(维度)	二级指标(大类)	三级指标(基础层)	2018年				2019年				2020年			
				实际值	标准化值	指数值	实现度(%)	实际值	标准化值	指数值	实现度(%)	实际值	标准化值	指数值	实现度(%)
1	1.健康环境	1.大气环境质量	(1)环境空气质量优良天数占比(%)	87.70	0.89	3.40	89.40	87.10	0.89	3.37	88.79	92.90	0.95	3.60	94.70
2		2.水环境质量	(2)居民生活饮用水水质达标率(%)	92.89	0.94	1.96	93.83	94.28	0.95	1.99	95.23	95.67	0.97	2.02	96.64
3			(3)集中式饮用水水源地安全保障达标率(%)	100.00	1.00	1.71	100.00	100.00	1.00	1.71	100.00	100.00	1.00	1.71	100.00
4		3.声环境质量	(4)声功能区环境质量夜间达标率(%)	73.00	0.86	0.82	85.88	76.20	0.90	0.85	89.65	84.20	0.99	0.94	99.06
5			(5)城市生活污水处理率(%)	96.08	0.98	0.75	98.04	94.89	0.97	0.74	96.83	96.69	0.99	0.75	98.66
6		4.垃圾废弃物处理	(6)城市生活垃圾无害化处理率(%)	100.00	1.00	1.14	100.00	100.00	1.00	1.14	100.00	100.00	1.00	1.14	100.00
7			(7)城镇生活垃圾回收利用率(%)	42.18	0.65	0.49	65.08	42.18	0.65	0.49	65.08	64.81	1.00	0.76	100.00
8			(8)农村生活垃圾分类处理行政村比例(%)	62.00	0.63	0.72	63.27	85.00	0.87	0.99	86.73	96.50	0.98	1.14	98.47
9		5.居住环境	(9)建成区绿地率(%)	37.96	0.93	1.06	92.59	37.87	0.92	1.05	92.37	38.91	0.95	1.12	94.90
10			(10)城市人均公园绿地面积(平方米/人)	12.21	0.85	1.45	85.03	13.92	0.97	1.66	96.94	13.90	0.97	1.66	96.80

（续表）

序号	一级指标（维度）	二级指标（大类）	三级指标（基础层）	2018年 实际值	标准化值	指数值	实现度（%）	2019年 实际值	标准化值	指数值	实现度（%）	2020年 实际值	标准化值	指数值	实现度（%）
11	1.健康环境	6.公共交通	(11)交通事故万车死亡率（人/万车）	2.03	0.85	0.81	85.22	1.73	1.00	0.95	100.00	1.53	1.00	0.95	100.00
12		7.其他相关环境	(12)公共厕所设置密度（座/平方公里）	1.37	0.34	0.44	34.23	1.87	0.47	0.60	46.79	4.00	1.00	1.28	100.00
13			(13)农村无害化卫生厕所普及率（%）	100.00	1.00	0.86	100.00	100.00	1.00	0.86	100.00	100.00	1.00	0.86	100.00
14			(14)病媒生物密度控制水平（B级及以上）(%)	0	0	0	0	0	0	0	0	0	0	0	0
15	2.健康社会	8.社会保障	(15)政府卫生经常性财政支出投入占经常性财政支出比例（%）	4.53	0.76	1.51	75.50	4.48	0.75	1.49	74.67	6.00	1.00	2.00	100.00
16			(16)基本医疗保险政策范围内住院费用报销比例（%）	80.87	1.00	1.33	100.00	81.69	1.00	1.33	100.00	82.52	1.00	1.33	100.00
17			(17)人均基本公共卫生服务经费（元）	64.59	0.87	1.16	87.28	66.30	0.90	1.19	89.59	77.57	1.00	1.33	100.00
18			(18)个人卫生支出占卫生总费用比例（%）	26.86	0.93	1.86	93.06	26.34	0.95	1.89	94.92	23.88	1.00	2.00	100.00
19		9.健身活动	(19)城市人均体育场地面积（平方米/人）	0.50	0.17	0.28	16.56	2.43	0.81	1.39	81.00	2.40	0.80	1.37	80.00
20			(20)每千人社会体育指导员人数（人）	3.20	0.53	0.61	53.32	2.95	0.49	0.56	49.17	3.25	0.54	0.62	54.17

（续表）

序号	一级指标(维度)	二级指标(大类)	三级指标(基础层)	2018年				2019年				2020年			
				实际值	标准化值	指数数值	实现度(%)	实际值	标准化值	指数数值	实现度(%)	实际值	标准化值	指数数值	实现度(%)
21		10.职业安全	(21)重点行业用人单位劳动者职业健康检查率(%)	99.38	1.00	1.52	100.00	98.62	1.00	1.52	100.00	99.49	1.00	1.52	100.00
22	2.健康社会	11.食品药品安全	(22)主要食品、药品、食用农产品质量安全抽检合格率(%)	食品98.18、药品99.00、食用农产品99.00	食品1.00、药品1.00、食用农产品1.00	3.80	100.00	食品99.50、药品100.00、食用农产品99.55	食品1.00、药品1.00、食用农产品1.00	3.80	100.00	食品98.50、药品99.00、食用农产品98.88	食品1.00、药品1.00、食用农产品1.00	3.80	100.00
23		12.中小学健康促进	(23)符合要求的中小学体育与健康课程开课率(%)	100.00	1.00	1.05	100.00	100.00	1.00	1.05	100.00	100.00	1.00	1.05	100.00
24			(24)国家学生体质健康标准达标优良率(%)	61.77	0.88	1.48	88.24	63.50	0.91	1.52	90.71	63.50	0.91	1.52	90.71
25			(25)儿童青少年总体近视率(%)	68.32	0.78	1.15	78.45	57.62	0.93	1.36	93.02	56.32	0.95	1.39	95.17
26	3.健康服务	13.健康资源	(26)每千人口医疗卫生机构床位数(张)	4.72	0.72	0.71	71.52	5.08	0.77	0.76	76.93	4.73	0.72	0.71	71.61
27			(27)每千人口执业(助理)医师数(人)	3.15	0.72	0.87	71.59	3.46	0.79	0.95	78.63	3.39	0.77	0.93	77.07
28			(28)每千人口注册护士数(人)	3.30	0.65	0.64	64.71	3.68	0.72	0.72	72.23	3.63	0.71	0.71	71.21

（续表）

序号	一级指标（维度）	二级指标（大类）	三级指标（基础层）	2018年				2019年				2020年			
				实际值	标准化值	指数值	实现度（%）	实际值	标准化值	指数值	实现度（%）	实际值	标准化值	指数值	实现度（%）
29		13.健康资源	(29)每万人口全科医生数（人/万人）	4.92	0.98	0.81	98.40	5.19	1.00	0.83	100.00	5.02	1.00	0.83	100.00
30			(30)每万人口专业公共卫生机构人员数（人/万人）	8.24	0.99	0.82	99.28	8.14	0.98	0.81	98.03	7.39	0.89	0.73	89.01
31			(31)传染病收治能力（床/万人）	0.82	0.55	0.36	54.86	0.75	0.50	0.33	49.95	0.76	0.51	0.33	50.60
32	3.健康服务		(32)县域内就诊率（%）	90.67	0.99	1.50	98.55	91.06	0.99	1.50	98.98	91.10	0.99	1.50	99.02
33			(33)基层就诊率（%）	52.82	0.81	1.23	81.26	65.88	1.00	1.52	100.00	66.68	1.00	1.52	100.00
34		14.医疗服务	(34)居民电子健康档案建档率（%）	89.89	0.95	0.72	94.62	86.66	0.91	0.69	91.22	90.50	0.95	0.72	95.26
35			(35)重点人群家庭医生签约率（%）	64.80	0.81	1.02	81.00	69.70	0.87	1.10	87.13	74.98	0.94	1.19	93.73
36		15.中医药服务	(36)提供中医药服务的基层医疗卫生机构占比（%）	93.99	卫生院（中心）1.00、服务站（卫生室）0.93	1.06	96.31	96.28	卫生院（中心）1.00、服务站（卫生室）0.97	1.09	98.71	96.98	卫生院（中心）1.00、服务站（卫生室）0.99	1.09	99.45

（续表）

序号	一级指标（维度）	二级指标（大类）	三级指标（基础层）	2018年				2019年				2020年			
				实际值	标准化值	指数数值	实现度（%）	实际值	标准化值	指数数值	实现度（%）	实际值	标准化值	指数数值	实现度（%）
37		16.疾病预防控制	（37）严重精神障碍患者规范管理率（%）	96.08	1.00	0.97	100.00	95.60	1.00	0.97	100.00	99.25	1.00	0.97	100.00
38			（38）适龄儿童免疫规划疫苗接种率（%）	95.00	0.98	1.66	97.94	96.30	0.99	1.68	99.28	97.00	1.00	1.69	100.00
39			（39）高血压与糖尿病患者规范管理率（%）	64.20	0.92	1.33	91.71	67.10	0.96	1.39	95.86	67.35	0.96	1.40	96.21
40	3.健康服务		（40）残疾人精准康复服务率（%）	77.91	0.82	0.60	82.01	77.91	0.82	0.60	82.01	82.89	0.87	0.63	87.25
41		17.妇幼健康服务	（41）7岁以下儿童健康管理率（%）	97.78	1.00	0.92	100.00	98.13	1.00	0.92	100.00	96.86	1.00	0.92	100.00
42			（42）孕产妇系统管理率（%）	95.91	1.00	0.92	100.00	96.50	1.00	0.92	100.00	96.07	1.00	0.92	100.00
43			（43）城乡适龄妇女宫颈癌和乳腺癌筛查覆盖率（%）	85.62	0.95	0.75	95.13	100.00	1.00	0.79	100.00	100.00	1.00	0.79	100.00
44			（44）每千人口拥有3岁以下婴幼儿照护设施托位数（个）	1.50	0.33	0.22	32.97	1.50	0.33	0.22	32.97	1.93	0.42	0.28	42.42
45		18.老年健康服务	（45）养老机构以不同形式为入住老年人提供医疗卫生服务比例（%）	94.00	0.94	0.52	94.00	96.10	0.96	0.53	96.10	100.00	1.00	0.55	100.00

（续表）

序号	一级指标（维度）	二级指标（大类）	三级指标（基础层）	2018年				2019年				2020年			
				实际值	标准化值	指数数值	实现度（%）	实际值	标准化值	指数数值	实现度（%）	实际值	标准化值	指数数值	实现度（%）
46	3.健康服务	18.老年健康服务	（46）每千名老年人拥有医疗卫生机构康复护理床位数（张）	4.50	0.78	0.60	77.59	4.50	0.78	0.60	77.59	5.50	0.95	0.73	94.83
47			（47）老年人健康管理率（%）	67.00	0.67	0.59	67.00	67.00	0.67	0.59	67.00	65.05	0.65	0.57	65.05
48		19.健康水平	（48）人均预期寿命（岁）	81.61	0.98	2.92	98.21	81.66	0.98	2.92	98.27	81.94	0.99	2.93	98.60
49			（49）孕产妇死亡率（1/10万）	2.39	1.00	1.98	100.00	0	1.00	1.98	100.00	3.02	1.00	1.98	100.00
50			（50）婴儿死亡率（‰）	2.01	1.00	1.98	100.00	1.36	1.00	1.98	100.00	1.69	1.00	1.98	100.00
51			（51）5岁以下儿童死亡率（‰）	2.77	1.00	0.99	100.00	2.17	1.00	0.99	100.00	2.60	1.00	0.99	100.00
52	4.健康人群		（52）国民体质监测合格率（%）	94.10	0.99	1.96	99.05	94.20	0.99	1.96	99.16	93.80	0.99	1.95	98.74
53		20.传染病	（53）甲乙类法定传染病报告发病率（1/10万）	205.95	0.85	3.74	84.97	198.12	0.88	3.89	88.33	165.17	1.00	4.40	100.00
54		21.慢性病	（54）重大慢性病过早死亡率（%）	8.31	1.00	2.70	100.00	8.10	1.00	2.70	100.00	7.79	1.00	2.70	100.00
55			（55）心脑血管疾病死亡率（1/10万）	194.32	1.00	1.54	100.00	196.33	1.00	1.54	100.00	200.71	1.00	1.54	100.00

（续表）

序号	一级指标（维度）	二级指标（大类）	三级指标（基础层）	2018 年				2019 年				2020 年			
				实际值	标准化值	指数值	实现度（%）	实际值	标准化值	指数值	实现度（%）	实际值	标准化值	指数值	实现度（%）
56	4. 健康人群	21. 慢性病	（56）70 岁及以下人群慢性呼吸系统疾病死亡率（1/10 万）	4.81	1.00	1.54	100.00	4.75	1.00	1.54	100.00	4.23	1.00	1.54	100.00
57			（57）总体癌症五年生存率（%）	40.90	0.82	1.57	81.80	48.79	0.98	1.88	97.58	46.80	0.94	1.80	93.60
58		22. 健康素养	（58）居民健康素养水平（%）	27.60	0.69	2.48	69.00	30.03	0.75	2.70	75.08	33.21	0.83	2.99	83.03
59		23. 健康行为	（59）15 岁以上居民现在吸烟率（%）	21.52	0.84	0.80	83.64	21.31	0.84	0.81	84.47	19.67	0.92	0.88	91.51
60			（60）经常参加体育锻炼人口（不含学生）比例（%）	29.10	1.00	1.44	100.00	29.20	1.00	1.44	100.00	29.80	1.00	1.44	100.00
61	5. 健康文化	24. 健康氛围	（61）媒体健康科普水平（%）	100.00	1.00	1.20	100.00	100.00	1.00	1.20	100.00	100.00	1.00	1.20	100.00
62			（62）注册志愿者比例（%）	26.21	1.00	0.80	100.00	25.11	0.96	0.77	95.78	22.79	0.87	0.70	86.95
63	6. 健康产业	25. 健康服务与生产	（63）健康产业增加值占 GDP 比例（%）	3.90	0.75	1.49	74.71	11.04	1.00	2.00	100.00	4.40	0.84	1.69	84.29
64	7. 健康治理	26. 健康治理推进机制（组织措施）	（64）建立完善健康宁波工作组织、制定落实推进健康宁波建设政策措施	100.00	1.00	1.20	100.00	100.00	1.00	1.20	100.00	100.00	1.00	1.20	100.00
65			（65）重大健康安全事件发生率（1/10 万）	0	1.00	0.80	100.00	0	1.00	0.80	100.00	0	1.00	0.80	100.00

（续表）

序号	一级指标（维度）	二级指标（大类）	三级指标（基础层）	2018年 实际值	2018年 标准化值	2018年 指数值	2018年 实现度（%）	2019年 实际值	2019年 标准化值	2019年 指数值	2019年 实现度（%）	2020年 实际值	2020年 标准化值	2020年 指数值	2020年 实现度（%）
66	7.健康治理	27.健康细胞工程	（66）国家卫生城市（含县城）创建率（%）	100.00	1.00	0.84	100.00	100.00	1.00	0.84	100.00	100.00	1.00	0.84	100.00
67			（67）国家卫生乡镇创建率（%）	37.35	0.47	0.52	46.69	37.30	0.47	0.52	46.63	50.00	0.63	0.70	62.50
68			（68）健康细胞覆盖率（%）	学校60.26、医院76.60	学校0.75、医院0.77	0.64	75.96	学校59.48、医院79.60	学校0.74、医院0.80	0.65	76.98	学校78.68、医院100.00	学校0.98、医院1.00	0.83	99.18
69		28.公众满意度	（69）公众总体满意度（%）	71.70	0.83	1.60	83.16	78.60	0.91	1.75	91.16	80.40	0.93	1.79	93.25
70			（70）公众知晓度（%）	80.00	0.90	1.15	90.23	80.00	0.90	1.15	90.23	80.00	0.90	1.15	90.23

（二）2020 年健康宁波发展三级指标指数值达标情况

2020 年,70 个健康宁波发展三级基础层指标实际值与 2030 年目标值相比较,三级指标实际值达标实现度表现以好（实现度 100.00%）为主,覆盖率为 47.14%（33/70）。也就是说,共有 33 个三级基础层评价指标的实际值已经达到 2030 年目标值,三级指标发展指数值实现度均达到 100.00%,提前达到 2030 年目标值;其次为表现较好（实现度 90.00%～99.99%）,覆盖率31.43%（22/70）;表现一般（实现度 80.00%～89.99%）、较差（实现度60.00%～79.99%）、差（实现度 0～59.99%）的占比最低,覆盖率分别为8.57%（6/70）、7.14%（5/70）、5.71%（4/70）。在已提前达到 2030 年目标值的三级基础层指标中,从一级指标分布来看,提前达标完成覆盖率以健康人群指标、健康社会指标为主,覆盖率分别为 70.00%、63.64%,其次为健康治理指标（覆盖率 60.00%）、健康环境指标（覆盖率 42.86%）、健康文化指标（覆盖率 40.00%）、健康服务指标（覆盖率 36.36%）,健康产业指标最低,覆盖率为 0。详见表 4-6、表 4-7。

表 4-6　2020 年健康宁波发展三级指标实际值达标情况

序号	一级指标（维度）	二级指标（大类）	三级指标（基础层）	指标属性	2020 年		2030 年目标值	达标完成情况
					实际值	实现度（%）		
1		1.大气环境质量	（1）环境空气质量优良天数占比（%）	正向	92.90	94.70	98.1	较好
2		2.水环境质量	（2）居民生活饮用水水质达标率（%）	正向	95.67	96.64	99	较好
3			（3）集中式饮用水水源地安全保障达标率（%）	正向	100.00	100.00	100	好
4		3.声环境质量	（4）声功能区环境质量夜间达标率（%）	正向	84.20	99.06	85	较好
5	1.健康环境		（5）城市生活污水处理率（%）	正向	96.69	98.66	98	较好
6		4.垃圾废弃物处理	（6）城市生活垃圾无害化处理率（%）	正向	100.00	100.00	100	好
7			（7）城镇生活垃圾回收利用率（%）	正向	64.81	100.00	64.81	好
8			（8）农村生活垃圾分类与减量处理行政村比例（%）	正向	96.50	98.47	98	较好

(续表)

序号	一级指标（维度）	二级指标（大类）	三级指标（基础层）	指标属性	2020 年实际值	2020 年实现度（%）	2030 年目标值	达标完成情况
9	1.健康环境	5.居住环境	（9）建成区绿地率（%）	正向	38.91	94.90	41	较好
10			（10）城市人均公园绿地面积（平方米/人）	正向	13.90	96.80	14.36	较好
11		6.公共交通	（11）交通事故万车死亡率（人/万车）	负向	1.53	100.00	1.73	好
12		7.其他相关环境	（12）公共厕所设置密度（座/平方公里）	正向	4.00	100.00	4	好
13			（13）农村无害化卫生厕所普及率（%）	正向	100.00	100.00	100	好
14			（14）病媒生物密度控制水平（B 级及以上）（%）	正向	0	0	100	差
15	2.健康社会	8.社会保障	（15）政府卫生健康服务投入占经常性财政支出比例（%）	正向	6.00	100.00	6	好
16			（16）基本医疗保险政策范围内住院费用报销比例（%）	正向	82.52	100.00	75	好
17			（17）人均基本公共卫生服务经费（元）	正向	77.57	100.00	74	好
18			（18）个人卫生支出占卫生总费用比例（%）	负向	23.88	100.00	25	好
19		9.健身活动	（19）城市人均体育场地面积（平方米/人）	正向	2.40	80.00	3	一般
20			（20）每千人社会体育指导员人数（人）	正向	3.25	54.17	6	差
21		10.职业安全	（21）重点行业用人单位劳动者职业健康检查率（%）	正向	99.49	100.00	95	好
22		11.食品药品安全	（22）主要食品、药品、食用农产品质量安全抽检合格率（%）	正向	食品98.50,药品99.00,食用农产品98.88	100.00	食品97,药品99,食用农产品98	好

（续表）

序号	一级指标（维度）	二级指标（大类）	三级指标（基础层）	指标属性	2020 年		2030 年目标值	达标完成情况
					实际值	实现度（%）		
23	2.健康社会	12.中小学健康促进	（23）符合要求的中小学体育与健康课程开课率（%）	正向	100.00	100.00	100	好
24			（24）国家学生体质健康标准达标优良率（%）	正向	63.50	90.71	70	较好
25			（25）儿童青少年总体近视率（%）	负向	56.32	95.17	53.6	较好
26	3.健康服务	13.健康资源	（26）每千人口医疗卫生机构床位数（张）	正向	4.73	71.61	6.6	较差
27			（27）每千人口执业（助理）医师数（人）	正向	3.39	77.07	4.4	较差
28			（28）每千人口注册护士数（人）	正向	3.63	71.21	5.1	较差
29			（29）每万人口全科医生数（人/万人）	正向	5.02	100.00	5	好
30			（30）每万人口专业公共卫生机构人员数（人/万人）	正向	7.39	89.01	8.3	一般
31			（31）传染病收治能力（床/万人）	正向	0.76	50.60	1.5	差
32		14.医疗服务	（32）县域内就诊率（%）	正向	91.10	99.02	92	较好
33			（33）基层就诊率（%）	正向	66.68	100.00	65	好
34			（34）居民电子健康档案建档率（%）	正向	90.50	95.26	95	较好
35			（35）重点人群家庭医生签约率（%）	正向	74.98	93.73	80	较好
36		15.中医药服务	（36）提供中医药服务的基层医疗卫生机构占比（%）	正向	96.98	99.45	卫生院（中心）100，服务站100,卫生室95	较好

（续表）

序号	一级指标（维度）	二级指标（大类）	三级指标（基础层）	指标属性	2020 年 实际值	2020 年 实现度（％）	2030 年目标值	达标完成情况
37		16.疾病预防控制	（37）严重精神障碍患者规范管理率（％）	正向	99.25	100.00	90	好
38			（38）适龄儿童免疫规划疫苗接种率（％）	正向	97.00	100.00	97	好
39			（39）高血压与糖尿病患者规范管理率（％）	正向	67.35	96.21	70	较好
40			（40）残疾人精准康复服务率（％）	正向	82.89	87.25	95	一般
41	3.健康服务	17.妇幼健康服务	（41）7 岁以下儿童健康管理率（％）	正向	96.86	100.00	95	好
42			（42）孕产妇系统管理率（％）	正向	96.07	100.00	95	好
43			（43）城乡适龄妇女宫颈癌和乳腺癌筛查覆盖率（％）	正向	100.00	100.00	90	好
44			（44）每千人口拥有 3 岁以下婴幼儿照护设施托位数（个）	正向	1.93	42.42	4.55	差
45		18.老年健康服务	（45）养老机构以不同形式为入住老年人提供医疗卫生服务比例（％）	正向	100.00	100.00	100	好
46			（46）每千名老年人拥有医疗卫生机构康复护理床位数（张）	正向	5.50	94.83	5.8	较好
47			（47）老年人健康管理率（％）	正向	65.05	65.05	100	较差
48	4.健康人群	19.健康水平	（48）人均预期寿命（岁）	正向	81.94	98.60	83.1	较好
49			（49）孕产妇死亡率（1/10 万）	负向	3.02	100.00	6	好
50			（50）婴儿死亡率（‰）	负向	1.69	100.00	2.8	好
51			（51）5 岁以下儿童死亡率（‰）	负向	2.60	100.00	3.8	好
52			（52）国民体质监测合格率（％）	正向	93.80	98.74	95	较好

（续表）

序号	一级指标（维度）	二级指标（大类）	三级指标（基础层）	指标属性	2020 年		2030 年目标值	达标完成情况
					实际值	实现度（%）		
53	4.健康人群	20.传染病	（53）甲乙类法定传染病报告发病率（1/10 万）	负向	165.17	100.00	175	好
54		21.慢性病	（54）重大慢性病过早死亡率（%）	负向	7.79	100.00	8.5	好
55			（55）心脑血管疾病死亡率（1/10 万）	负向	200.71	100.00	205.11	好
56			（56）70 岁及以下人群慢性呼吸系统疾病死亡率（1/10 万）	负向	4.23	100.00	7.5	好
57			（57）总体癌症五年生存率（%）	正向	46.80	93.60	50	较好
58	5.健康文化	22.健康素养	（58）居民健康素养水平（%）	正向	33.21	83.03	40	一般
59		23.健康行为	（59）15 岁以上居民现在吸烟率（%）	负向	19.67	91.51	18	较好
60			（60）经常参加体育锻炼人口（不含学生）比例（%）	正向	29.80	100.00	29	好
61		24.健康氛围	（61）媒体健康科普水平（%）	正向	100.00	100.00	100	好
62			（62）注册志愿者比例（%）	正向	22.79	86.95	26.21	一般
63	6.健康产业	25.健康服务与生产	（63）健康产业增加值占 GDP 比例（%）	正向	4.40	84.29	5.22	一般
64	7.健康治理	26.健康治理推进机制（组织措施）	（64）建立完善健康宁波工作组织，制定落实推进健康宁波建设政策措施	正向	100.00	100.00	100	好
65			（65）重大健康安全事件发生率（1/10 万）	负向	0	100.00	0	好
66		27.健康细胞工程	（66）国家卫生城市（含县城）创建率（%）	正向	100.00	100.00	100	好
67			（67）国家卫生乡镇创建率（%）	正向	50.00	62.50	80	较差

（续表）

序号	一级指标（维度）	二级指标（大类）	三级指标（基础层）	指标属性	2020年		2030年目标值	达标完成情况
					实际值	实现度（%）		
68	7.健康治理	27.健康细胞工程	（68）健康细胞覆盖率（%）	正向	学校78.68，医院100.00	99.18（学校98.35，医院100.00）	学校80，医院100	较好
69		28.公众满意度	（69）公众总体满意度（%）	正向	80.40	93.25	86.22	较好
70			（70）公众知晓度（%）	正向	80.00	90.23	88.66	较好

表 4-7 2020 年健康宁波发展指数三级指标实际值达标分布情况

单位：%

序号	一级指标	差	较差	一般	较好	好	合计
1	健康环境指数	7.14(1)	0(0)	0	50.00(7)	42.86(6)	100(14)
2	健康社会指数	9.09(1)	0(0)	9.09(1)	18.18(2)	63.64(7)	100(11)
3	健康服务指数	9.09(2)	18.18(4)	9.09(2)	27.27(6)	36.36(8)	100(22)
4	健康人群指数	0(0)	0(0)	0(0)	30.00(3)	70.00(7)	100(10)
5	健康文化指数	0(0)	0(0)	40.00(2)	20.00(1)	40.00(2)	100(5)
6	健康产业指数	0(0)	0(0)	100.00(1)	0(0)	0(0)	100(1)
7	健康治理指数	0(0)	14.29(1)	0(0)	42.86(3)	42.86(3)	100(7)
	合计	5.71(4)	7.14(5)	8.57(6)	31.43(22)	47.14(33)	100(70)

注：括号内为达标完成数（个）。

三、2018—2020 年健康宁波发展二级指标指数值变化情况

关于二级指标指数值分布，总体上看，大气环境质量、水环境质量、声环境质量、垃圾废弃物处理、居住环境、其他相关环境、社会保障、健身活动、中小学健康促进、健康资源、医疗服务、中医药服务、疾病预防控制、妇幼健康服务、老年健康服务、健康水平、传染病、慢性病、健康素养、健康行为、健康服务与生产、健康细胞工程、公众满意度等 24 个二级指标指数值在 2018—

2020 年均呈现出逐年上升趋势；职业安全、食品药品安全、健康治理推进机制组织措施等 3 个二级指标指数值在 2018—2020 年均已达到 2030 年目标值基准指数值水平；健康氛围的二级指标指数值呈现出逐年下降趋势。除了 2019 年与 2020 年的公共交通指数值、2020 年的社会保障指数值、2018—2020 年的职业安全指标指数值、2018—2020 年的食品药品安全指标指数值、2020 年的传染病指标指数值、2018 年的健康氛围指标指数值、2019 年的健康服务与生产指标指数值、2018—2020 年的健康治理推进机制组织措施指标指数值均已达到 2030 年目标值（实现度为 100％），其余二级指标的年度指数值均未达到相应的 2030 年目标值。2020 年，公共交通、社会保障、职业安全、食品药品安全、传染病、健康治理推进机制组织措施等 6 个二级指标指数值的表现均为好，实现度均达到 100.00％；大气环境质量、水环境质量、声环境质量、垃圾废弃物处理、居住环境、中小学健康促进、医疗服务、中医药服务、疾病预防控制、健康水平、慢性病、健康行为、健康氛围、公众满意度等 14 个二级指标指数值的表现均较好，实现度为 90.00％～99.99％；妇幼健康服务、老年健康服务、健康素养、健康服务与生产、健康细胞工程等 5 个二级指标指数值表现一般，实现度为 80.00％～89.99％；其他相关环境、健身活动、健康资源等 3 个二级指标指数值表现较差，实现度分别只有 75.00％、69.67％、77.09％。

关于各项三级基础层指标指数值分布，总体上看，2020 年，集中式饮用水水源地安全保障达标率、城市生活垃圾无害化处理率、城镇生活垃圾回收利用率、交通事故万车死亡率、公共厕所设置密度、农村无害化卫生厕所普及率、政府卫生健康服务投入占经常性财政支出比例、基本医疗保险政策范围内住院费用报销比例、人均基本公共卫生服务经费、个人卫生支出占卫生总费用比例、重点行业用人单位劳动者职业健康检查率、主要食品（药品/食用农产品）质量安全抽检合格率、符合要求的中小学体育与健康课程开课率、每万人口全科医生数、基层就诊率、严重精神障碍患者规范管理率、适龄儿童免疫规划疫苗接种率、7 岁以下儿童健康管理率、孕产妇系统管理率、城乡适龄妇女宫颈癌和乳腺癌筛查覆盖率、养老机构以不同形式为入住老年人提供医疗卫生服务比例、孕产妇死亡率、婴儿死亡率、5 岁以下儿童死亡率、甲乙类法定传染病报告发病率、重大慢性病过早死亡率、心脑血管疾病死亡率、70岁及以下人群慢性呼吸系统疾病死亡率、经常参加体育锻炼人口（不含学生）比例、媒体健康科普水平、"建立完善健康宁波工作组织，制定落实推进健康宁波建设政策措施"、重大健康安全事件发生率、国家卫生城市（含县城）创建率等33个三级基础层指标指数值表现为好，实现度均为100.00%，均已达到2030年目标值，覆盖率为47.14%（33/70）。环境空气质量优良天数占比、居民生活饮用水水质达标率、声功能区环境质量夜间达标率、城市生活污水处理率、农村生活垃圾分类与减量处理行政村比例、建成区绿地率、城市人均公园绿地面积、国家学生体质健康标准达标优良率、儿童青少年总体近视率、县域内就诊率、居民电子健康档案建档率、重点人群家庭医生签约率、提供中医药服务的基层医疗卫生机构占比、高血压与糖尿病患者规范管理率、每千名老年人拥有医疗卫生机构康复护理床位数、人均预期寿命、国民体质监测合格率、总体癌症五年生存率、15岁以上居民现在吸烟率、健康细胞覆盖率、公众总体满意度、公众知晓度等22个三级指标指数值表现均较好，实现度在90.00%～99.99%，覆盖率为31.43%（22/70）。城市人均体育场地面积、每万人口专业公共卫生机构人员数、残疾人精准康复服务率、居民健康素养水平、注册志愿者比例、健康产业增加值占GDP比例等6个三级指标指数值的表现一般，实现度均在80.00%～89.99%，覆盖率为8.57%（6/70）。每千人口医疗卫生机构床位数、每千人口执业（助理）医师数、每千人口注册护士数、老年人健康管理率、国家卫生乡镇创建率等5个三级基础层指标指数值表现为较差，实现度均在60.00%～69.99%，覆盖率为7.14%（5/70）。病媒生物密度控制水平（B级及以上）、每千人社会体育指导员人数、传染病收治能力、每千人口拥有3岁以下婴幼儿照护设施托位数等4个三级基础层指标指数值表现为差，实现度均低于60.00%，覆盖率为5.17%（4/70）。各二级指标指数值变化情况详细说明如下。

(一)健康环境发展二级指标指数值变化情况

由表4-8可见，宁波市大气环境质量、水环境质量、声环境质量、垃圾废弃物处理、居住环境、公共交通、其他相关环境等7个二级指标指数值在2018—2020年均呈现出逐年上升趋势，3年增长幅度分别为5.88%、1.63%、14.63%、21.61%、9.16%、17.28%、65.89%，除了2019年、2020年的公共交通指数值达到2030年目标值（实现度为100%），其余二级指标的年度指数值均未达到相应 2030 年目标值。到 2020 年,公共交通、垃圾废弃物处理、声环境质量、水环境质量、居住环境、大气环境质量等 6 个二级指标指数值的表现均较好,实现度均在 90.00% 以上,分别为 100.00%、99.27%、99.06%、98.15%、96.04%、94.70%;其他相关环境二级指标指数值表现较差,实现度只有 75.00%。

从各项三级基础层指标指数值来看(表 4-5、表 4-6),2020 年,除了病媒生物密度控制水平(B 级及以上)的指数值表现较差(实现度为 0),环境空气质量优良天数占比、居民生活饮用水水质达标率、集中式饮用水水源地安全保障达标率、声功能区环境质量夜间达标率、城市生活污水处理率、城市生活垃圾无害化处理率、城镇生活垃圾回收利用率、农村生活垃圾分类与减量处理行政村比例、建成区绿地率、城市人均公园绿地面积、交通事故万车死亡率、公共厕所设置密度、农村无害化卫生厕所普及率等 13 个三级基础层指标指数值的表现均较好,实现度均在 90.00% 以上。其中,集中式饮用水水源地安全保障达标率、城市生活垃圾无害化处理率、城镇生活垃圾回收利用率、交通事故万车死亡率、公共厕所设置密度、农村无害化卫生厕所普及率等 6 个三级基础层指标指数值表现最好,实现度均为 100.00%,均已达到 2030 目标值,覆盖率为 42.86%(6/14)。

(二)健康社会发展二级指标指数值变化情况

由表 4-8 可见,宁波市职业安全、食品药品安全等 2 个二级指标指数值在 2018—2020 年表现均好,实现度均为 100.00%,已达到 2030 年目标值。社会保障、健身活动、中小学健康促进等 3 个二级指标指数值在 2018—2020 年均呈现出较为明显的逐年上升趋势,3 年增长幅度分别为 13.68%、123.60%、7.63%,除了 2020 年的社会保障指数值达到 2030 年目标值(实现度为 100%),其余二级指标的年度指数值均未达到相应的 2030 年目标值。2020 年,社会保障、职业安全、食品药品安全、中小学健康促进等 4 个二级指标指数值表现均较好,实现度均在 90.00% 以上,分别为 100.00%、100.00%、100.00%、94.60%;健身活动的二级指标指数值表现较差,实现度只有 69.67%。

从各项三级基础层指标指数值来看(表 4-5、表 4-6),2020 年,政府卫生健康服务投入占经常性财政支出比例、基本医疗保险政策范围内住院费用报销比例、人均基本公共卫生服务经费、个人卫生支出占卫生总费用比例、重点行业用人单位劳动者职业健康检查率、主要食品（药品/食用农产品）质量安全抽检合格率、符合要求的中小学体育与健康课程开课率、国家学生体质健康标准达标优良率、儿童青少年总体近视率等9个三级基础层指标指数值的表现均较好，实现度均在90.00％以上。其中，政府卫生健康服务投入占经常性财政支出比例、基本医疗保险政策范围内住院费用报销比例、人均基本公共卫生服务经费、个人卫生支出占卫生总费用比例、重点行业用人单位劳动者职业健康检查率、主要食品（药品/食用农产品）质量安全抽检合格率、符合要求的中小学体育与健康课程开课率等7个三级基础层指标指数值表现最好，实现度均为100.00％，均已达到2030年目标值，覆盖率为63.64％（7/11）。城市人均体育场地面积的指标指数值表现一般，实现度为80.00％。每千人社会体育指导员人数的指标指数值表现较差，实现度只有54.17％。

（三）健康服务发展二级指标指数值变化情况

由表4-8可见，宁波市健康资源、医疗服务、中医药服务、疾病预防控制、妇幼健康服务、老年健康服务等6个二级指标指数值在2018—2020年均呈现出一定程度的逐年上升趋势，3年增长幅度分别为0.71％、10.29％、2.83％、3.08％、3.57％、8.82％，各二级指标的年度指数值均未达到相应的2030年目标值。2020年，中医药服务、医疗服务、疾病预防控制等3个二级指标指数值的表现均较好，实现度均在90.00％以上，分别为99.45％、97.43％、96.95％。妇幼健康服务、老年健康服务等2个二级指标指数值表现一般，实现度分别为88.48％、84.21％。健康资源的二级指标指数值表现较差，实现度只有77.09％。

从各项三级基础层指标指数值来看（表4-5、表4-6），2020年，每万人口全科医生数、县域内就诊率、基层就诊率、居民电子健康档案建档率、重点人群家庭医生签约率、提供中医药服务的基层医疗卫生机构占比、严重精神障碍患者规范管理率、适龄儿童免疫规划疫苗接种率、高血压与糖尿病患者规范管理率、7岁以下儿童健康管理率、孕产妇系统管理率、城乡适龄妇女宫颈癌和乳腺癌筛查覆盖率、养老机构以不同形式为入住老年人提供医疗卫生服务比例、每千名老年人拥有医疗卫生机构康复护理床位数等14个三级指标指数值表现均较好,实现度均在 90.00％ 以上。其中,每万人口全科医生数、基层就诊率、严重精神障碍患者规范管理率、适龄儿童免疫规划疫苗接种率、7 岁以下儿童健康管理率、孕产妇系统管理率、城乡适龄妇女宫颈癌和乳腺癌筛查覆盖率、养老机构以不同形式为入住老年人提供医疗卫生服务比例等 8 个三级基础层指标指数值表现最好,实现度均为 100.00％,均已达到 2030 年目标值,覆盖率为 36.36％(8/22)。每万人口专业公共卫生机构人员数、残疾人精准康复服务率等 2 个指标表现一般,实现度在 80.00％～＜90.00％。每千人口医疗卫生机构床位数、每千人口执业(助理)医师数、每千人口注册护士数、传染病收治能力、每千人口拥有 3 岁以下婴幼儿照护设施托位数、老年人健康管理率等 6 个三级基础层指标指数值表现较差,实现度较低。

(四)健康人群发展二级指标指数值变化情况

由表 4-8 可见,宁波市传染病、慢性病等 2 个二级指标指数值在 2018—2020 年均呈现出一定程度的逐年上升趋势,3 年增长幅度分别为 17.65％、3.13％,健康水平指标指数值在 2018—2020 年保持在 9.83,除了 2020 年的传染病指标指数值达到 2030 年目标值(实现度为 100％),其余二级指标的年度指数值均未达到相应的 2030 年目标值。2020 年,健康水平、传染病、慢性病等 3 个二级指标指数值的表现均较好,实现度均在 90％ 以上,分别为 99.33％、100％、98.40％。

从各项三级基础层指标指数值来看(表 4-5、表 4-6),2020 年,人均预期寿命、孕产妇死亡率、婴儿死亡率、5 岁以下儿童死亡率、国民体质监测合格率、甲乙类法定传染病报告发病率、重大慢性病过早死亡率、心脑血管疾病死亡率、70 岁及以下人群慢性呼吸系统疾病死亡率、总体癌症五年生存率等 10 个三级指标指数值的表现均较好,实现度均在 90.00％ 以上。其中,孕产妇死亡率、婴儿死亡率、5 岁以下儿童死亡率、甲乙类法定传染病报告发病率、重大慢性病过早死亡率、心脑血管疾病死亡率、70 岁及以下人群慢性呼吸系统疾病死亡率等 7 个三级基础层指标指数值表现最好,实现度均为 100.00％,均已达到 2030 年目标值,覆盖率为 70.00％(7/10)。

(五)健康文化发展二级指标指数值变化情况

由表 4-8 可见,宁波市健康素养、健康行为等 2 个二级指标指数值在

2018—2020年均呈现出一定程度的逐年上升趋势,3年增长幅度分别为20.56%、3.57%。健康氛围的二级指标指数值呈现出逐年下降趋势,从2018年的2.00(实现度100.00%)下降到2020年度1.90(实现度94.78%),下降幅度为5.00%。除了2018年的健康氛围指标指数值达到2030年目标值(实现度100.00%),其余二级指标的年度指数值均未达到相应的2030年目标值。2020年,健康行为、健康氛围的指标指数值的表现均较好,实现度均在90.00%以上,分别为96.60%、94.78%;健康素养指标指数值表现一般,实现度为83.03%。

从各项三级基础层指标指数值来看(表4-5、表4-6),2020年,15岁以上居民现在吸烟率、经常参加体育锻炼人口(不含学生)比例、媒体健康科普水平等3个三级指标指数值表现均较好,实现度均在90.00%以上。其中,经常参加体育锻炼人口(不含学生)比例、媒体健康科普水平等2个三级基础层指标指数值表现最好,实现度均为100.00%,均已达到2030年目标值,覆盖率为40.00%(2/5)。注册志愿者比例、居民健康素养水平等指标指数值表现一般,实现度分别为86.95%、83.03%。

(六)健康产业发展二级指标指数值变化情况

由表4-8可见,宁波市健康服务与生产指标指数值在2018—2020年总体上呈现出较为明显的上升趋势,3年增长幅度为13.42%。其中,以2019年的指标指数值为最高,表现为好(实现度100.00%),已达到2030年目标值。2020年表现一般,实现度为84.29%。2018年表现较差,实现度只有74.71%。

从各项三级基础层指标指数值来看(表4-5、表4-6),到2020年,健康产业增加值占GDP比例的指标指数值表现一般,实现度为84.29%。

(七)健康治理发展二级指标指数值变化情况

表4-8可见,宁波市健康治理推进机制组织措施的二级指标指数值在2018—2020年表现均好,实现度均为100.00%,已达到2030年目标值。健康细胞工程、公众满意度等2个二级指标指数值在2018—2020年总体上呈现出较为明显的上升趋势,3年增长幅度分别为18.50%、7.27%。2020年,健康治理推进机制组织措施的指标指数值表现好,实现度为100.00%,已达

到 2030 年目标值;公众满意度指标指数值表现较好,实现度为 92.04%,但是未达到 2030 年目标值;健康细胞工程的指标指数值表现一般,实现度为 84.75%。

从各项三级基础层指标指数值来看(表 4-5、表 4-6),2020 年,"建立完善健康宁波工作组织,制定落实推进健康宁波建设政策措施"、重大健康安全事件发生率、国家卫生城市(含县城)创建率、健康细胞覆盖率、公众总体满意度、公众知晓度等 6 个三级指标指数值表现均较好,实现度均在 90.00% 以上。其中,"建立完善健康宁波工作组织,制定落实推进健康宁波建设政策措施"、重大健康安全事件发生率、国家卫生城市(含县城)创建率等 3 个三级基础层指标指数值表现最好,实现度均为 100.00%,均达到 2030 年目标值,覆盖率为 33.33%(3/9)。国家卫生乡镇创建率的指标指数值表现较差,实现度只有 62.50%。

四、2018—2020 年健康宁波发展一级指标指数值变化情况

由表 4-9 可见,宁波市健康环境指数、健康社会指数、健康服务指数、健康人群指数、健康文化指数、健康产业指数、健康治理指数等 7 个一级指标指数值在 2018—2020 年总体上呈现出较为明显的上升趋势,3 年增长幅度分别为 14.55%、13.86%、4.84%、4.25%、6.98%、13.42%、8.44%。除了 2019 年的健康产业发展指标指数值表现为好(实现度 100.00%)以外,其余一级指标的年度指数值均未达到相应的 2030 年目标值。2020 年,健康人群指数、健康社会指数、健康环境指数、健康治理指数、健康文化指数等 5 个一级指标指数值的表现均较好,实现度在 90.00% 以上,分别为 99.14%、94.26%、94.03%、91.48%、90.04%;健康服务指数、健康产业指数等 2 个一级指标指数值表现均为一般,实现度分别为 89.68%、84.29%。

表 4-8 2018—2020 年健康宁波发展二级指标指数值变化情况

一级指标（维度）	二级指标（大类）	综合权重	2018 年		2019 年		2020 年		2020 年指数值比 2018 年增幅值	2020 年指数值比 2018 年增幅比例（%）
			指数值	实现度（%）	指数值	实现度（%）	指数值	实现度（%）		
1. 健康环境	1. 大气环境质量指数	3.8000	3.40	89.40	3.37	88.79	3.60	94.70	0.20	5.88
	2. 水环境质量指数	3.8000	3.67	96.60	3.70	97.38	3.73	98.15	0.06	1.63
	3. 声环境质量指数	0.9500	0.82	85.88	0.85	89.65	0.94	99.06	0.12	14.63
	4. 垃圾废弃物处理指数	3.8000	3.10	81.60	3.36	88.40	3.77	99.27	0.67	21.61
	5. 居住环境指数	2.8500	2.51	88.05	2.71	95.11	2.74	96.04	0.23	9.16
	6. 公共交通指数	0.9500	0.81	85.22	0.95	100.00	0.95	100.00	0.14	17.28
	7. 其他相关环境指数	2.8500	1.29	45.40	1.46	51.05	2.14	75.00	0.85	65.89
2. 健康社会	8. 社会保障指数	6.6500	5.85	88.03	5.90	88.80	6.65	100.00	0.80	13.68
	9. 健身活动指数	2.8500	0.89	31.27	1.95	68.27	1.99	69.67	1.10	123.60
	10. 职业安全指数	1.5200	1.52	100.00	1.52	100.00	1.52	100.00	0	0
	11. 食品药品安全指数	3.8000	3.80	100.00	3.80	100.00	3.80	100.00	0	0
	12. 中小学健康促进指数	4.1800	3.67	87.76	3.92	93.84	3.95	94.60	0.28	7.63
3. 健康服务	13. 健康资源指数	5.5000	4.21	76.51	4.39	79.85	4.24	77.09	0.03	0.71
	14. 医疗服务指数	5.0600	4.47	88.39	4.81	95.16	4.93	97.43	0.46	10.29

（续表）

一级指标（维度）	二级指标（大类）	综合权重	2018年		2019年		2020年		2020年指数值比2018年增幅值	2020年指数值比2018年增幅比例（%）
			指数值	实现度（%）	指数值	实现度（%）	指数值	实现度（%）		
3.健康服务	15. 中医药服务指数	1.1000	1.06	96.31	1.09	98.71	1.09	99.45	0.03	2.83
	16. 疾病预防控制指数	4.8400	4.55	94.09	4.64	95.81	4.69	96.95	0.14	3.08
	17. 妇幼健康服务指数	3.3000	2.82	85.43	2.86	86.59	2.92	88.48	0.10	3.57
	18. 老年健康服务指数	2.2000	1.70	77.46	1.72	77.98	1.85	84.21	0.15	8.82
4.健康人群	19. 健康水平指数[1]	9.9000	9.83	99.27	9.83	99.31	9.83	99.33	0	0
	20. 传染病指数	4.4000	3.74	84.97	3.89	88.33	4.40	100.00	0.66	17.65
	21. 慢性病指数	7.7000	7.35	95.45	7.65	99.40	7.58	98.40	0.23	3.13
5.健康文化	22. 健康素养指数	3.6000	2.48	69.00	2.70	75.08	2.99	83.03	0.51	20.56
	23. 健康行为指数	2.4000	2.24	93.46	2.25	93.79	2.32	96.60	0.08	3.57
	24. 健康氛围指数	2.0000	2.00	100.00	1.97	98.31	1.90	94.78	−0.10	−5.00
6.健康产业	25. 健康服务与生产指数	2.0000	1.49	74.71	2.00	100.00	1.69	84.29	0.20	13.42
7.健康治理	26. 健康治理推进机制措施指数	2.0000	2.00	100.00	2.00	100.00	2.00	100.00	0	0
	27. 健康细胞工程指数	2.8000	2.00	71.46	2.01	71.74	2.37	84.75	0.37	18.50
	28. 公众满意度指数	3.2000	2.75	85.99	2.91	90.79	2.95	92.04	0.20	7.27

注：[1]二级指标"健康水平"2018年、2019年、2020年的指数值分别为9.828、9.832、9.834,完成度分别为99.27%、99.31%、99.33%。据此计算,2020年指数值比2018年指数值增加0.01,增长幅度为0.06%。由于四舍五入,该指标2018年、2019年、2020年的指数值均为9.83,而实现度均不一样。表格中该指标及其他指标的数据均做了四舍五入处理,特此说明。

表 4-9　2018—2020 年健康宁波发展一级指标指数值变化情况

一级指标	综合权重	2018 年		2019 年		2020 年		2020 年指数值比2018 年增幅值	2020 年指数值比2018 年增幅比例(%)
		指数值	实现度(%)	指数值	实现度(%)	指数值	实现度(%)		
健康环境指数	19.00	15.60	82.09	16.40	86.32	17.87	94.03	2.27	14.55
健康社会指数	19.00	15.73	82.91	17.09	89.96	17.91	94.26	2.18	13.86
健康服务指数	22.00	18.82	85.53	19.50	88.65	19.73	89.68	0.91	4.84
健康人群指数	22.00	20.92	95.07	21.37	97.14	21.81	99.14	0.89	4.25
健康文化指数	8.00	6.73	84.09	6.92	86.50	7.20	90.04	0.47	6.98
健康产业指数	2.00	1.49	74.71	2.00	100.00	1.69	84.29	0.20	13.42
健康治理指数	8.00	6.75	84.41	6.91	86.43	7.32	91.48	0.57	8.44
健康宁波综合指数	100.00	86.04	86.04	90.19	90.19	93.53	93.53	7.49	8.71

五、2018—2020 年健康宁波发展指数值变化情况

健康宁波发展综合指数值在 2018—2020 年呈现出较为明显的上升趋势,从 2018 年的 86.04(实现度为 86.04%)逐年上升到 2019 年的 90.19(实现度 90.19%)、2020 年的 93.53(实现度为 93.53%),三年增长幅度为 8.70%。详见表 4-9、图 4-1。

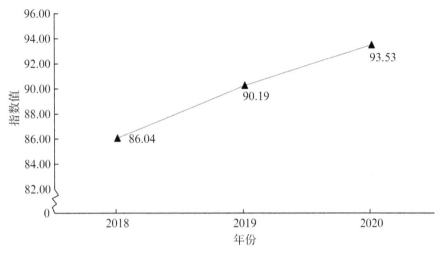

图 4-1　2018—2020 年共同富裕先行市背景下健康宁波发展指数变化趋势

第五章 高质量发展建设健康宁波：形势、挑战与任务

　　"十四五"时期，对照浙江省委、省政府关于健康浙江建设决策部署新要求，宁波市委、市政府关于高质量发展建设健康宁波新要求，宁波遵循新时期卫生健康工作新方针，把健康融入所有政策，将共同健康融入共同富裕建设中，全面持续实施"健康宁波行动（2019—2030年）"，奋力打造"甬有健康""甬有善育""甬有颐养"幸福民生品牌，积极打造全国健康城市建设样板市、健康中国市域示范区。力争到2025年，基本建成健康宁波。宁波持续推动人民健康福祉迈上新的大台阶，在浙江省"两个先行"新征程中担当示范，在高质量发展中加快建设现代化滨海大都市，为全国全省大局作出更大贡献，谱写健康新篇章。本章主要分析了"十四五"时期高质量发展建设健康宁波面临的新形势、新挑战，提出高质量发展建设健康宁波"十四五"重点任务。

第一节　高质量发展建设健康宁波面临新形势

　　民生为本，健康为先。党的十九届五中全会提出要全面推进健康中国建设。习近平总书记指出："要把保障人民健康放在优先发展的战略位置，坚持基本医疗卫生事业的公益性，聚焦影响人民健康的重大疾病和主要问题，加快实施健康中国行动，织牢国家公共卫生防护网，推动公立医院高质量发展，为人民提供全方位全周期健康服务。"[①]2019年末的新冠肺炎疫情暴发后，宁波各级党委、政府对健康宁波建设的重视程度空前提升。浙江省第十五次党代会明确提出，全面推进高质量发展建设共同富裕示范区和社会

---

① 习近平在看望参加政协会议的医药卫生界教育界委员时强调:把保障人民健康放在优先发展的战略位置 着力构建优质均衡的基本公共教育服务体系[N].人民日报,2021-03-07.

主义现代化先行省建设，努力成为新时代全面展示中国特色社会主义制度优越性的重要窗口。宁波市委提出，聚焦"十个担当示范"要求，奋力推动宁波在浙江省"两个先行"新征程上领先领跑，在高质量发展中加快建设现代化滨海大都市，为全国全省大局作出更大贡献。健康宁波与健康中国、健康浙江一脉相承，是宁波市的一项重要战略安排。"十四五"时期，健康宁波建设发展的外部环境和内部条件发生了复杂而深刻的重大变化，健康越来越成为人民关心的重大民生福祉问题、社会关注的重点产业投资领域和经济发展的新增长点，健康宁波建设将拥有更为广阔的发展空间。

一、全面实施健康中国行动对健康治理体系和治理能力现代化提出新目标

党的十八大以来，以习近平同志为核心的党中央把保障人民健康摆在优先发展的战略地位，作出了"实施健康中国战略"的重大部署，充分体现了以人民为中心的发展思想，凸显了推动卫生健康事业发展的重要意义。其核心要义是坚持大卫生、大健康的理念，坚持健康优先，切实把保障人民健康融入经济社会发展各项政策，强化多元共建共治共享，建立政府、社会和个人共同行动的体制机制，强化"每个人是自己健康第一责任人"观念，推进健康中国建设人人参与、人人尽责、人人共享，加强大卫生、大健康的治理格局和全行业监管，提高依法防控、依法治理的能力水平，保障公共卫生安全，推动卫生与健康事业发展从以治病为中心向以人民健康为中心转变[1]。宁波将深入贯彻执行《中华人民共和国基本医疗卫生与健康促进法》，全面高标准实施健康中国战略，细化落实24项健康宁波专项行动，加快推进宁波市卫生健康治理体系和治理能力现代化。

二、奋力推动宁波在浙江省"两个先行"新征程中勇担当、做示范、走在前在，高质量发展中加快建设现代化滨海大都市对健康宁波建设提出新使命

"十四五"期间，宁波市委、市政府明确了当好浙江建设"重要窗口"模范生、高质量发展建设共同富裕先行市、加快建设现代化滨海大都市的目标要求。宁波市委坚持以习近平新时代中国特色社会主义思想为指导，忠实践行"八八战略"，坚决做到"两个维护"，深入贯彻浙江省第十五次党代会精

---

① 孙春兰.全面推进健康中国建设[N].人民日报,2020-11-27.

神,全面落实宁波市委十四届二次全会的部署要求,奋发扛起新发展阶段历史使命,坚持唯实惟先,聚焦"十个担当示范"要求,奋力推动宁波在浙江省"两个先行"新征程上领先领跑,当好"两个先行"的排头兵,在打造"八个高地"的进程中塑造高峰,在高质量发展中加快建设现代化滨海大都市,为全国全省大局作出更大贡献。宁波市将全面高质量高水平推进健康宁波建设,聚力打造更多具有较大影响力的"窗口经验"和宁波元素,打造健康中国市域示范区,积极争取在"健康、善育、颐养"三张"浙里甬有"民生品牌建设中形成在全市、全省乃至全国具有引领性、凸显宁波辨识度和卫生健康影响力的金字招牌。

三、新冠肺炎疫情暴发流行对全面构建现代公共卫生应急管理体系提出新要求

新冠肺炎疫情暴发流行是对人类健康和生命安全的严重威胁,再次凸显政府管理体制、运行机制、施政方式等社会治理上的深层次要求,及时有效处置好公共卫生危机对于建立完善共建共治共享的社会治理制度具有重要意义。"十四五"期间,公共卫生安全形势复杂,卫生健康在发展全局中的基础性地位更加凸显,社会公众的健康意识空前提升,多层次、品质化健康需求持续增长。宁波市将改革完善重大疫情防控体制机制,贯通监测预警、预防控制和医疗救治全链条、各环节,全面提升突发公共卫生事件应急处置能力,构建强大的公共卫生应急管理体系。

四、新一轮科技革命和数字经济发展给健康宁波建设带来新机遇

"十四五"期间,5G、大数据、云计算、人工智能等新一代信息技术快速发展,生命技术和生物科学不断取得新突破,基因工程、分子诊断、干细胞等重大技术加快应用转化,卫生健康领域信息化无缝化、多元化、融合化和智能化发展趋势明显。宁波市将进一步强化数字赋能和人才强卫,加快卫生健康关键技术和创新服务产品研发应用,加强新型健康服务新业态新模式建设,不断提升卫生健康科技竞争力和影响力,为高质量发展建设健康宁波提供强大动力。

第二节　高质量发展建设健康宁波面临新挑战

健康宁波建设是一个复杂的社会系统工程，涉及政治、经济、社会、环境、教育等诸多方面。"十四五"时期，随着《浙江高质量发展建设共同富裕示范区实施方案(2021—2025 年)》《宁波高质量发展建设共同富裕先行市行动计划(2021—2025 年)》《健康中国行动(2019—2030 年)》《健康浙江 2030 行动纲要》等各项政策文件的落地，公共卫生应急管理体系建设全面加强。但我们仍应清醒地看到，深层次影响健康宁波建设的体制性、机制性、结构性矛盾和要素制约依然突出，多种健康影响因素叠加，卫生健康事业发展的不平衡不充分与广大人民日益增长的多层次卫生健康需要之间的矛盾日益突出。对照浙江省委、省政府关于健康浙江建设决策部署新要求，宁波市委、市政府关于高质量发展建设健康宁波新要求，对标现代化滨海大都市建设要求，对照人民美好生活需要，高质量发展建设健康宁波还存在一些不平衡不充分问题，挑战前所未有。

一、"健康优先"发展理念有待进一步加强

由于影响卫生健康的决定因素非常广泛，推进卫生健康事业发展涉及政治、经济、社会、环境、教育等社会方方面面，是一项社会系统工程，需要政府多部门的协同和社会各界共同努力，而不能仅靠卫生健康部门。"十四五"期间，宁波市正处于快速城市化、工业化与老龄化发展时期，现代化滨海大都市加速建设，区域一体化发展纵深推进，长三角一体化协调发展新格局加速形成，1 小时交通圈为基本范围的宁波都市圈加速同城化发展，中心城市辐射带动作用更加突出，中小城市和小城镇人口经济集聚能力不断增强。人口流动量大，社会转型加速，生活方式迅速变化，疾病传播速度加快，疾病负担日趋加大。2020 年，宁波市常住老年人口达到 170.26 万人，60 岁及以上人口占比达 18.10％，与 2010 年第六次全国人口普查相比，老龄化系数上升 4.84 个百分点；60 岁及以上户籍老年人口数占比达 26.20％，比 2010 年的 17.83％增加了 8.37 个百分点，增幅达 46.94％。宁波市劳动年龄人口总量波动下降，结构明显趋于老化，家庭少子化、小型化、空巢化和高龄化趋势更加明显，失智失能老人长期照护服务压力增大；三孩政策的全面实施、人

口结构和分布的变化对优化调整卫生健康资源布局提出了更高要求,养老、医疗服务和医疗保险等社会保障将面临巨大压力。新旧传染病、慢性病和重大公共卫生安全问题等带来多重挑战。当前,以健康为中心的健康发展模式有待进一步完善,"健康优先"发展理念有待进一步强化,全民参与的社会行动体系和齐抓共管的健康治理格局有待进一步健全,以"共建共享、全民健康"为战略主题的大卫生大健康治理体系尚需要进一步巩固健全。传统的健康管理模式与制度设计已不能完全适应新时代高质量健康宁波建设发展要求,需要从更全方位、更高层次、更宽广的卫生健康服务领域深化改革,需要由传统的经验管理向现代化健康治理体系转变,健全卫生健康发展的政府组织领导和社会支持体系,提升公共政策执行力,实现新时代卫生健康事业发展的新突破。

二、优质健康资源配置整体性和均衡性有待进一步优化

"十四五"期间,宁波市人民日益增长、不断提升的健康需求对卫生健康资源的总量、质量、结构、分布提出了更高要求,人民群众对卫生健康的需求将从注重公平性、可及性向注重品质化、多元化、个性化转型,从"有没有"向"好不好"升级。

从供给侧看,一是宁波市优质医疗卫生资源供给总量相对不足。尽管近年来宁波市医疗资源总量增长较快,但由于基础较差、底子较薄,目前仅有宁波大学医学院、宁波卫生职业技术学院、浙江药科职业大学等高校培养本地卫生健康专业人才,人才供给总量相对不足,与上海、杭州、广州、青岛、南京等城市相比较存在着较大差距。2020年,每千人口医疗卫生机构床位数、每千人口执业(助理)医师数、每千人口注册护士数等部分三级健康服务资源基础层指标指数值表现较差,实现度较低。2020年,宁波市每千人口医疗卫生机构床位数只有4.73张,低于全国(6.46张)、浙江省平均水平(5.60张);在浙江省11个地市中排名靠后。每千人口医疗卫生机构床位数、注册护士数低于高收入国家、OECD国家平均值,尤其是每千人口注册护士数显得更低。在5个计划单列市中,每千人口医疗卫生机构床位数、注册护士数均排第3位,低于青岛市,这明显与宁波市经济社会发展水平不相匹配(2020年宁波市GDP总量超12万亿元,人均GDP在5个计划单列市、11个省内地市中均排第2位),详见表5-1、表5-2、表5-3。

表 5-1 2020 年宁波市主要卫生健康资源配置国内外比较

		每千人口医疗卫生机构床位数(张)	每千人口执业(助理)医师数(人)	每千人口注册护士数(人)	医护比
国内	全国平均值	6.46	2.90	3.34	1：1.15
	浙江省	5.60	3.37	3.61	1：1.07
	上海市	6.12	3.15	3.91	1：1.24
	宁波市	4.73	3.39	3.63	1：1.07
国外	高收入国家	5.40	3.00	8.80	1：2.93
	美国	2.90	2.60	8.60	1：3.31
	OECD 国家	3.70	3.40	9.00	1：2.72
	日本	13.05	2.40	11.50	1：4.79
	韩国	12.27	2.30	6.90	1：3.00
	中上收入国家	3.20	2.00	3.50	1：1.75
	泰国	2.10	0.40	2.80	1：7.00
	巴西	2.30	1.80	6.60	1：3.67
全球平均		2.70	1.50	3.40	1：2.27

注:(1)国外数据为 2019 年,来源:医生数、护士数,世界银行《世界发展指标 2019》(*2019 World Development Indicators*);床位数,WHO《世界卫生统计 2014》(*2014 World Health Statistics*)。(2)国内数据为 2020 年,来源:《中国卫生健康统计年鉴2021》,相关省市统计年鉴、国民经济和社会发展统计公报。

表 5-2 2020 年全国计划单列市主要卫生资源比较

城市	常住人口人均GDP(元)	每千人口医疗卫生机构床位数(张)	每千人口执业(助理)医师数(人)	每千人口注册护士数(人)
宁波	131947	4.73	3.39	3.63
大连	94358	6.59	3.13	3.79
青岛	122709	6.37	3.93	4.23
厦门	123244	3.76	3.11	3.26
深圳	156916	3.57	2.41	2.62

数据来源:2021 年相关城市统计年鉴、2020 年国民经济和社会发展统计公报。

表 5-3 2020 年浙江省 11 个地市主要卫生资源比较

城市	常住人口数（万人）	每千人口医疗卫生机构床位数（张）	每千人口执业（助理）医师数（人）	每千人口注册护士数（人）
杭州	1193.60	7.54	4.28	4.90
宁波	940.43	4.73	3.39	3.63
温州	957.29	4.57	3.29	3.28
嘉兴	540.09	5.39	2.84	3.14
湖州	336.76	5.47	2.93	3.47
绍兴	527.10	6.07	3.38	3.26
金华	705.07	5.04	2.84	2.97
衢州	227.62	6.96	3.31	3.62
舟山	115.78	5.32	3.48	3.46
台州	662.29	4.77	3.03	3.18
丽水	250.74	5.70	3.42	3.54
浙江省平均值		5.60	3.37	3.61

数据来源：浙江省卫生健康委。

二是龙头医院综合竞争力和区域影响力相对不强。由于宁波市引进高层次卫生人才政策激励力度与国内同层次城市相比较缺少竞争优势，近年来宁波市成功引进的高端卫生专业人才较少，名医引进较难，高层次卫生人才较为紧缺。现有卫技人员中，缺少在全国、全省有较大影响力的学科领军人才，担任省级专业学会正副主委的人才数量较少。宁波市医院教学科研能力总体较为薄弱，大医院学科优势不突出，同质化竞争趋势较为明显，缺少在全国、全省叫得响的品牌学科[①]。2019 年，除市中医院拥有 1 个中医类国家重点学科外，各大综合性医院均无国家级重点学科、国家临床重点专科和国家级重点实验室，与其他计划单列市存在明显差距。2019 年中国顶级医院 100 强榜单、2019 年中国医院科技量值（STEM）评价前 200 名，宁波市无一家入选（表 5-4）。

① 阮景，白锦表，茅莺对，等.提升宁波市医疗卫生水平的开放合作路径初探[J].宁波经济（三江论坛），2019(4)：5-8.

表 5-4　医院综合竞争力地区比较

城市	国家级重点临床专(学)科数（不含中医）	2019 年中国顶级医院100 强榜单		2019 年中国医院科技量值评价(综合排名前 200)	
		入选数(家)	排位	入选数(家)	排位
宁波	0	0	0	0	0
大连	16	2	85、94	2	91、166
青岛	10	1	50	4	57、104、162、168
厦门	11	1	93	1	157
深圳	12	1	89	3	115、126、144
杭州		5	11、18、65、78、99	9	3、21、68、76、106、107、137、148、178
温州		1	67	3	45、80、97
苏州		1	31	2	29、112

　　三是基层医疗服务能力有待进一步加强。宁波市优质医疗资源主要集中在海曙、江北与鄞州等中心城区,余姚、慈溪、象山与宁海等县市相对缺乏(图 5-1)。优质服务资源供给主体和服务内容相对较为单一,卫生健康资源供给的结构不合理、地域之间优质医疗资源配置不均衡、城乡之间卫生信息化强弱不均与共享性不足、基层服务能力薄弱等结构性矛盾问题进一步凸显。当前基层医疗机构人难招、人难留、人难用的现象较为严峻,尤其是当前村卫生室内乡村医生年龄普遍较大,年龄结构老化、待遇过低等问题加剧了后继无人与人员短缺的困境,日益成为深入推进高质量高水平健康宁波建设的瓶颈。

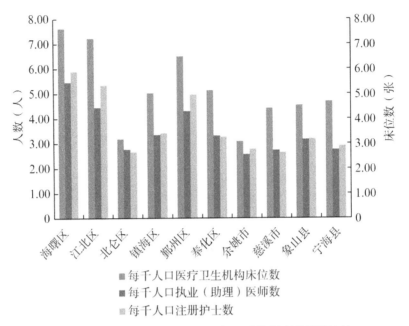

图 5-1　宁波市 2020 年各区县(市)卫生资源配置情况比较

　　四是科学合理的整合型医疗卫生服务体系绩效评价机制有待进一步健全。协调好政府、居民、医药企业、医疗卫生机构及医务工作者等多方利益是保证整合型医疗卫生服务体系有效推广应用的重点问题。目前,城市医联体、县域医共体建设以行政部门推动为主,往往由城市大医院与县市级医院主导,其中关键的筹资机制、利益共享、激励分配与约束等绩效评价机制有待健全,面向院内外连续服务、危险因素控制、健康管理和康复保障的新型健康产品和服务模式的创新发展模式尚不健全。医保实行全宁波大市统筹,宁波市现行医保政策对统筹区内外的医保待遇差设置较小,宁波大市内无医保待遇差,浙江省内只下降 10％,经家庭医生转诊后仅提升 3 个百分点,对患者的吸引力较小,未能有效发挥合理引导就医流向的作用,较难形成分级诊疗制度建设合力,导致双向转诊和分级诊疗受益人数有限,县域内就诊率进一步提升难度较大,使医疗资源和就诊持续向城市大医院集中态势仍未有效改变,大医院人满为患与基层医疗服务资源闲置浪费现象并存,有序就医格局有待进一步强化;基层首诊、双向转诊、急慢分治、上下联动的分级诊疗模式有待进一步完善。符合行业特点的薪酬制度有待进一步健全,基层医疗机构服务能力有待进一步提升。

从需求侧看,人民更加重视生命质量和健康安全,公众健康需求呈品质化、多样化、差异化特点,但公众健康素养和自我健康管理能力有待进一步加强,"自我健康第一责任人"的健康新理念尚不健全,城乡居民对糖尿病、高血压等常见慢性病相关知识的知晓率较低,理性就医、合理用药意识较低。到 2020 年,全市居民健康素养水平总体上虽已达到较高水平,但是,与2030 年目标值相比较还存在着一定差距,指标指数值的表现一般,实现度为83.03%。中老年人、文化程度较低者和农民的健康素养水平均较低,慢性病患者健康素养水平偏低也应引起重视,慢性病患者的健康素养具备率(19.24%)明显低于未患慢性病人群(35.29%)。精神卫生、职业健康等问题不容忽视,视力不良和肥胖等成为影响青少年健康的主要问题。近年来,吸烟、酗酒、不合理膳食、身体活动不足、工作压力大、情绪焦虑等不良生活方式和行为导致的疾病呈明显增加趋势。初高中学生的体质健康水平还有待进一步提高,尤其是男生的力量型项目——引体向上整体偏弱。体育大课间、课外活动形式开展单一,体育教学有待进一步规范。2020 年,宁波市城市人均体育场地面积、每千人口社会体育指导员人数的指标指数值表现为一般和较差,实现度分别为 80.00%、54.17%。目前,宁波市婴幼儿照护服务机构总体处于自发状态,公办托育机构较少,托育服务市场供需矛盾比较突出。婴幼儿照护服务师资力量参差不齐,专业照顾人才缺口较大,婴幼儿照护服务体系有待进一步加强。同时,由于医疗、医保、医药、医防和医养"五医联动"改革协同性有待进一步加强,面对快速老龄化带来的医疗、护理、康复、临终关怀等卫生健康服务需求日趋旺盛,卫生健康服务链条将加快从疾病治疗向前端的预防保健和后端的康复护理延伸,但是,肿瘤、儿童、精神、老年、康复等专科医疗机构发展相对滞后,难以有效满足医学模式和疾病谱转变产生的多层次、多元化卫生健康服务需求。

三、健康发展支持环境有待进一步改善

(一)新时期公共卫生防疫保障和重大疫情防控应急能力有待进一步提升

一方面,目前,全球新冠肺炎疫情形势依然严峻,疫情多次暴发愈演愈烈,病毒变异等新情况使疫情防控面临形势更为复杂,疫情防控常态化下口岸疫情防控压力只增不减。另一方面,新时期公共卫生服务工作面越来越广,服务内涵日益丰富,食品安全、环境卫生、学校卫生、职业卫生、放射卫生

等公共卫生职能亟待强化,对新时代公共卫生应急管理工作提出了更高、更严的要求。各级疾控等专业公共卫生服务机构履职情况发展不平衡,存在职能缺位和超职能服务并存的现象,核心能力建设方向亟待进一步明确。2020年,全市病媒生物密度控制水平均没有达到B级及A级。在工作机制方面,医疗卫生系统"重医轻防""防治脱节"的问题还没有得到根本解决,重大突发公共卫生事件相关应急预案的操作性和针对性有待进一步增强;重大疫情防控信息化、智慧化管理存在"纵强横弱"的现象,跨部门、跨层级、跨地域的多跨综合智慧健康数字系统有待进一步加强,部门协同、多场景应用的系统集成水平有待进一步提升,重大疫情预警监测与大数据实时共享及转化应用渠道有待进一步融合通畅,有效应对复杂多变的公共卫生安全形势的要求有待进一步加强。在人才队伍建设方面,公共卫生人才仍然较为紧缺;由于薪酬待遇低、职称晋升难等人才激励机制不全,妇女儿童、老年人、采供血、急救等重点人群的资源供给短缺较为明显,基层医疗机构还存在着"招不到人,留不住人"的现象,社区基层防保队伍薄弱问题至今未能有效解决,明显制约着公共卫生体系人才队伍建设。

(二)生态环境治理体系和生态环境基础设施有待进一步完善稳固

政府部门生态环境保护"三管三必须"职责落实有待进一步加强,生态环境保护法规制度需要进一步完善,土壤污染防治、机动车和非道路移动机械排放监管等领域的地方立法尚需加强。居民生活消费能耗及排污增加趋势不容忽视,统筹发展和保护的难度增加,大气环境质量面临复合型污染治理攻坚瓶颈,臭氧(O_3)、$PM_{2.5}$成为宁波市空气质量的主要制约因子,臭氧前驱物挥发性有机物(VOCs)、氮氧化物(NOx)排放总量和强度居高不下。噪声和臭气异味持续成为群众关注热点。地表水环境改善并不稳固,局部地区"污水零直排区"建设不够彻底[①],平原河网水体已连续4年轻度污染,水质反弹风险较大。受长江携带入海污染物和本地陆源污染叠加影响,近岸海域水质仍不理想,"一港两湾"水质大部分为劣Ⅳ类。局部区域的土壤污染依旧存在,地下水环境质量不容乐观。环境安全保障面临巨大压力,涉危化品企业、运输车辆和油气等输送管道点多量大,放射源多而散,区域性、布

---

① 胡华宏.坚持"绿水青山就是金山银山"理念 打造全民共享全域美丽环境[J].宁波通讯,2021(15):32-33.

局性环境风险较为突出。生态环境基础设施仍有缺口,一般工业固废、小微企业危废、建筑垃圾等部分固废收运体系和处置利用能力不足,污水收集和处理设施建设仍显滞后。

(三)食品质量安全风险隐患依然较为严峻

由于农产品质量安全基础薄弱,没有行业门槛,风险因素多、产业链条长、涉及面广,生产经营主体受教育水平较低,使得安全责任难以落实到位,问题多发易发的态势没有根本转变,蔬菜禁限用农药残留超标、牛羊肉"瘦肉精"检出、禽蛋禁用药物使用、水产品中兽药残留超标和非法添加等问题依然存在,产地环境中重金属及有机污染物超标带来的质量安全事件时有发生。宁波市农产品质量安全风险监测、预判和应对处置能力还有待进一步提升,食品药品领域安全形势依然严峻复杂,市场领域安全风险防控仍任重道远。

(四)企业安全生产主体责任落实不够到位

部分危化企业安全生产主体责任落实不到位,尤其是特种设备管理、变更管理、承包商管理、特殊作业管理等存在短板。部分使用危化品的单位(企业)安全意识相对不足,安全基础条件相对薄弱。

四、健康产业发展有待进一步提质增速

虽然宁波市健康产业整体规模不断扩大,已经形成第一、第二、第三产业融合发展的格局,但仍存在一定的短板与不足。2020 年,全市健康产业增加值占 GDP 比例的指标指数值表现一般,实现度为 84.29%。具体来看,一是健康产业集聚集群发展效应有待进一步突出,特别是新兴医疗医药产业、体育产业等的规模还比较小;生物医药产业总体上集中度较低,影响力仍有待进一步提升。医疗器械优势明显,部分领域达到国内先进水平,但大部分产品低端同质化倾向明显,市场竞争力有待进一步提高。医药制造业方面,除体外诊断、生物疫苗外,市场影响力及创新能力短板较为明显。宁波市多元办医格局虽已基本形成,但社会办医总体规模较小,医疗技术不突出,床位利用率依然较低。民营医疗机构综合实力和核心竞争力不强,2020 年民营医疗机构床位数占比仅为 24.42%,拥有 800 张以上床位的仅有 1 家;从业人员占比 29.31%,诊疗人次占比仅为 22.34%,入院人数占比 14.43%,

住院病人手术人次占比为 11.97%。健康养老服务业发展还不够均衡,市县主城区公办养老机构"一床难求"现象仍较为普遍,而民办养老机构建设运行难、空床率高等问题还不同程度地存在。二是产业发展项目协调监管机制有待进一步完善。部门及区县(市)之间沟通协调工作机制有待进一步加强,部分区县(市)的行业主管部门对民营健康产业项目的申报、建设缺乏有效监管,未能及时掌握项目建设进度、协调解决遇到的问题,导致部分项目出现进度滞后的情况。三是高能级健康产业协同创新平台与人才队伍建设亟待加强。生物医药产业是典型的高技术产业,研发周期长、投入高、风险大,高度依赖原始创新能力提升及高端人才的支撑。中科院宁波材料所慈溪医工所、北京大学宁波海洋药物研究院等重大平台,引进时间不长,要真正形成创新策源地需要时间。健康产业基础人才供给存在较大缺口,健康产业创新型领军企业缺乏,对产业带动作用不明显,也影响高端人才的集聚。健康产业领域创新型企业家队伍、研发领军人才队伍和多专业复合型人才队伍也存在明显不足,难以满足健康制造企业和健康服务企业的扩张和引入需求,对产业支撑作用不明显。

第三节　高质量发展建设健康宁波"十四五"重点任务

"十四五"时期是我国完成第一个百年奋斗目标、向第二个百年奋斗目标迈进的历史交汇期,是全面开启社会主义现代化强国建设新征程的战略机遇期。2022 年 6 月,浙江省第十五次党代会报告明确提出,今后 5 年要全面推进高质量发展建设共同富裕示范区和社会主义现代化先行省建设,努力成为新时代全面展示中国特色社会主义制度优越性的重要窗口。宁波市委、市政府提出,坚定不移沿着"八八战略"指引的路子奋勇前进,在浙江省"两个先行"新征程中勇担当、做示范、走在前,迭代完善推进"六大变革"、打造"六个之都",在高质量发展中加快建设现代化滨海大都市,为全国全省大局作出更大贡献①。"十四五"更是持续推进高质量发展建设健康宁波、取得重点领域突破的关键时期。宁波要以习近平新时代中国特色社会主义思想

---

① 彭佳学.忠实践行"八八战略"奋力推进"两个先行"在高质量发展中加快建设现代化滨海大都市[J].宁波通讯,2022(13):10-13.

为指导,深入贯彻党的十九大和十九届历次全会精神,围绕浙江省委"八八战略"指引的方向,奋力打造"两个先行"的目标要求,聚焦高质量发展建设共同富裕先行市,在浙江省"两个先行"新征程中担当示范,在高质量发展中加快建设现代化滨海大都市。宁波要紧扣高质量竞争力现代化发展主题,以更好满足人民健康需求、促进人的全面发展为根本目的,以创建全国健康城市建设样板市为载体,以数字赋能、制度创新等为根本动力,坚持党对卫生健康工作的全面领导,遵循新时期卫生健康工作新方针,把健康融入所有政策,将全民健康融入"两个先行"担当示范中,将共同健康融入共同富裕建设中。宁波要全面实施"健康宁波行动(2019—2030 年)",持续迭代"1+5"卫生健康改革发展攻坚战,高水平推进新时代爱国卫生运动,增加卫生健康服务供给,创新发展模式,强化制度保障,普及健康生活、优化健康服务、完善健康保障、建设健康环境、发展健康产业,加快构建服务优质高效、治理系统智慧、创新全面引领、医防有效融合的健康宁波高质量发展新格局。宁波要奋力打造"甬有健康""甬有善育""甬有颐养"幸福民生品牌,建设成为健康中国市域示范区,努力成为公共卫生最安全城市之一。力争到2025 年,基本建成健康宁波,实现人人享有更加公平可及、综合连续、经济有效的全方位、全周期健康服务,持续推动人民健康福祉迈上新的大台阶,不断提升人民健康获得感和幸福感,在争创社会主义现代化先行市的新征程中谱写健康新篇章。

一、建立健全定性分析与定量分析相结合的健康宁波发展指数评价指标体系

(一)健康宁波发展指数评价应以定性分析为基础、定量分析为依据,将定性分析与定量分析相结合

本书以文献综述、专家咨询和实证应用相结合,基于共同富裕先行市视野下"全方位、全人群、全周期"健康治理的新发展理念,将专家意见与当前健康中国行动实际工作有机融合,使所选指标具有良好的科学性、协同性和激励导向,探索建立了共同富裕先行市视野下健康宁波发展指数评价指标体系。该指数是各个评价指标的综合加权计算后的得分,事先对指标数据进行了标准化处理,没有计量单位,方便了在不同年份、部门机构和地区之间的横向对比与纵向对照,力求从多个主体和维度全面反映健康环境、健康社会、健康服务、健康人群、健康文化、健康产业、健康治理的发展动态变化

情况。通过科学的健康宁波发展指数综合评价，一方面，有利于加强各级各类卫生健康服务机构自身管理，提高管理绩效水平；另一方面，也为政府公共健康管理决策提供较为真实、全面、有效的信息，有助于政府有计划地高质量高水平实现健康宁波建设目标。

（二）对健康宁波发展指数进行综合评价，关键和核心是有一套相互关联的指标体系

对于健康宁波发展指数综合评价，离不开一个科学、合理、完整的评价指标体系。在评价指标体系的设计和选择上，既要充分考虑影响共同富裕先行市背景下健康宁波发展指数水平的各种因素，也要体现各因素之间内在的本质联系。因此，在设计共同富裕先行市背景下健康宁波发展指数评价指标体系时，要注意把握好"两个适应""三个有利于""四个结合"，即：要与我国全面开启社会主义现代化强国建设新征程、浙江省高质量发展建设共同富裕示范区、宁波高质量发展建设共同富裕先行市的目标要求相适应，与各地区卫生健康发展实际情况相适应；要有利于健康中国行动深入推进，有利于满足人民日益增长的多样化、多层次的卫生健康服务需求，有利于调动社会各界人士对于主动参与健康宁波建设的积极性、主动性和创造性；要把握好卫生健康系统内部与系统外界联系相结合，经济社会发展的短期利益与长期效益相结合，健康宁波发展指数水平的定性分析与定量评价相结合，健康宁波发展指数各项评价指标总体观察与结构分析相结合。

一个合理、完善的健康宁波发展指数评价指标体系应同时具有以人为本、一体化、整合协同、共建共享、激励导向、可持续发展、政策性、导向性、科学性、实用性、可比性、可操作性和可推广性等特点要求。本书在评价指标选择上，始终遵循以上原则，将专家意见与我国卫生健康服务和管理实际工作情况有机地融合，突破传统的医疗卫生服务范畴，基于大卫生、大健康、"全人群、全方位、全周期"健康治理的新理念，重点对健康环境、健康社会、健康服务、健康人群、健康文化、健康产业、健康治理等多维度内容进行综合考虑。每项指标都建立在充分的论证和调研以及对收集的数据进行全面、细致统计分析的基础上，尽量避免形成庞大的指标群或层次复杂的指标树，使所建立的指标体系及其评价方法具有可行性、可操作性和可复制性，并且通过对2018—2020年健康宁波建设3年资料的实证应用分析，所得结果与健康宁波建设的实际发展情况基本相符，这样既保证了重要指标的入选，又

使所选指标符合实际情况，并具有良好的代表性、导向性和可推广性，使该指标体系较为完整，符合科学性要求。

同时，运用层次分析法结合加权综合指数法，考虑了各方面工作指标的权重，并从多个维度评价健康宁波发展指数的建设情况，适于健康宁波发展指数的整体评价，有利于各地区、各部门发现健康中国建设中存在的薄弱环节与不足之处，并在今后的工作中总结经验、弥补不足，从而有针对性地调整健康治理策略与对策措施，进行科学的健康中国行动建设管理。

本书对2018—2020年健康宁波发展指数进行统计分析与评价，评价结果与宁波市实际工作情况基本相符，进而说明了评价结果的科学性和正确性，可以避免以往通常采用的检查评分法中的主观因素的影响。本书的结论直观，有说服力，从而表明模糊综合评判是一种实用、有效的一种评价方法，不失为健康宁波发展指数评价的一种较好方法，可以应用于健康宁波发展指数评价的量化管理，也可以作为健康中国建设管理者的有效工具，值得推广应用。

运用加权综合指数法计算所得的共同富裕先行市背景下健康宁波发展指数 Z 值，综合考虑了各方面工作指标的权重，并从多个维度评价健康宁波发展指数的整体发展情况，对健康宁波发展指数评价具有全面性。这是因为：其一，指标体系内的各个指标分别反映了健康宁波发展指数各个方面的工作状况，而 Z 值又是在这一指标体系内产生的；如果该指标体系内某项指标发生变化，Z 值的大小也会发生相应的变化。其二，Z 值没有单位，方便了在不同年份或不同地区间的评价，有利于地区间的横向对比以及年度间的纵向对照，有利于各地区、各部门发现健康服务与管理中存在的薄弱环节与不足之处[1][2][3]。

但是，建立共同富裕先行市背景下健康宁波发展指数评价指标体系，本身就是一项较大的社会系统工程。由于健康宁波发展建设涉及政治、经济、社会、文化、环境、保障制度、行为生活方式及卫生健康服务体制机制等多种

① 孙统达,陈健尔,李冠伟,等.对公立医院收支综合评价体系的探讨[J].中华医院管理杂志,2009(12):842-846.

② 李冠伟,孙统达,柴子原,等.公立医院绩效评价研究[J].卫生经济研究,2009(10):24-26.

③ 孙统达,陈健尔,李冠伟,等.建设新农村健康发展指数评价体系研究[J].中国预防医学杂志,2010(2):135-138.

健康决定因素,跳出了传统的医疗卫生服务范畴,放在经济社会发展的大卫生、大健康的大局中探索构建,涵盖"全人群、全周期、全要素",这决定了其复杂性和较大的实践难度。本书在选择评价指标的过程中,力求做到少而精、客观、全面。但是,部分指标还有待进一步完善,有些问题尚不能有效解决。例如,由于基础数据收集标准统一、可得性等,对于体现健康生命质量效用的健康预期寿命、人群健康风险分层、儿童青少年肥胖率、再生资源回收网点设置密度、绿色出行比例等部分指标只能弃而不用,因而尚需有计划、有步骤地进行大量、反复的长期跟踪调查研究,开展全国性和区域性的实证评价,以进一步完善共同富裕先行市背景下健康宁波发展指数评价指标体系,明确评价指标是否合理、计算方法是否科学、各指标体系的属性及其指标权重指数设置计算是否合理,加强关键环节的质量控制,并充分利用大数据、人工智能等新技术,建立完善健康发展指数评价信息系统,强化部门数据协同共享,实时生成健康发展指数,使其逐步成为衡量共同富裕先行市背景下健康宁波发展建设监管及其成效的有效工具与方法,成为智囊库和预警器,有效推动健康促进共同富裕行动落地见效①。

二、高品质普及健康生活

(一)积极推进新时代爱国卫生运动

全面优化健康宁波推进机制,推进健康宁波24个专项行动,健全党政主导、部门协同、全社会参与的大健康格局。完善健康城市评价体系,健全公共政策健康影响评价制度,完善基于大数据分析的健康宁波指标、政策、工作和评价四大体系。健全卫生健康科普专家库和资源库,加强健康教育和社会健康管理,把健康教育纳入学前、学校和在职教育全过程,强化家长、学校、卫生"三方联动",完善健康科普知识发布和传播机制。实施全民健康素养提升工程,大力倡导《宁波市民健康公约》,强化"每个人是自己健康第一责任人"的新理念,践行文明健康、绿色环保的生活方式。持续推进健康支持性环境建设,推广使用家庭健康工具包,持续推动基本公共卫生服务和健康教育进社区、进家庭、进学校、进机关、进企业、进农村文化礼堂全覆盖,不

---

① 孙统达,李辉,王幸波,等.共同富裕视域下卫生健康发展评价体系构建及实证研究[J].卫生经济研究,2022(9):5-9.

断提高居民健康素养总体水平。加强鼠、蚊、蝇、蟑螂等主要病媒生物预防控制,不断提高病媒生物密度控制水平达到 A 级与 B 级的街道比例。加强体医结合和非医疗健康干预,加强全民健身科学指导,推进智能健身器材进社区、进公园、进学校,组织开展"一人一技"全民健身公益技能培训,提高经常参加体育锻炼人数比例。将健康宁波建设总体部署转化为市级版、区县(市)版、部门版、基层版,确保健康浙江建设考核优秀并争先进位,争创全国健康城市样板市,打造健康中国市域示范区①②。

(二)优化影响居民健康重大疾病防治策略

持续强化艾滋病、结核病、病毒性肝炎等重大传染病防控,全面推进新冠病毒疫苗接种,尽快建立人群免疫屏障。规范开展儿童规划免疫。优化老年人流感疫苗自愿免费接种。进一步完善"1+X"慢性病防控体系,持续推进高血压、糖尿病等重点疾病分级分类管理,推广基层慢性病一体化门诊和慢性病联合病房建设,实施重点人群营养改善措施,强化心脑血管疾病、糖尿病、慢性阻塞性肺疾病及癌症等重点慢性病防治干预,开展抑郁症与阿尔兹海默病防治技术的推广应用。推广结直肠癌、上消化道癌、肺癌、乳腺癌、宫颈癌等重点癌症筛查与早诊早治指南,创新中医癌症诊疗模式,建立健全高血压、糖尿病等重点疾病"预防—筛查—诊断—治疗—转诊—随访—自我管理"全链条医防融合新模式,持续巩固国家慢性病综合防控示范区建设成果,实现宁波全市以区县(市)为单位国家级慢性病综合防控示范区的全覆盖,癌症早诊早治率明显提高,重大慢性病过早死亡率明显降低。健全学校卫生工作体系,持续推进学生体质健康水平提升工程,推进儿童青少年视力、口腔健康综合防控工作。强化职业健康管理,推进健康企业建设,持续推进尘肺病防治等重点领域尘毒危害攻坚行动,实现工作场所作业环境和条件有效改善。持续深化社会心理服务体系建设,加强精神心理服务人才队伍建设,建设"互联网+"心理服务平台,加快乡镇卫生院(社区卫生服务中心)精神(心理)服务全覆盖。深化残疾人精准康复服务,满足广大残疾人个性化、多样化、多层次的辅助器具服务需求。推进环境与健康的调查、

---

①　宁波市发展和改革委员会,宁波市卫生健康委员会.关于印发《宁波市卫生健康事业发展"十四五"规划》的通知.2021-07-22.

②　宁波市发展和改革委员会,宁波市体育局.关于印发《宁波市体育事业"十四五"规划》的通知.2021-07-02.

监测和风险评估能力建设,开展各类健康环境和食品安全风险监测[①]。

三、高质量优化健康服务

(一)强化优质高效的整合型卫生健康服务体系建设

1.强化"医学高峰"建设

持续推进全国医联体建设试点城市建设,深度融入长三角健康创新共同体发展,探索杭绍甬、甬舟等跨区域组团式发展,推进健康产业、科技、人才、公共健康服务、政策机制等领域合作接轨。持续推进宁波大学医学院体制机制改革,高水平谋划优质医疗资源均衡布局,超常规高标准高质量打造一批具有较强临床诊疗能力、科技创新能力和区域辐射能力的省级区域医疗中心。通过"引校入企"或"引企入校"与高等院校开展深度合作,搭建培养健康产业高素质创新人才和技术技能人才的重要载体和实践平台,协同促进疾病诊疗技术研究、临床成果推广、人才队伍培养及健康产业培育。持续推进百万级人群标本库、高等级病原微生物实验室等建设,推进国科宁波生命与健康产业研究院、宁波市医工(军民)融合创新研究院等科研院所建设,面向重大疾病临床应用诊治需求,开展医学前沿技术的临床转化应用研究,不断提升医学科技创新和成果转化水平。强化市级医院品质提升工程建设,以差异化、错位化发展为导向,高标准持续推进临床医学研究中心、医学品牌学科、特色专科诊疗中心(联盟)和医学重点学科体系建设,积极形成一批特色鲜明、在国内有较大影响力的重点学科(专科),打造"一院多品"新模式。支持鄞州区全面推进优质高效整合型医疗卫生服务体系地区试点,点面结合,推动宁波全市医疗卫生服务提供体系系统性质量全面改善,资金、人员、物资等各类要素精准配置,实现医疗、预防、养老信息高效整合,以人为本的一体化医疗服务模式全面建立,构建市域有高峰、县域有高地的协调发展格局[②]。

2.强化县级医院能级提升建设

鼓励通过全面托管、专科托管、医院分院和一院多区集团化运行等方

---

① 宁波市发展和改革委员会,宁波市卫生健康委员会.关于印发《宁波市卫生健康事业发展"十四五"规划》的通知.2021-07-22.

② 宁波市发展和改革委员会,宁波市卫生健康委员会.关于印发《宁波市卫生健康事业发展"十四五"规划》的通知.2021-07-22.

式,持续推动市级医院与区县(市)级医院、城市社区卫生服务中心建立紧密型医联体。充分落实县域医共体经营管理自主权,实现集团化管理、一体化经营。强化医共体牵头医院的县域龙头和城乡纽带作用,支持适度超前规划建设,有效推进提标扩能,注重错位发展,有效增强县域医疗卫生综合承载能力,打造"双下沉、两提升"升级版,推动优质医疗资源有效扩容、精准下沉和均衡布局,创新构建县域医共体宁波模式,实现优质医疗资源下沉基层全覆盖。加强县级医院感染性疾病诊疗、重症医学、麻醉、急救、儿科、精神科、康复、中医等重点专科建设,推广多学科诊疗服务,加快推进卒中中心、胸痛中心、创伤中心、危重症孕产妇救治中心、危重症儿童和新生儿救治中心等区域专病中心建设,完善影像、心电、超声、病理、消毒供应等区域共享中心的规范化建设,优化"基层检查、上级诊断"模式,全面创新构建县域医共体宁波模式,基本实现"大病不出市,一般病在市县解决,日常疾病在基层解决"①。

3.强化医疗卫生服务"网底"工程建设

融入浙江省委、省政府高质量发展建设乡村振兴示范省和宁波市委、市政府高质量发展建设共同富裕先行市,以共同健康先行示范为引领,以县域医共体为单位,统筹基层卫生健康服务资源配置,持续深化乡镇卫生院(社区卫生服务中心)标准化、规范化建设,加大财政对基层人、财、物基础设施投入保障力度。深入实施"优质服务基层行"活动、基层特色专科创建和星级家庭医生评定活动,深化区县(市)、镇(街道)、村(站)医疗卫生一体化管理,有效推动基层医疗卫生机构提升能力。实施村卫生室服务功能提升三年行动计划,原则上坚持一村一室和集体举办,推动村卫生室标准化、规范化建设,形成以公有村卫生室为主体,巡回医疗、远程医疗等服务覆盖为补充的村级卫生服务体系,全面夯实基层卫生健康服务网底。推进社区医院建设,加强较大基层医疗机构床位供给和住院服务能力建设,对于服务人口较多、规模较大且已达到国家能力提升推荐标准的中心卫生院,全面向区县(市)级医院医疗服务能力看齐,建设成为县域医疗次中心。高起点谋划和推进未来社区、乡村新社区等共同富裕现代化基本单元医疗卫生服务资源

---

① 宁波市发展和改革委员会,宁波市卫生健康委员会.关于印发《宁波市卫生健康事业发展"十四五"规划》的通知.2021-07-22.

标准化提档建设,探索创建"未来医院""智慧医院"。建立健全功能完善、服务优质、运行高效、运转安全的基层卫生健康服务体系,不断扩大优质医疗覆盖面,构建"城市 10 分钟、农村 15 分钟的卫生健康服务圈",为居民提供便捷高效的医疗卫生和健康服务。实现全市基层就诊率稳定在 65% 以上,县域就诊率稳定在 90% 以上,实现"90% 大病不出县"的医改目标[①]。

4.做实做细家庭医生签约服务

建立健全上下级医院、医共体内外、城市医联体之间的双向转诊与分级诊疗制度,创新开展医共体"一张床""大病房管理",提高床位利用率,精准推进住院患者同质化质量管理。建立健全家庭医生签约服务经费保障长效机制,不断扩大筹资渠道,创造条件将老年人、高血压患者、糖尿病患者、残疾人、结核病患者、重症精神病患者、计生特殊家庭成员等重点人群纳入政府全额资助签约对象范围,鼓励镇村对儿童、孕产妇等其他重点人群实行全额或部分资助签约,稳步扩大签约服务覆盖面。深化以家庭为单位的整合型家庭医生制度建设,以完善基层医疗机构常见疾病的诊疗救治体系为目标,全面加强基层医疗机构的常见临床学科、一般急诊救治和多发疾病的门诊和住院服务能力建设,夯实全科医生执业平台,强化家庭医生健康"守门人""资源调配人""费用管理人"的职责,推进"全专联合"家庭医生团队组合式服务。制定不同层次、不同类别的家庭医生个性化精准型签约服务包,强化精细管理、精准服务,重点增加慢性病、职业病高危人群健康体检、健康风险评估、健康咨询和健康干预服务,探索将国民体质监测纳入居民健康体检内容。支持基层医疗卫生机构与县级以上医院开展"1+X"组合式签约服务,推广以线上线下、深度融合、互通共享为特征的"互联网+家庭医生"签约服务,为居民提供在线签约、健康评估、预约诊疗、远程医疗、复诊续方、健康监测等服务,不断提高签约服务质量和效果,实现城乡居民健康体检制度全覆盖,重点人群家庭医生签约覆盖率达 80% 以上,各类服务包项目履约率保持在 90% 以上,全面构建"城市 10 分钟、农村 15 分钟的卫生健康服务圈",建立形成基层首诊、双向转诊、急慢分治和上下联动的分级诊疗服务新格局,推动家庭医生签约服务更贴心,实现"小病在社区,大病到医院,康复

---

① 宁波市发展和改革委员会,宁波市卫生健康委员会.关于印发《宁波市卫生健康事业发展"十四五"规划》的通知.2021-07-22.

回社区"①。

5.有效实现基本公共卫生服务优质共享

稳步提高基本公共卫生服务经费财政补助标准，加强基本公共卫生服务精细化管理和提质增效，全面实施按标化工作当量购买基本公共卫生服务。健全基本公共卫生服务包遴选动态调整机制，实现包括外来人口在内的公共卫生服务常态精准化管理，实现服务对象全覆盖，基本公共卫生综合服务达标率达到95％以上，实现人人享有均等化基本卫生健康服务。

(二)强化公共卫生应急管理体系建设

改革完善疾病预防控制体系，推进宁波市疾控中心迁建项目，实施区县(市)疾控中心提档升级和能力提升工程，打造标准化、专业化和现代化的疾病预防控制体系。健全三级公共卫生服务网络，统筹规划疾控机构生物实验室检测网络和人才队伍，提升检验检测、流行病学调查和应急处置能力；强化统一指挥、联防联动、群防群治、全民参与。在开设发热门诊的二级及以上医院均建有P2实验室，在各区县(市)疾病预防控制中心、县域医共体牵头医院等有条件的机构加快推进加强型P2实验室布局和建设，建设配备若干家快速移动检测实验室，具备病毒核酸检测能力；所有基层医疗机构均具备核酸采样能力。加强核酸检测机构的监督检查力度，依法严管第三方检测机构，确保核酸检测的全流程各环节质量保证监督。打造标准化、现代化和专业化的疾病预防控制体系，完善公共卫生重大风险研判、评估、决策、防控协同机制，实现突发公共卫生事件早发现、早报告、早处置，不断提高重大疫情监测检测和应急处置能力。全面强化口岸公共卫生风险防控体系建设，慎终如始地精准从严落实常态化疫情防控举措，进一步坚持好、完善好、落实好"七大机制"和"五快"要求，动态调整公共卫生应急预案和技术指南，持续提升防控能力和水平，持续提升防控工作质量和效率，牢牢守住不出现规模性反弹底线。全面提升实验室和口岸现场检测能力水平。积极按照浙江省发改委、省财政厅、省卫生健康委《关于印发浙江省公共卫生防控救治能力建设实施方案(2020—2022年)的通知》文件要求，以每万常住人口配置1.5张传染病救治床位的标准，加快补齐区域公共卫生防控救治短板弱项，

① 宁波市发展和改革委员会，宁波市卫生健康委员会.关于印发《宁波市卫生健康事业发展"十四五"规划》的通知.2021-07-22.

加强传染病医院(病区)建设,建立完善区域传染病医疗服务体系,建立健全分层分层、规模适宜、功能完善、平战结合的重大疫情救治体系,不断提升公共卫生防控医疗救治能力。规划建设宁波市公共卫生临床中心,作为省级重大疫情救治基地。健全医院感染防控体系,加强感染科、呼吸科、重症医学科、烧伤科等相关专科建设,加强县级定点医院独立感染楼建设,强化基层医疗机构传染病监测哨点全覆盖,规范基层医疗机构预检分诊点和发热哨点诊室建设。强化医防协同,拓展医共体"两员一中心一团队"工作模式,建立医防融合人员通、信息通、资源通。完善公共卫生应急物资储备制度,建设公共卫生战略物资储备基地。合理布局院前医疗急救网络,健全政府主导、覆盖城乡、运行高效、服务优质的院前医疗急救服务体系。完善院前、院中环节的紧密协同机制,实现院前急救机构与医疗机构救治部门无缝衔接。继续推动学校、机关、企事业单位和人群密集场所配备 AED(自动体外除颤仪)等器材和设施,推广"CPR(心肺复苏术)＋AED"救护普及计划,优化应急救护培训模式,救护知识技能普及显著提高①。

(三)强化"一老一小"全周期健康照护

1.强化妇幼健康服务能力

持续推进宁波全市妇幼保健机构标准化建设和规范化管理,夯实三级妇幼健康服务组织体系。积极整合孕前保健、孕期保健、住院分娩、儿童保健、生育服务等内容,提供系统、规范的优生优育全程服务,促进生殖健康服务融入妇女健康管理全过程。全面落实妊娠风险筛查与评估、高危孕产妇专案管理、危急重症救治、孕产妇死亡个案报告和约谈通报等母婴安全五项制度②,打造生育全程医疗卫生保健服务链,构建涵盖婚前、孕前、孕期、新生儿各阶段的疾病筛查、监测和防治网络。加强危重孕产妇、新生儿救治能力及儿科建设,开展各级儿童早期发展优质服务示范基地创建活动,建立完善危重孕产妇和新生儿急救绿色通道,提升孕产妇和新生儿危急重症救治能力,保障母婴安全。强化儿童基本医疗保障工作建设,优化儿科医疗服务资源布局,加强儿童保健门诊标准化、规范化建设,发展基层医疗机构"医、防、

① 宁波市发展和改革委员会,宁波市卫生健康委员会.关于印发《宁波市卫生健康事业发展"十四五"规划》的通知.2021-07-22.
② 中共中央、国务院关于优化生育政策促进人口长期均衡发展的决定.2021-06-26.

护"三位一体的儿童健康服务。强化出生缺陷综合防治，落实三级预防措施。推广实施免费婚（孕）前优生健康检查，加强产前筛查和诊断，强化孕产妇和儿童系统管理，推动围孕期、产前产后一体化管理服务和多学科协作，有效降低严重多发致残出生缺陷的发生[①]。

2. 强化普惠托育服务能力

积极开展婴幼儿照护服务示范城市创建活动，实施国家普惠托育服务专项行动，构建以生育支持、幼儿养育、青少年发展、老人赡养、病残照料为主题的家庭发展政策框架，建立完善以家庭为基础、社区为依托、机构为补充的多元化婴幼儿照护服务体系，支持采取公办民营、民办公助等形式发展多样化、多层次、覆盖城乡的普惠托育照护服务，参照幼儿园经费补助方式对普惠性托育机构给予奖补，健全鼓励国有企事业单位、大型民营企业、社会组织等投资兴办普惠性非营利性托育服务机构，支持有条件的用人单位为职工提供托育服务，支持隔代照料、家庭互助等照护模式。支持家政企业扩大育儿服务。鼓励依托社区、幼儿园、妇幼保健机构等新建和改扩建嵌入式、分布式、连锁化、专业化的托育服务设施，提供多样化普惠托育服务。严格落实社区婴幼儿照护服务设施的建设标准和规范，不断增加普惠性托育服务供给，推进托育服务高质量发展。加强市、县两级婴幼儿照护服务指导中心建设，推行家庭医生签约服务家庭养育健康指导员制度，加强家庭养育指导服务。加强宁波全市公共场所母婴设施建设的规范化、人性化、温情化和智能化，建筑面积5000平方米以上或日人流量超过5000人的公共场所全面设置母婴室，乡镇（街道）婴幼儿照护服务机构全覆盖，每千人口拥有3岁以下婴幼儿托位数达到4.55个[②]。

3. 强化老年健康服务能力

贯通健康教育、预防保健、疾病诊治、康复护理、长期照护、安宁疗护等全人全程老年健康服务链，构建以基层医疗机构为基础，综合医院、中医医院、老年医院为支撑，护理院、康复医院、安宁疗护机构和医养结合机构等为重要组成的覆盖城乡、综合连续的老年健康服务体系。实施老年健康促进三年行动计划，实施社区医养结合能力提升工程，开展基于医康养护相结合

---

① 宁波市发展和改革委员会，宁波市卫生健康委员会.关于印发《宁波市卫生健康事业发展"十四五"规划》的通知.2021-07-22.

② 宁波市发展和改革委员会，宁波市卫生健康委员会.关于印发《宁波市卫生健康事业发展"十四五"规划》的通知.2021-07-22.

的区域一体化统筹发展试点,创新老年康复护理供给体系,优先支持老年医疗、康复、护理等机构建设和床位资源配置提档升级,加强二级以上综合医院老年医学科规范化建设,推动建设康养医院,聚焦乡镇卫生院(社区卫生服务中心)"健康管理中心""康复中心""护理中心"建设,将医养康养的理念、制度、设施和技术等应用于医疗卫生服务。发展社区嵌入式医养结合养老服务,支持建设连锁化运营、标准化管理的示范性社区居家养老服务网络,强化服务站点的标准化规范化建设,提供日间照料、失能护理、安宁疗护、助餐助浴助医助行等长期照护服务,推动基层医疗卫生机构增设老年养护、康复护理、安宁疗护病床,不断提高基层医疗机构康复护理床位占比,扩大失能失智老人的康复护理、长期照护等延续性照护服务。探索推进家庭养老照护床位、时间银行等试点,深化长期护理保险国家试点,加强老年失智症防治和防跌倒综合干预措施建设。建立健全主体多元、形式多样、标准规范的安宁疗护服务体系,形成以社区卫生服务中心为重点,机构和居家服务相结合的安宁疗护服务网络[1]。探索区域医养康养联合体建设,促进医养康养深度融合。推进认知症友好社区、示范型老年友好社区、老年宜居村和老年友善医疗机构建设。进一步完善和拓展社区卫生服务站医养融合健康服务 e 站健康服务项目,支持基层医疗机构提供家庭病床、上门巡诊等医疗服务,推进养老机构建设"康养驿站",打通居家养老医养结合"最后一公里"。推进数字健康服务适老化改造,发展智慧老年健康服务,加快形成"一键入住、一键申请、一键巡检、一键点餐、一键租赁和公共服务一键扫码服务"智慧养老服务平台[2][3]。

(四)强化中医药传承创新发展[4][5]

1.优化中医药服务体系

全面推进中医药"名医、名药、名科、名院、名街、名城"建设,加快中医药

---

① 上海市人民政府办公厅.关于印发《上海市老龄事业发展"十四五"规划》的通知.2021-06-03.

② 宁波市发展和改革委员会,宁波市卫生健康委员会.关于印发《宁波市卫生健康事业发展"十四五"规划》的通知.2021-07-22.

③ 宁波市发展和改革委员会,宁波市卫生健康委员会.关于印发《宁波市卫生健康事业发展"十四五"规划》的通知.2021-07-22.

④ 宁波市发展和改革委员会,宁波市卫生健康委员会.关于印发《宁波市卫生健康事业发展"十四五"规划》的通知.2021-07-22.

⑤ 宁波市发展和改革委员会,宁波市卫生健康委员会.关于印发《宁波市卫生健康事业发展"十四五"规划》的通知.2021-07-22.

优质资源扩容提质,完善中医药服务体系规划布局,推进公立中医医院基础设施建设。强化以中医药服务为主的办院模式和服务功能,提高公立中医医院能级水平。加快宁波市中医院国家中医药传承创新工程建设,争创省级区域中医医疗中心。推进综合医院和专科医院(妇幼保健院)中医科规范设置,争创中西医结合"旗舰"医院。深入推进基层医疗机构中医馆星级化建设,深化医疗资源纵向整合,加强基层中医特色专科专病建设,推动中医药与妇幼健康、长期照护、安宁疗护等社区公共卫生服务相衔接,实现基层中医药服务全覆盖,力争打造国家或省中医药改革先行市,创建成为全国基层中医药工作先进单位,实现人人享有基本中医药服务。

2.提升中医医疗服务水平

充分发挥中医药在疾病预防、治疗、康复中的独特优势,加强各级中医药重点学科(专科)、传统特色学科建设,做优做强中医内分泌、儿科、妇科、骨伤科等优势专科,培育区域中医药专科联盟,建特色显著、错位发展的中医药学科发展体系。推动具有宁波特色的综合(专科)医院中西医结合诊疗体系建设,完善综合医院、专科医院中西医会诊制度,逐步推广"有机制、有团队、有措施、有成效"的中西医结合医疗机制,加强中西医结合诊疗模式推广,推进中西医协同攻关,争创中西医协同旗舰医院、旗舰科室和旗舰基层医疗机构。深入实施中医治未病健康工程,高标准持续推进宁波市中医医院中医治未病服务指导中心建设,牵头研制宁波市中医药治未病建设标准、技术方案、质控标准等,把中医治未病的理念体现到诊疗服务全过程。加强各级中医医院康复科建设,推动中医康复技术进社区、进家庭、进机构。

3.推动中医药传承创新发展

持续推进中医药强市建设,促进中医药医疗、保健、科研、教育、产业、文化等各领域全面协调发展。全面梳理历代中医药各家学术理论,推动"甬派"中医做大做强。加强各级名中医工作室建设,培养名中医药专家学术经验继承人,推动中医药活态传承。推进宁波市名中医馆建设,争取中国中医科学院支持,合作共建名医堂示范工程,全面提升中医药理论技术创新和医疗服务水平。加强中医药传播队伍、传播网络和传播平台建设,持续开展中医药健康文化"六进"活动,促进中医药文化传播。

四、高标杆改善健康环境

（一）强化健康镇村建设

巩固发展国家卫生城市、卫生城镇创建成果，结合全域美丽宜居品质城市、美丽城镇、美丽乡村建设工作，持续推进健康城市、健康镇村建设，促进人居健康环境更具品质。全面推进"厕所革命"，持续巩固农村户用厕所改造成果。推动健康社区、健康学校、健康企业等"健康细胞"建设活动，推进市、区（县、市）、街道（镇、乡）、村（社区、单位）四级健康生活馆、健康小屋、健康角、健康加油站和健康公园、健康步道等健康支持性环境建设。推动基本公共卫生服务和健康素养进农村文化礼堂全覆盖。依法加强无烟环境建设和烟草烟雾危害控制，推进无烟环境建设，完善戒烟服务体系，实现各级党政机关建设成无烟机关全覆盖[①]。

（二）强化大气、水、土壤污染综合防治

实施最严格的生态环境保护制度，打好污染防治攻坚持久战，生态环境安全得到有力保障。推进饮用水源保护区综合整治，切实消除饮用水源风险隐患，确保饮用水水源水质稳定达标并持续改善。对标"细、全、优、严"的新标准，高质量推进工业园区"污水零直排区"建设，提升工业废水治理水平。突出重点行业和企业治理，深化工业废气综合治理，精细精准治理移动源污染，大力推进 NOx 和 VOCs 总量减排，强化 $PM_{2.5}$ 和臭氧"双控双减"，有效遏制臭氧浓度增长趋势，精准推动全市空气质量持续改善。统筹强化土壤污染防治，有效管控农用地和建设用地土壤污染风险，强化土壤—地下水协同防治。全面推进固废减量化、资源化、无害化和全过程监管常态化，不断完善工业固废治理体系；积极倡导生活垃圾减量化和资源化，筑牢垃圾分类长效机制，持续巩固提升垃圾分类先行示范优势和生活垃圾"零增长"成效，全域推进"无废城市"建设。强化生产生活领域绿色转型，进一步建立完善绿色发展支撑体系，推进美丽健康森林建设，巩固国家生态文明建设示范市创建成果，推进新时代高水平"天蓝、地绿、水净"的美丽宁波建设。聚焦"环境美""生活美""产业美""人文美""治理美"，高水平推进美丽城镇建

---

① 宁波市发展和改革委员会，宁波市卫生健康委员会.关于印发《宁波市卫生健康事业发展"十四五"规划》的通知.2021-07-22.

设及乡村有机更新。以三江六塘河、生态海岸线、森林湿地等为重点，有序推进高品质幸福河湖创建，加快美丽生态廊道建设，推进滨水空间、环湖步道、滨海廊道以及亲水绿道建设，布局网络化、生态化的生态走廊和城市公园绿地，着力构建山水林田湖海一体的生态廊道网络体系，高质量构建山水相融、蓝绿交织的生态系统。大力推进城乡人居环境改善，持续深化"百村示范、千村整治"工程，推进城乡污水设施改造提升，推动开展"污水零直排村""绿色处理设施"试点和创建工作，力争实现农村生活污水治理行政村全覆盖，提升乡村绿色宜居水平，支撑高水平新时代美丽乡村建设。促进全市环境空气质量优良天数比例持续提升，居民饮用水水质持续改善，生态环境更加优美，环境风险和生态安全得到有效管控，生态环境质量高位持续改善①②③。

（三）强化食品药品质量安全保障建设

贯彻"四个最严"要求，严格落实食品药品安全党政同责和属地责任制。强化全链条、全过程食品安全监管，加强风险研判、预警、防范和处置，实施食品安全从田头（车间）到餐桌全链条监管"一件事"改革，完善食品抽检"双随机"抽样和盲检制度。实施食品安全风险监测及预警防控机制，落实食品质量安全可追溯管理和问题食品主动召回制度，构建"浙食链"食品安全追溯标准体系。加强食品流通环节监管，推行食品销售风险分级管理，强化进口食品全程监管和冷链食品"物防"。加强食品经营安全监管，加快实现餐饮安全监管精准化、远程化和智慧化；开展校园食品安全守护、养老机构食堂食品安全规范提升、农村家宴转型提升行动，提高"阳光厨房"建设覆盖面。开展农药兽药使用减量和产地环境净化专项攻坚行动，强化农产品质量安全靶向监管与风险监测。推进农贸市场环境卫生改造，取缔非法野生动物交易市场，严厉打击非法野生动物交易行为。加强食品安全问题整治，严打重点食品掺杂使假违法行为，加大抽检不合格食品和案件查处公示力度，促进企业规范经营，积极形成"追溯＋联动""风险＋防控""预警＋处置"的食品安全闭环管控机

①　宁波市人民政府办公厅.关于印发《宁波市生态环境保护"十四五"规划》的通知.2021-08-09.

②　宁波市发展和改革委员会，宁波市农业农村局.关于印发《宁波市农业农村现代化"十四五"规划》的通知.2021-11-01.

③　宁波市发展和改革委员会，宁波市自然资源规划局.关于印发《宁波市林业发展"十四五"规划》的通知.2021-08-10.

制,不断提升应急响应能力,筑牢食品安全、药品安全、产品质量安全底线。推进食用农产品合格证制度,巩固提升国家农产品质量安全市创建成效,持续扩大绿色优质安全农产品供给。打造公共健康安全保障新标杆,持续巩固和提升省级食品安全县创建成果,争创国家食品安全示范城市。实施药品全生命周期监管"一件事"改革,进一步健全监督检查、缺陷整改、后处理、召回等管理机制。实施医疗器械生产、经营企业分类分级监管,加强高风险医疗器械监管,开展无菌、植入和体验类等医疗器械专项整治,建立健全各级药品、医疗器械、化妆品不良反应(事件)监测体系,加大药品、医疗器械、化妆品生产、经营日常监管和现场检查力度,加大高风险药品飞行检查力度,提升药品、医疗器械和化妆品安全监管治理水平①。

(四)强化交通安全生命防护工程建设

实施路长责任制和道路交通伤亡事故领导干部到场制,深化公安交警警务网格与"一中心四平台"基层社会综治网格相融合,实现"两网"网格匹配、人员互补、信息相通、处置联动、治理闭环,有效提升道路交通事故综合治理成效。

五、高素质培育健康人群

(一)强化高层次卫生健康人才引进

不断深化卫生健康人才发展体制机制和政策举措创新,制定出台卫生健康人才新政,大力引进培养医疗卫生高端团队和人才,重点支持培养一批长期在医疗卫生一线工作,医疗技术精湛,能成功诊治疑难、危重病症,具有重大科学价值、显著社会效益,社会影响较大、同行公认的临床医学领军人才,培养临床和公共卫生技术骨干和学科带头人②。资助实施医疗卫生高端团队重大攻坚项目,特殊的给予"一事一议"。深化实施医学名家和高端团队柔性引进行动,建立常态化合作机制,通过专家工作站(室)形式,推动外地优质医疗服务与本地医疗资源深度融合。推进"医学+X"多学科背景的复合型创新拔尖人才培养,推进名中医药专家学术经验继承人培养培育,实

---

① 宁波市发展和改革委员会,宁波市市场监督管理局.关于印发《宁波市市场监管"十四五"规划》的通知.2021-07-01.
② 国家卫生健康委.关于印发"十四五"卫生健康人才发展规划的通知.2022-08-03.

施卫生健康拔尖人才与青年技术骨干人才培养等人才项目,培养造就一支规模适度、结构合理、素质优良、新老衔接的卫生健康人才梯队①。

(二)强化基层卫生健康人才培养培训

落实国家住院医师规范化培训制度。依托宁波大学医学院、宁波卫生职业技术学院等高校,以建立宁波基层卫生学院、婴幼儿照护服务学院等合作方式,实施卫生健康服务高技能人才振兴计划,积极应对人口老龄化及人口政策变化,以适应老年人、孕产妇、婴幼儿等重点人群健康服务需求为导向,统筹预防、医疗、护理、康复、安宁疗护等各类人才资源配置,加快全科、儿科、感染科、康复、精神、影像、病理、老年护理和心理健康等紧缺卫生技术人才培养培训,快速增补本土化专业人才队伍,支撑老龄、妇幼、托育健康服务体系发展②。推动基层医疗机构按新服务人口重新核编,加强以全科医生为重点的基层卫生人才队伍建设,加强全科、儿科、感染科、康复、精神、老年护理和心理健康等紧缺卫生技术人才培养培训。加强以重大疫情和传染病防控需求为导向的公共卫生科技人才支撑,严格执行国家、浙江省有关疾控机构编制标准等文件要求,配齐配好疾病预防控制、卫生监督、院前急救、采供血等专业公共卫生机构人员。建立首席公共卫生专家制度。不断打破户籍、地域、身份、人事关系等制约,顺畅城乡之间、地区之间、不同所有制医疗卫生机构之间的人才流动,加强医院、基层医疗卫生机构、专业公共卫生机构之间的人才协作,建立完善医共体模式下县域卫生健康人才引育使用机制,建立健全区县(市)、镇(街道)、村(社区)卫生人员合理流动制度,加强乡村医生队伍建设,提高乡村医生收入待遇。推进各级名中医工作室建设,增强多层次中西医结合人才供给。加强卫生健康管理队伍职业化、规范化培训,建立卫生人员荣誉制度。创新卫生健康人才评价激励约束机制,深化卫生健康专业技术人员职称评审制度改革,适当提高医疗卫生机构特别是疾控机构、基层医疗机构中的中高级岗位比例。建立健全适应医疗卫生行业特点的人事薪酬制度,落实"两个允许",不断提高卫生健康服务人才薪酬待遇、发展空间、执业环境和社会地位,提高医务人员职业认同感和价值获得

---

① 宁波市发展和改革委员会,宁波市卫生健康委员会.关于印发《宁波市卫生健康事业发展"十四五"规划》的通知.2021-07-22.

② 国家卫生健康委.关于印发"十四五"卫生健康人才发展规划的通知.2022-08-03.

感,优化健康资源配置[①]。

六、高标准提升健康保障

(一)建立健全多元化筹资机制

加强党的全面领导,是健康宁波可持续高质量发展的根本保证。要强化各级党委、政府对本地区健康事业发展负总责,把人民健康放在优先发展的战略地位,将辖区健康事业发展建设纳入各级领导干部任期目标和政绩考核,建立完善党委统一领导、党政齐抓共管、部门通力协作、全社会参与的工作机制。要加强资金、土地、人才等政策支持,健全资源要素保障机制。不断加大卫生健康投入力度,强化对薄弱区域、薄弱环节、薄弱领域的投入倾斜。鼓励社会资本和慈善福利资金投资卫生健康领域[②③④⑤]。

(二)持续推进"三医联动""六医统筹"集成改革

遵循"控总量、腾空间、调结构、保衔接、强监管"的改革路径,在慈溪市试点的基础上,逐步在宁波全市公立医院推进以药品耗材集中采购为突破口,协同推进药耗招采、价格调整、医保支付、薪酬制度、综合监管等重点领域和关键环节联动改革,加快构建维护公益性、调动积极性、保障可持续的运行新机制,不断完善公立医疗机构补偿机制,以利益共同体撬动建设健康医共体。落实医保差别化支付政策,完善总额预算管理下的多元复合式医保支付方式,全面实施住院费用按疾病诊断相关分组(DRG)点数付费,加快实施基层门诊按人头、住院按床日的付费改革,试点慢病、康复、精神疾病、安宁疗护实施按床日付费。探索符合中医药服务特点的支付方式[⑥]。完善药品供应保障制度,落实新版国家基本药物目录。不断完善大病保险政策,加大健康保险产品和健康管理服务创新,满足多样化、个性化健康保险服务

① 宁波市发展和改革委员会,宁波市卫生健康委员会.关于印发《宁波市卫生健康事业发展"十四五"规划》的通知.2021-07-22.
② 中共宁波市委,宁波市人民政府.关于印发《宁波高质量发展建设共同富裕先行市行动计划(2021—2025年)》的通知.2021-07-08.
③ 中共宁波市委,宁波市人民政府.关于印发《健康宁波2030行动纲要》的通知.2018-01-22.
④ 宁波市人民政府.关于印发推进健康宁波行动实施方案的通知.2020-07-21.
⑤ 宁波市发展和改革委员会,宁波市卫生健康委员会.关于印发《宁波市卫生健康事业发展"十四五"规划》的通知.2021-07-22.
⑥ 宁波市人民政府办公厅.关于印发宁波市公共服务发展"十四五"规划的通知.2021-12-28.

需求。打造医保经办"30 分钟服务圈",推行部分医保经办窗口功能前移,落实医疗救助费用报销"一件事",实现医疗救助"一站式"结算①。持续推进长期护理保险制度国家试点建设,鼓励发展与基本医疗保险相衔接的商业健康保险。健全医疗保障救助体系和应急医疗救治费用保障机制。建立平战结合的医疗保障长效机制,健全突发公共卫生事件巨灾保险机制。在突发重大疫情等紧急情况下,医疗机构实行先救治、后收费,确保患者不因费用问题影响就医②。建立完善价值导向的现代医院管理绩效评价体系,加快公立医院薪酬制度改革,落实"两个允许",完善激励相容、灵活高效、符合医疗卫生行业特点的人事薪酬制度。严格控制全市公立医院医疗费用不合理增长,在年度评价中争取保位、力求进位,实现个人卫生支出占卫生总费用比例持续下降,打造全国综合医改示范市③④⑤⑥。

七、高水平发展健康产业

(一)全面推进数字健康建设⑦⑧

1.加快建设数字健康新基建

持续推进"健康大脑+"体系建设,加快基于大数据、区块链、物联网等的新一代信息基础设施建设,升级市、县两级全民健康信息平台,建设新一代卫生健康业务网,迁建市级卫生健康数据中心。强化卫生健康领域数据治理,促进医疗健康数据跨层级、跨领域、跨部门互通共享,构建健康数据认知、关联推荐、事件感知、分级预测等模型,形成标准、规范、高质、高效、统一、安全的全市健康医疗大数据中心和数据服务能力体系。

---

① 浙江省人民政府.关于推进健康浙江行动的实施意见.2019-12-09.
② 上海市人民政府.关于印发《上海市卫生健康发展"十四五"规划》的通知.2021-07-05.
③ 中共宁波市委,宁波市人民政府.关于印发《宁波高质量发展建设共同富裕先行市行动计划(2021—2025 年)》的通知.2021-07-08.
④ 中共宁波市委,宁波市人民政府.关于印发《健康宁波 2030 行动纲要》的通知.2018-01-22.
⑤ 宁波市人民政府.关于印发推进健康宁波行动实施方案的通知.2020-07-21.
⑥ 宁波市发展和改革委员会,宁波市卫生健康委员会.关于印发《宁波市卫生健康事业发展"十四五"规划》的通知.2021-07-22.
⑦ 宁波市发展和改革委员会,宁波市卫生健康委员会.关于印发《宁波市卫生健康事业发展"十四五"规划》的通知.2021-07-22.
⑧ 宁波市制造业高质量发展领导小组办公室.关于印发《宁波市生物医药产业集群发展规划(2021—2025 年)》的通知.2021-07-31.

2.持续深化数字健康新应用

围绕群众全生命周期健康服务,打造"健康大脑＋"应用多场景。重点深化统筹建设大数据公共卫生管理平台、医学科研服务平台、县域一体化信息平台,打造一站式掌上"健康宁波"网上新门户,打造具备"一件事"特色的闭环管理场景。围绕知健康、享健康、保健康,拓展浙里办健康宁波专区,推出更多解决群众急难愁盼的"甬有健康"服务。依托宁波云医院平台,整合卫生健康资源,加强数字抗疫,发热病人、重点人群、核酸检测、疫苗接种等重点业务的闭环服务,迭代疫情防控精密智控。

3.创新培育数字健康新业态

聚焦未来健康、智能诊疗设备、"互联网＋医疗"等健康产业发展需求,推进大数据、"非接触"经济、人工智能、5G、区块链、虚拟现实等技术与生命健康产业的深度融合应用,加快推进宁波云医院平台迭代升级和多码就医协同应用系统建设,构建互联网医疗服务闭环,实现居民"足不出户看名医"。推进健康医疗大数据和医学人工智能的产业化发展,加快健康医疗大数据的数据湖建设,加强未来社区健康多场景落地应用,建设未来社区(乡村)和未来医院。探索建设健康保险、健康管理、医学转化等数字健康产业生态链。推进适合医疗机构、社区、家庭、个人等多应用场景的移动诊疗系统,建设家医随访、辅助诊断等医学人工智能示范项目,推进基于区块链的健康档案示范应用,促进自主创新产品的示范应用,争创国家智能社会治理实验基地,打造建成"互联网＋医疗健康"示范市。

(二)推进社会办医高质量发展

进一步落实社会办医扶持政策,引导社会资本举办康复、护理、妇儿、老年病等专科医疗机构,鼓励连锁化、集团化经营医学检查检验、血液透析、影像中心、安宁疗护中心等独立设置医疗机构,促进优质社会办医扩容[①]。支持社会办非营利性医疗机构与公立医院开展医疗业务、学科建设、人才培养等合作,鼓励探索医生集团服务新模式。支持社会办医发展"互联网＋医疗健康",开展远程医疗、健康咨询、健康管理服务。鼓励有实力的社会办医疗机构有序发展前沿医疗服务,引导建成一批有一定规模、有一定社会影响、

---

① 浙江省发展和改革委员会,浙江省卫生健康委员会.关于印发《浙江省卫生健康事业发展"十四五"规划》《浙江省突发公共卫生事件应急管理"十四五"规划》的通知.2021-04-27.

有一定品牌特色的社会办医院，实现社会办医院服务量占比明显提高[①]。

(三)创新培育健康新服务、新业态、新模式

不断优化营商环境，持续参与推进浙江省"六个千亿"产业投资工程建设，培育健康新服务、新业态、新模式。进一步做大做强生命健康产业，推动健康产业规模化、集群化、高端化跨越式发展，成为宁波市经济新增长点。围绕疾病防控诊治、新药创制、高端医疗器械研发等方向，推进建设一批新型药品、医疗器械、生物医药、医疗卫生、休闲健身、康养旅游、康复保健、医学美容等领域的重点项目，开展关键核心技术攻关，加快推进新一代基因测序技术、生物大数据集成融合技术等关键技术的应用示范，推动精准医疗产业规模化发展，带动健康产业结构不断优化升级，构建涵盖核心技术、重点产品、关键设备，内涵丰富、覆盖全生命周期、特色鲜明、结构优化、布局合理的生命健康产业体系[②③]。

充分发挥中医药"五种资源"优势，深入挖掘宁波市中医药文化、生态环境和医疗服务资源，加快发展健康产业集群，高水平建设宁波药行街、慈城古县城、鸣鹤古镇等中医药特色街区基地，推动国家和省级康养旅游、中医药健康旅游示范基地创建，推动中医药事业和产业融合发展。依托区域优质丰富的森林资源、生态环境和特色文化，在四明山区、宁海深圳等地建立森林康养基地、森林人家等，拓展"森林康养＋"系列产品，加快培育森林游憩康养业，加强与医疗、体育、文化、健康养老等行业跨界合作，大力开发以提供中高端医疗服务为主的康养旅游产品，融合形成森林康养新业态[④]。

大力培育养老服务产业，推进养老产业园区建设，加快推动面向老人信息无障碍化的大数据、人工智能、物联网等关键技术和产品研发，开展老年用品和康复辅助器具产业建设，创新发展健康咨询、紧急救护、慢性病管理、康复护理、生活照料等智慧健康养老服务，推进医疗健康监测设备、智能安

---

① 宁波市发展和改革委员会，宁波市卫生健康委员会.关于印发《宁波市卫生健康事业发展"十四五"规划》的通知.2021-07-22.

② 宁波市发展和改革委员会，宁波市卫生健康委员会.关于印发《宁波市卫生健康事业发展"十四五"规划》的通知.2021-07-22.

③ 宁波市制造业高质量发展领导小组办公室.关于印发《宁波市生物医药产业集群发展规划（2021—2025 年）》的通知.2021-07-31.

④ 宁波市发展和改革委员会，宁波市卫生健康委员会.关于印发《宁波市中医药发展"十四五"规划》的通知.2021-07-16.

防设备、可穿戴设备等智能化设备在老人中的广泛应用,推动老年服务智能化、便捷化以及人性化发展,有效消除老年人"数字鸿沟",不断促进养老产业基础高级化、产业链现代化水平明显提高①。

八、高效能推进健康治理体系和治理能力现代化建设

(一)持续强化党建引领建设

坚持党的全面领导,强化现代医院管理制度建设,深化公立医院党委领导下的院长负责制,健全现代公立医院法人治理结构。持续深化公立医院"1＋3＋N"政策支撑体系,将党建融入现代医院管理各环节,促进宁波市公立医院党建继续走在全省、全国前列,持续打造民营医院党建示范点。完善区域性医患友好度评价指标体系,积极构建医疗服务满意度第三方评价机制,加强人文医院建设。强化精细化管理,推动公立医院建立基于全面预算的全业务、全流程闭环管理体系②。

(二)强化全要素、全过程卫生健康综合监管效能提升建设

系统推进健康法治建设,落实主要负责人法治建设第一责任人职责。系统规划生物安全风险防控体系建设,贯彻执行基本医疗卫生与健康促进法等法律法规,修订完善传染病防治、突发公共卫生事件应对、爱国卫生促进、中医药发展等地方性法规规章,提升公共卫生管理法治化水平。

"十四五"期间,按照浙江省综合行政执法改革工作协调小组印发的《浙江省"大综合一体化"行政执法改革行动计划(2021—2022 年)》以及中共宁波市委办公厅、宁波市人民政府办公厅印发的《宁波市加快推进"大综合一体化"行政执法改革试点工作的实施意见》等文件要求,认真落实省、市加快推进"大综合一体化"行政执法改革部署要求,坚持"县乡一体、条抓块统",以数字化改革为引领,以基层"一支队伍管执法"为突破口,加强宁波市卫生健康行政执法管理统一领导和改革,强化统筹协调和组织实施,统筹整合现有专业执法队伍,加快构建横向到边、纵向到底、边界清晰的全覆盖监管和

---

① 宁波市发展和改革委员会,宁波市民政局.关于印发《宁波市养老服务体系建设"十四五"规划》的通知.2021-07-09.

② 宁波市发展和改革委员会,宁波市卫生健康委员会.关于印发《宁波市卫生健康事业发展"十四五"规划》的通知.2021-07-22.

执法体系,以及全方位的执法监管协同体系,形成权责统一、权威高效的"大综合一体化"行政执法新格局。建立完善以"双随机、一公开"为主,风险监管、信用监管等为辅的监管方式。强化依法行政、依法执业,全面落实政执法公示、执法全过程记录、重大行政执法决定法制审核"三项制度"全覆盖。健全"线上线下相结合"监督模式,实现实时、智能、全程的数字化全覆盖。健全机构自治、行业自律、政府监管、社会监督相结合的多元综合监管体系,加强医疗卫生行业准入许可、医疗质量、医疗行为、机构运行等全链条、全流程、全要素、多主体的包容、审慎、有效监管机制。加强医疗卫生与养老、旅游、互联网、人工智能、健身休闲等新型健康服务业态的鼓励引导和审慎监管。实现健康治理效能显著提升,数字化、智能化监管水平大幅提高①②。

(三)强化多元协同卫生健康治理体系和治理能力现代化建设

坚持政府主导、多部门协同、人人参与,通过覆盖全方位、全周期卫生健康决定因素的健康传播,强化健康优先,实施"将健康融入所有政策"。建立健全数字化驱动机制,推进健康整体智治综合应用建设,构建全局一屏掌控、政令一键智达、执行一贯到底、服务一网通办、监督一览无余的数字化协同工作场景③。推行基层社区卫生健康治理"四个平台+网格化管理"模式,实现全域覆盖,构建全民健康共建共治共享的大卫生大健康治理新格局,健康治理党委和政府责任体系、监管体系、行业企业责任体系、全民健康行动体系以及市场健康服务体系不断健全,健康治理体系更加完善,治理能力明显提高,推动宁波市健康治理体系和治理能力现代化建设走在全国前列,争当市域健康治理现代化排头兵④。

---

① 宁波市发展和改革委员会,宁波市卫生健康委员会.关于印发《宁波市卫生健康事业发展"十四五"规划》的通知.2021-07-22.

② 中共宁波市委办公厅,宁波市人民政府办公厅.宁波市加快推进"大综合一体化"行政执法改革试点工作的实施意见.2022-04-22.

③ 浙江高质量发展建设共同富裕示范区实施方案(2021—2025年)[N].浙江日报,2021-07-23.

④ 宁波市发展和改革委员会,宁波市卫生健康委员会.关于印发《宁波市卫生健康事业发展"十四五"规划》的通知.2021-07-22.

第六章　健康宁波行动典型案例

　　健康宁波行动实施以来，各区县(市)以人民健康需求为导向，建立健全组织机构和工作机制，主动推动将健康融入所有政策，不断改善健康环境、营造健康社会、优化健康服务、普及健康文化、发展健康产业、强化健康治理，涌现出一批好经验、好做法，有力地推动了健康宁波建设。为进一步发挥典型案例的示范带动作用，本章主要介绍宁波市在健康环境改善、健康社会营造、健康服务优化、健康文化普及、健康产业发展、健康治理现代化等方面的典型案例、成功经验及其成效，供其他地区参考借鉴。

第一节　健康环境改善

◎案例一

农民饮用水达标提标行动让农村居民从"有水喝"到"喝好水"①

一、案例背景

　　农民饮水是农民群众最关心、最直接、最现实的利益问题，事关农村人民群众身体健康，事关乡村振兴，是重要的民生福祉。根据省委、省政府的相关部署要求，宁波市在2019年开始全面启动农民饮用水达标提标专项行动计划，并在2019年、2020年连续将农民饮用水达标提标工程建设列入市级十大民生实事工程，有计划、有步骤地开展农民饮用水达标提标工作，实现了宁波市农村居民从"有水喝"到"喝好水"的根本转变②。

---

① 案例由宁波市水利局提供。
② 吴向正.市人大常委会跟踪监督农民"喝好水"工程[N].宁波日报,2020-08-14.

二、推进成效

宁波市农民饮用水达标提标总任务为完成受益人口 52.16 万人,其中列入省级计划 12.7 万人。按省市考核要求,达标人口覆盖率不低于 98％。

2019 年任务为 17.78 万人,其中列入民生实事项目 10 万人。全年共完成计划内受益人口 31.62 万人,占年度计划的 177.8％;民生实事项目完成 14.77 万人,占年度计划的 147.7％。各地均成立了县级统管机构,落实了管护资金,出台了管理办法。同时按省厅要求在年底前完成了"定水价"的目标。

2020 年任务为 20.54 万人,全部列入市民生实事项目。已完成受益人口 20.54 万人,占计划的 100％。省级计划 12.7 万人及年度省民生实事项目 2.2 万人已提前全部完成。

总任务市级计划 52.16 万人已完成受益人口 52.16 万人,完成率为 100％。全市城乡规模化供水工程覆盖率已达 93.7％,超额完成年度目标(92.1％),达标人口覆盖率已达到 99.8％,超额完成考核目标(98％)。同时,已按要求完成了新增古井水源调查工作。

三、主要做法

(一)制定达标提标总体工作目标

2019 年 1 月,宁波市政府专题印发《宁波市农民饮用水达标提标工作实施意见》,计划至 2020 年,全市基本建成规模化发展、标准化建设、市场化运营、专业化管理的农村供水体系,建成以城市大管网为主、乡镇局域网为辅、村级水站为补的供水格局。全市达标提标总受益人口 52.16 万人,其中通过城市水厂和乡镇水厂供水管网的进一步延伸,减少村级水站供水人口 14.09 万人;通过村级水站归并、规范化与标准化建设等工程措施,增加受益供水人口 38.07 万人。最终实现农村自来水普及率 100％,省定标准达标率 100％,农村供水县级统管长效管护机制覆盖率 100％[①]。

(二)确保市级补助资金落实到位

经与宁波市财政多次对接,专题出台了《宁波市市级财政农民饮用水达

---

① 吴向正.市人大常委会跟踪监督农民"喝好水"工程[N].宁波日报,2020-08-14.

标提标工作资金管理办法(试行)》,明确了乡镇水厂管网延伸、村级水站归并建设、村级水站标准化巩固提升以及县级水质检测中心建设等 4 种不同建设类别的不同补助标准。其中,乡镇水厂管网延伸和村级水站归并为 435元/人;村级水站标准化巩固提升为 270 元/人。为确保项目建设资金,2019年下达市级补助资金 5000 万元,2020 年落实市级补助资金 8000 万元。

(三)政府重视,明确责任细化落实

为充分落实好农民饮用水达标提标各项工作责任,市级、水利系统多次召开会议,研究部署工作任务、解决实际问题。2019 年 3 月 26 日,裘东耀市长专题召开全市水利工作暨农民饮用水达标提标部署会,对该项工作开展专题部署。2019 年 5 月 24 日及 2020 年 1 月 7 日,卞吉安副市长分别在奉化和余姚两次专题召开农民饮用水达标提标工作现场会,要求进一步加快该项工作进度。此外,市水利局多次专题召开工作推进会,分析各地存在的问题,并在 2019 年 9 月研究制定《宁波市水利局关于开展农民饮用水达标提标、农业水价综合改革和小水电清理整改"百日攻坚"行动的通知》,全力推动工作进展。

(四)建立落实深化县级统管机制

至 2019 年 6 月底,全市各地全面建立健全县级统管长效管护机制,落实责任主体、管护经费、管护制度。目前,北仑、镇海、江北和慈溪等地通过本轮达标提标行动,实现水务一体化,具体由城市水厂实行统一管护;象山已落实水务集团进行县级统管;余姚委托舜建、舜农集团进行统一管护;其余各地制定了合理的管护制度,明确了县级统管的责任主体。同时,各地出台了县级统管办法,落实了"三个责任人"(政府负责人、水行政主管部门负责人和管理单位责任人)和"三项制度"(县级统管机构、统管人员和统管经费),并将供水服务电话和监督电话在媒体上进行公布。此外,2019 年 9 月10—11 日,宁波市水利局邀请了来自中国疾病预防控制中心、中国水科院、浙江水校等机构的专家,对全市各县级水利部门相关工作人员、县级统管单位相关工作人员、部分街道(镇)村级水站管理人员共计 110 余人开展了政策解读及业务知识培训,提升其管理能力。

(五)开展水源地及古井水源保护工作

至 2019 年底,宁波市各区县(市)已公布农村饮用水水源地名录,建立了水源地动态调整机制。宁波市水利局会同生态环境部门,完成了139个日供水200吨以上水站水源地保护范围划定工作,同时要求针对达标提标过程中新增日供水200吨以上水源地,同步开展保护范围划定工作。针对日供水不足200吨的农村饮用水水源,要求由属地乡镇督促指导所在地村民委员会,明确保护范围、设立警示标志。2020年,按省厅要求实施古井水源保护计划,并于上半年完成对新增古井的调查工作。

（六）建立水费收缴机制全面推进收费

浙江省水利厅提出了到2020年底全面实现水费的目标,宁波市水利局已于2019年底前督促各区县（市）完成"测成本"和"定水价"工作,以县级为整体健全水费收缴机制。目前,宁波市村级水站的实收水费收缴率已超过95%。各区县（市）主要采取了分类水价、阶梯水价等方式,通过大力宣传和具体工作落实,稳步提升水费收缴率。

（七）强化监管,开展市级明察暗访工作

宁波市水利局采用电话抽查、现场检查、暗访等方式,全方位加强农饮水工程运行管理监管,重点暗访运管情况、水费收缴和水质。针对村级水站出厂水和末梢水,宁波市水利局要求每月开展定期送检,至少涵盖色度、浑浊度、总大肠菌群等9项指标。截至2020年10月底,累计完成对海曙、奉化、宁海等7个区县（市）293个水站的市级暗访,通报突出问题14个。其中,2020年共开展了8轮暗访,检查207个农村供水工程,发现各类问题387个,并落实整改,有效压实了责任,推进了工作部署。

（八）进一步提升数字化管理水平

当前,智慧水利一期工程正在推进,计划通过水质在线监测、运管视频监控等科技手段,全面提升农民饮用水工程数字化管理水平,实现水利业务的高效协同及水利服务能力的全面提升。同时,积极对接省级城乡清洁供水平台,目前,乡镇水厂和"千吨万人供水工程"已实现上线管理。

◎案例二

<h2 style="text-align:center">宁海县"红葫芦云回收"模式助推"无废城市"建设①</h2>

在取得以"智分类、云回收、源处理、循利用"为特征的农村垃圾全链智能处理系统"宁海模式"成功经验的基础上,宁波起点再生资源回收有限公司于2019年底对"红葫芦"生活废品云平台进行系统升级,开启生活垃圾与生产固废的一体化治理探索。依托移动互联网、大数据、物联网等技术,自主创新,搭建了以"一个平台、两个系统、四个中心"为核心的"红葫芦"工业固废收运平台,对宁海县进行"一镇一策"分区域网格管理,打造全链V型的固废智能运行管理体系。

一、构建一个平台,实现"收运一条链"

"红葫芦"智能化信息平台主要由企业建档、订单查询、车辆定位、数据统计等模块组成。产废企业可通过"红葫芦云回收"微信公众号线上下单,输入需清运固废的相关信息,确认后直接生成订单,平台自动推送,清运专业人员和车辆上门服务。收运流程实行物流实时定位跟踪,实现收运全流程的链条式管理。通过"红葫芦"智能化信息平台,实现对固废收运全流程的、实时的信息化监管,厘清工业固废转运、处置产业链,形成数据追溯全流程的"收运一条链"管理。

利用互联网思维对传统废品回收、一般工业固废清运及回收行业进行升级改造,构建了全新的"美团式收运服务"商业模式,实现了"点点手指,上门回收"。

二、搭建两个系统,首创"监管一个码"

在"红葫芦云回收"平台上搭建数字化收运监管系统和可视化云仓监控系统,建立"固废码"管理模式,对产废企业进行"码上"管理,相关部门扫描企业"固废码",便可知晓企业名称、负责人、岗位培训、焚烧类去向、收运单位、可利用去向、回收单位、固废指导员等内容。

"固废码"根据产废企业下单清运情况变换颜色,呈现绿码、黄码、红码

---

① 案例由宁波市生态环境局宁海分局提供。

三种颜色。常态下单,呈现绿码;两个月未下单,呈现黄码,相关部门会接到监管预警;四个月未下单,呈现红码,相关部门出动监察督办。

三、建立四个中心,达成"服务一站式"

建立联动中心、培训中心、台账中心、分拣中心,实现对产废企业的数据化管理,线上订单可直接生成电子台账,同时也可向产废企业提供专属台账服务,打造线上线下"双台账"管理。

通过数字化管理,可加强固废信息化监管,既方便了各部门检查产废企业工业固废台账,也可帮助产废企业及个人解决各种固废管理难题;提供包括前期整改、固仓建设、建立台账、人员培训、环保整顿等"一站式服务"内容,帮助产废企业为产生的各类一般工业固废找到规范、科学的出路,让企业省心、省力、省事、省钱。

四、打造"产学研宣教"新模式

成立专项技能培训学院,建立教育基地,打造"无废"宣传展厅和实操场地。生活垃圾"智分类"和工业固废"云回收"两大展厅为社会公众获取生态文明、环保知识和技能,以及开展科普教育提供场所与技术保障。教育活动经常化、制度化,起到较强的示范、辐射和带动作用。

五、共创无废宁海,同享生态未来

"红葫芦"工业固废收运平台自 2021 年 5 月上线以来,注册企业已近千家,上门服务产废企业约 2000 家。清运订单累计完成 1000 余单,清运一般工业固废约 1400 吨,其中分拣出低价值固废 196 吨,节省可回收资源价值约 30 万元,另外节约固废处置成本约 41160 元。

目前,"红葫芦"工业固废收运平台已与宁波市生态环境局宁海分局大数据监管平台成功对接,助力政府部门实现对全县各乡镇企业的一般工业固废收运、利用、焚烧、填埋等方式的全方位数字监管,用物联网链接"无废城市"运转,充分挖掘固废领域的"城市矿产",为"无废城市"建设、健康宁波建设贡献宁海智慧。

第二节　健康社会营造

◎案例三

江北区着力推进医保"数字化"转型①

江北区医疗保障局按照区委、区政府数字化转型工作要求,积极探索推动医保领域整体数字化转型,强化全方位赋能和系统性重塑,为有序推进"健康保障惠民行动"插上信息化"翅膀"。

一、提升医保电子凭证"应用率"

制作宣传海报和折页、"电子医保凭证申领使用简介"、"给学生家长的一封信"等,通过各级医保经办机构、定点医药机构、街道(镇)、学校、企业等进行推广,并与腾讯公司合作开展电子医保凭证有奖激活活动,方便参保群众全面了解,吸引其积极参与。此外,走访指导辖区大型医疗机构、连锁药店,进一步提高医保电子凭证使用率,促进申领率、使用率整体提高,江北区医保电子凭证激活率达 52.2%、结算率达 4.63%。

二、提升政务服务"网办率"

开展医保经办"云课堂"直播,让企业和群众学会在线办理医保业务;在医保大厅增设平板电脑,面对面指导办事群众在线办理医保业务;开展医保在线经办宣传,通过印发宣传单、建立钉钉和 QQ 群等方式,多形式、多角度、广覆盖地宣传引导,有效提高医保在线经办的知晓率和使用率,及时疏通网上办事的堵点,真正实现医保经办"零跑次"。

三、推进医保信息业务编码"标准化"

全面贯彻 12 项国家医保信息业务编码标准,指导定点医药机构按要求做好国家医疗保障信息业务编码标准数据库动态维护。已完成全部 194 家定点医药机构编码维护,并做好 1502 名医生、1218 名护士、279 名执业医师

---

① 案例由宁波市江北区健康办提供。

及药师信息业务编码审核上报和赋码工作。

四、推进管理服务"精细化"

制定《关于提升医保经办服务满意度工作方案》，创新工作理念，优化业务流程，调整医保"最多跑一次"事项清单，重新认领事项 10 个，调整事项 16 个；加强部门协调，会同大数据发展服务中心清理超期件 9 件；有效降低差评件数量，差评件数量（4 件）为宁波市各区县（市）最低。

五、实现转移接续"一网通办"

积极对接"长三角跨省医保关系转移接续平台"，实现与上海市和江苏徐州、常州、无锡、连云港、盐城、宿迁、泰州及安徽省本级等省市的医保转移接续"一网通办"，方便参保人"一站式"办结医保转移接续业务。

◎案例四

奉化推出放心消费"一码通"　实现餐饮企业数字监管①

宁波市奉化区以数字驱动制度重塑，在 2020 年"食安码"的基础上迭代升级，于 2021 年推出放心消费"一码通"（食安码 2.0）数字化改革项目，着力提升监管服务的科技化、信息化、智能化水平，推动部门监管数据互通、跨部门业务协同和工作流程再造，形成"用数据说话、用数据决策、用数据管理、用数据创新"的创新治理机制，不断提升治理效能，有效营造放心消费环境。2021 年，已在锦屏街道、岳林街道、溪口镇等主要街区开展试点工作，试点覆盖 852 家餐饮单位，其中在银泰、万达商场餐饮推出电子显示终端 21 个，沿街小餐饮店亚克力展板 372 个，累计巡查 1009 家次。

一、目标和逻辑：明确问题导向，找准发力点优化业务体系

餐饮行业的治理关乎民情民生，然而，餐饮行业治理面临着不少难点与痛点：一是餐饮经营单位具有分布散、数量大、更替快等特点，主体质量参差不齐，而且涉及的环节多、链条长，监管难度大；二是基层食品安全监管力量

---

① 案例由宁波市奉化区健康办提供。

不足,监管人员没有统一的数字化平台进行监管信息收集、汇总、统计、分析,缺乏高效的信息查询和信息获取手段;三是监管方、经营者与消费者之间存在信息不对称的问题,消费者参与食品安全共治的积极性有待提高。

建立"经营主体责任压实,政府协同高效监管、社会多元共治共赢"的食品安全现代化治理体系,是探索政府治理模式创新、加快推进智慧监管、提升社会协同治理水平的需要。奉化区按照 V 字模型对放心消费"一码通"(食安码 2.0)进行梳理再造,形成业务协同模型和数据共享模型:一是明确目标,要求严守食品安全底线,提升食品安全治理效能;二是任务分解,在 V 字下行阶段,通过任务定义、明确系统功能、梳理核心业务、确定数据来源、制定评价规则、建立协同体系,将核心业务数字化;三是功能集成,在 V 字上行阶段,通过流程确定、数据归集、数据共享、数据应用、系统集成、系统应用,再造业务流程。

二、框架和路径:坚持系统思维,注重打造特色应用场景

(一)搭建架构模型

综合运用大数据、人工智能等技术,全面融通多个监管部门的业务流、技术流、数据流,打通"浙政钉""浙里办"应用,按监管端、协管端和消费者端分别建立三大入口,构建"一图、一码、一平台"的总体架构,形成立体化、多维度系统体系。

(二)实现功能应用

一是"一码运行"融合多系统数据信息。以"众食安"平台为基础,整合食品许可、餐饮监管等数据平台以及阳光厨房、食安慧眼等硬件系统,对接政务网、"浙政钉"掌上执法、抽检平台等软件应用和数据库,融合执法人员检查信息、抽检信息、行政处罚等信息,最大限度地实现餐饮单位的"精准画像"。根据量化评分细则进行综合赋分,动态生成绿码、黄码和红码(依次表示评分高、一般、低)进行展示。同时,预留可扩展端口用于后续功能开发,实现综合性场景应用。

二是"一舱控制"优化监管服务生态链。将奉化区餐饮单位统一纳入系统平台,按照企业所在位置生成地理坐标,形成"奉城食安地图"驾驶舱,可视化展示"三色码"地理分布情况以及监管检查、食品安全榜单等信息。监

管人员可通过统一的数字化平台进行信息收集、分析、使用;消费者可通过接入驾驶舱前台的微信公众号、综合体大屏幕等,按需选择并导航至"安全餐馆"。

三是"一键反馈"提升信用监管实效性。优化自检自查、消费评价等监管和服务模块,经营者可一键上传自检自查内容以及查看结果,消费者可一键进行投诉举报和评价。市场监管部门根据赋码情况,探索建立餐饮单位正向激励机制和反向退出机制,确立行业发展坐标与标杆,倒逼餐饮单位主动整改问题,压实经营者主体责任,引领餐饮行业高品质前进,保障群众"舌尖上的安全"。

(三)推动流程再造

一是跨部门整合业务。从餐饮行业综合治理角度出发,整合商务、综合执法、消防等部门职能,优化整合餐饮单位的证照信息、食品安全、环境卫生、消防安全、门前三包、文明健康、垃圾分类、禁塑限塑等检查项目,明确扣分规则和扣分值,形成统一的第三方巡查标准。

二是分级动态监管。监管部门根据"一店一码"动态调整检查频次和重点检查范围等后续处置措施,如绿码可适当减少监管频次、引导经营者加强自查自纠,黄码需提高监管频次、强化教育警示,红码则需采取重点监管,必要时采取立案处罚等行政手段加以惩戒。

三是形成问题闭环解决机制。消费者和经营户可通过扫码及时向监管部门反馈意见建议,监管部门形成问题处置方案并在处置后进行反馈,经营者可自行上传照片佐证问题整改情况,以此形成监管的"问题发现—问题处置—问题反馈"闭环处置流程。

◎案例五

江北区创新建立"两网融合"新型综合治理工作机制,

推进网格化道路交通隐患排查治理工作走深走实①

为进一步加强道路交通事故预防工作,切实提高道路交通隐患排查治理能力,江北区以创新建立"两网融合"新型综合治理工作机制为载体,通过

---

① 案例由宁波市江北区健康办提供。

运用政务"一中心、四平台"网格化管理组团式服务和交警警务网络的一体化融合,依托宁波市基层社会服务管理综合信息系统、综治视联网、公共安全视频监控系统"三大系统",建立信息双向流转、数据动态传送、案件分析研判、问题流转交办"四大机制",实现网格交警系统共享、资源互通、协调联动、事项联办、隐患化解、服务群众"六大功能",积极推进全区道路交通隐患排查治理工作走深走实。

一、以有机融合为抓手,进一步夯实基础工作

(一)落实两网互融,构建深度联系

将全区 754 个基层社会治理网格与江北交警大队 52 个民警网格进行匹配,确保网格匹配不留死角、不留余地,实现 1 个警格认领 10~15 个网格,促进警格与网格的深度融合。

(二)落实两员互补,实现三级互动

通过融网交警入驻社区网格微信群、交警中队开通三级账号、交警大队落实分管领导和联络员,实现综合指挥体系与交警各层级的有效联系,既强化了网格管理队伍配置,拓宽了问题发现渠道,也弥补了交警因警力有限而无法实现交通安全排查治理、宣传教育全覆盖的不足。

(三)落实信息互通,推进处置加速

将网格长日常巡查掌握的交通安全隐患信息与交警执勤过程中了解的社会风险隐患信息通过网格微信群及时传递,网格长与融网交警第一手信息互传,个体层面能够解决的第一时间化解,无法立时解决的则通过宁波市基层社会服务管理综合信息系统逐级报送,大队及"中心"难以消化解决的工作由大队上报区政府,并列入"江北区重大决策执行监管平台",限期落实整改,进一步拓宽问题发现渠道,进一步提升矛盾问题化解处置速度,进一步强化督导落实力度。

(四)落实培训互助,拓宽问题发现渠道

将交通安全事件分级分类处置规范讲解纳入年度网格长教育培训工作计划,细化、强化教育培训工作。同时,对双方人员进行社会网格化管理专业培训,为进一步拓宽问题发现渠道提供专业力量的支撑。

二、以制度建设为依托，进一步推进事件处置

（一）事件流转交办机制

一是强化事件分级分类。梳理交警网格事件分级分类处置规范，明确各层级分工和权限划分，进一步规范网格事件流转处置。

二是完善事件双向流转。通过网格微信群、钉钉群搭建信息双向互通渠道，将发现的各类社会风险隐患点、高危人员等信息及时告知网格长予以关注，通过网格事件规范处置流程实现有效运转。

三是加速事件流转处置。建立"五会五报"制度，"五会"即每月召开内部工作例会、各业务系统运行例会、主任办公例会，每周召开疑难复杂事件协调会议和不定期召开"三人小组"会议，推进各类事件快速流转；"五报"即"日报、周报、月报、急报、专报"，从不同维度通报工作运行情况，提升事件按期处置率、满意率等综合指标排名。

（二）事件分析研判机制

一是高发问题及时推送。依托大数据分析功能，梳理总结交通安全领域中的一系列问题，为掌握辖区交通安全工作提供助益。

二是疑难聚焦定期研判。通过统筹分析疑难事件的职责划分和责任认定，聚焦民生动态，实时研判社情民情，动态跟进工作重点，从而有助于形成交通安全领域社会形势分析报告。

三是注重事件总结提炼。不断积累疑难事件调查档案，将事件情况详尽记录，整理汇编经典案例，为处理类似事件提供参考。

（三）督办考核机制

一是构建量化考核体系。依托综合信息系统，实现交警工作全程可视、全程可控、全程可督，根据一系列指标量化、优化考核体系。

二是加强督办效果。通过各单位及媒体联动，提升监督实效。

三、以既有成效为起点，进一步深化巩固工作经验

发挥主观能动性才是解决问题、困难的动力所在，"两网融合"工作机制的构建，把民意、民智和基层交警的积极性都调动起来。自推行以来，江北辖区共解决小微交通隐患治理问题579处、一般性道路隐患36处、重大交通隐患4处。

第三节　健康服务优化

◎案例六

江北区"恰如家"——希望之家的宁波样本①

由于交通事故、工伤事故、运动事故发生率的不断上升,脊髓损伤残疾人的数量不断增加。为了帮助这群残疾人中最为困难的群体,江北区积极以"健康江北——残疾人预防与康复行动"为牵引,深入挖掘社会助残资源,搭建"恰如家"多元服务平台,帮助他们走出家门,回归社会。其由政府主导、依靠社会力量解决民生问题、实现精准助残服务的创新做法,为全国希望之家的发展和探索积累了运营服务经验,被中国肢残人协会誉为全国脊髓损伤者希望之家的"宁波模式"。2019 年,"恰如家"被授予获评全国"残疾人之家"荣誉称号,是宁波市唯一一家全国"残疾人之家"获奖单位。

一、资源整合、多元共建,协同打造专业化脊髓康复平台

江北区残联依托专业技术机构和社会爱心力量,发挥专业人士的技术作用,调动广大残疾伤友的参与积极性,实现社会化扶残助残资源大凝聚。

(一)搭建智能化服务平台

政府出资,在宁波市第九医院住院部二楼打造 800 余平方米的"恰如家"服务中心,设置智能化的无障碍家居体验和康复训练环境,配有可升降、感应式、可自动切断并报警的家居设备及专用轮椅训练坡道等,方便脊髓损伤的残疾人在模拟的"家"中开展多元化的身心康复、生活自理、职业重建服务。

(二)创新管理模式

在具体业务运营中,引进专业服务团队——"鹤逸慈"负责运营管理,注册成立民办非企业,实行独立运营、独立核算,解决了专业的运行管理难题。依托宁波市第九医院、深圳二院康复科的医疗卫生资源,开展专业的康复评

---

① 案例由宁波市江北区健康办提供。

估、训练、治疗一条龙服务,有效利用了卫生系统的医疗资源,解决了脊髓损伤康复的评估、训练等专业性问题。区残联负责具体的业务指导和监督,对接各类社会资源支持机构发展。宁波市残疾人精准康复服务政策和江北残疾人康复服务项目为"恰如家"提供了政策和项目支持,为机构的可持续发展提供保障。

(三)整合社会助残力量

丰田汽车公司为"恰如家"配置两台无障碍福祉车,提供无障碍出行服务;百合心理咨询中心提供心理支持服务;宁波市山西商会为"恰如家"启动中央财政资金支持的阳光家园助残项目;狮子会专门关爱项目小组,帮助残疾伤友寻找适合的就业机会;中国肢残人协会联合阿里巴巴等单位共同推出残疾人社交电商创业项目,"恰如家"成为首批帮扶对象,伤友代表朱宇杰投身电商,开展淘宝经营,受到宁波晚报等多家媒体关注。

二、精准施策、身心并举,构建多元化的康复服务体系

为了让残疾人实现生活自理,在康复训练后顺利回归家庭和社会,"恰如家"为脊髓残疾人设计了身心并举的多元化服务。

(一)细化生活重建训练模块

开展残疾人独立穿衣、上下床、做饭、洗浴、二便处理等一系列生活技能训练服务,根据模拟家居环境的体验,结合实际需求,为残疾人提供入户无障碍改造,将模拟环境带到现实的家中,从而实现残疾人在家中的独立生活。

(二)围绕辅助器具提供一条龙服务

脊髓损伤残疾人行动不便,辅助器具对他们而言尤为重要。"恰如家"提供轮椅等辅助器具的评估适配、租赁、使用指导、维修保养一条龙服务,重点训练轮椅上下坡道、刹车、折叠拆卸等内容,并组织残疾伤友开展轮椅无障碍出行活动,在商场、地铁等现实环境中更好地掌握轮椅出行技巧。此外,中心还指导残疾伤友到专业的汽车驾校考取驾照,同时开展轮椅上下驾驶位训练,已经有 23 名伤友考取了 C5 驾照,11 名伤友完成了汽车改装,帮助残疾伤友实现自由出行的梦想,重拾生活自信。

(三)政策支持促进服务可持续

通过与市残联的多次衔接,"恰如家"被列入"宁波市生活自理与社会适应能力康复定点机构"。"市精准康复行动"将"恰如家"的自理能力训练、辅具租赁等纳入全市政策性补贴内容。江北区残联以政府购买的形式,依托"恰如家"开展个性化康复项目,为残疾人提供"暖心浴室""轻松行"等服务项目,扶持机构实现可持续发展。

三、以人为本、同侪互助,协同推进残疾人回归社会

在"恰如家",脊髓损伤残疾人之间互称"伤友"。相似的经历、共同的遭遇,使他们团结在一起,相互激励、互助互惠。

(一)伤友互助确保训练成效

在宁波市第九医院的专业康复医疗资源的基础上,"恰如家"重在培养拥有相似经历的脊髓损伤残疾人成为康复训练指导老师,即同侪训练师,以伤友自助互助的形式,指导开展生活重建训练。作为全国三个希望之家试点机构之一,"恰如家"已举办培训班 40 余期,承办全国性培训班 3 次,成功孵化"恰如家"奉化分部,培训宁波市内乃至全国脊髓损伤残疾人 300 余人次,其中 80%的人实现生活自理,50 多人成功就业,还有 12 对喜结连理。

(二)内部培养为美好生活赋能

从足不出户的残疾伤友转变为康复训练指导老师,再转变为助残志愿者回馈社会,这让很多残疾伤友重拾生活自信,也让其他残疾伤友看到了康复的希望与曙光。每一期生活重建培训班开班期间,同侪训练师通过言传身教,在残疾伤友生活重建、提高生活自理能力方面起到了鼓励示范的关键作用。比起身体上的康复训练指导,同侪训练师更多的作用体现在精神上的康复影响。

(三)文体并举回归社会

"恰如家"带领残疾伤友定期开展无障碍出游、歌舞会演、电商就业创业交流等社会融合活动,促进脊髓损伤残疾人之间的交流。"恰如家"成功创建了宁波市级、江北区级残疾人体育健身示范基地,成立轮椅舞蹈队,在全国轮椅舞蹈比赛和省残运会上大展风采,并摘得 2 金 1 银,伤友代表朱宇杰、樊笑笑成为扶残助残微电影《舞动人生》的主角。目前,机构还新增了残奥会比赛项目轮椅冰壶的训练,为将来冲刺残奥培养体育人才。

◎**案例七**

润物无声　家庭养育见微知著

*——北仑区婴幼儿照护服务之家庭养育*①

为全面贯彻落实《浙江省人民政府办公厅关于加快推进3岁以下婴幼儿照护服务发展的实施意见》和《宁波市卫生健康委办公室关于印发宁波市落实2021年度3岁以下婴幼儿照护服务省民生实事项目实施方案的通知》等文件精神要求，北仑区以家庭养育工作为主要抓手，以人民婴幼儿照护服务需求为导向，扎实推动婴幼儿照护服务有序发展，取得较好成效。

一、案例背景

党的十九大报告要求，在"幼有所育"上不断取得新进展。根据调查，目前婴幼儿在各类婴幼儿照护服务机构入托率仅为1.7%，婴幼儿照护服务供给不足，日益成为制约家庭再生育的重要影响因素。浙江省、宁波市连续两年将婴幼儿照护工作列入民生实事项目，明确指出：婴幼儿照护以"家庭养育"为主，儿童监护抚养是父母的法定责任和义务，家庭对婴幼儿照护负主体责任。经前期充分调研、主动作为，北仑区在全市率先开展家庭养育入户指导工作，提高人民群众家庭科学育儿能力和水平。

2020年7月，北仑区成立全市首家婴幼儿照护服务指导中心（下称"中心"），同时挂牌"北仑区婴幼儿照护服务实训基地"。作为市场托育机构卫生评价的主要力量，中心有师资20人，其中中高级职称14人，依托妇幼保健院现有师资力量，提供体验实践、培训指导、亲子互动等服务，并同时，获批按高规格标准建设"北仑区婴幼儿照护服务中心改造"项目。

二、总体目标

总体目标是提升家庭育儿能力。加强婴幼儿早期发展和家庭养育指导，组织家庭养育健康指导员通过入户指导、亲子活动、家长课堂等形式，利用互联网等信息化手段为家庭育儿提供专业指导服务，提高家长科学育儿素养。实现辖区30%以上的3岁以下婴幼儿接受1次以上的入户指导活动。

---

① 案例由宁波市北仑区健康办提供。

三、主要做法及成效

(一)创建一支专业队伍

北仑区将家庭养育健康指导员作为解决婴幼儿照护服务难题的有效补充,扎实推进家庭养育健康指导员队伍建设,指导员全部来自基层村(社区)公卫(计生)管理员。2020 年,完成家庭养育健康指导员培训 3 期,培训学员200 名,由区妇保院中级职称以上师资进行全程授课。通过"大课理论＋小课实践"的授课模式,内容涵盖婴幼儿营养与喂养、交流与玩耍、安全与卫生及中医保健等,提供 100 课时的专业指导。培训后进行"理论＋实践"一对一考试,合格后获得上岗资质,创建"学历证书＋职业技能等级证书＋健康证"上岗制度,对婴幼儿家庭养育健康指导员按照宁波市托幼机构工作人员标准进行了健康体检。实行规范化教材促提升,规范服务标准,加强从业队伍建设,培育出一支保育、幼教、儿童保健人员融合发展的婴幼儿照护服务指导队伍,使家庭养育指导员的服务能力和技能水平得到有效提升,从而全面提升了婴幼儿照护服务质量。

(二)规范两个角色任务

街道统筹安排社区卫生服务中心与村(社区)健康指导员之间的无缝对接,不同对象(婴幼儿)安排不同人员和课题合理辅导。社区卫生服务中心主要负责指导健康指导员开展科学育儿健康讲座与咨询解答等工作。家庭养育员做到对所管辖区域婴幼儿底数清,规定时间段常规指导服务;与每个指导家庭建立紧密联系,发挥引导作用,普及婴幼儿科学养育知识,提高婴幼儿家庭养育照护技能。对连续两次养育风险筛查阳性的婴幼儿家庭,根据情况增加入户访视次数。工作中使用《宁波市家庭养育健康指导员手册》和家访服务工具包开展相应家访服务工作。定期收集和上报儿童早期发展工作相关数据,报表上报及时、准确。访视中如果发现新的风险问题,及时主动反馈给辖区所在的社区卫生服务中心儿保科,儿保科负责人根据实际情况再对这部分家庭进行跟踪随访,共同做好 3 岁以下婴幼儿养育指导工作。

(三)打造三项品牌设计

为保证全区家庭养育入户工作深入推广,北仑区定制了统一标识

(logo)、服装、入户指导包及指导手册。设计具有北仑区家庭健康养育指导特色的标识,寓意家庭养育指导员和父母共同用双手托起一个新生命。为开展家庭养育员统一订制了印有标识的粉色短袖、橙色帽子和马甲,配备方便携带各类教具及资料的粉色工具箱,内置积木、摇铃等教具。入户前,制作 150 份宣传海报,1500 份小折页,在试点区域广泛宣传,并根据入户指导内容精心设计了《家庭养育健康指导员手册》,该手册记录了一个婴幼儿从出生到 3 岁成长全过程中,每个年龄段的科学指导。坚持一人一册原则,既尊重受访人的隐私,又提高了辖区婴幼儿的基本信息掌握率,为此项工作的全面推广奠定了基础,也为辖区儿童早期发展掌握了一手资料。

(四)铺开全域入户指导

在指导员培训考试通过后,发挥“中心”辐射引领作用,打造“1＋10＋N”养育指导模式。全区选取了青年夫妇集中居住的 13 个试点村(社区),统一规范标识进行第一批 10 个市级、3 个区级试点村(社区)的入户指导工作,主要指导婴幼儿的喂养、交流与玩耍、安全卫生与中医保健调养等方面的内容,儿保医生与养育指导员“双通道”开展养育照护指导,2020 年底共入户指导 94 次,开展亲子小组活动 17 余场,受益家庭近百户,实现全区所有街道均有试点覆盖,受到了 3 岁以下特别是新生儿家庭的欢迎和好评。2020 年底对部分接受服务的家庭进行电话回访:满意度达到 100％,科学育儿知识知晓率在 90％以上,大大提高了家长的科学育儿能力。

第四节　健康文化普及

◎案例八

践行健康知识普及行动,打造权威健康科普平台①

普及健康知识是提高全民健康素养水平最根本、最经济、最有效的措施之一。2017 年,以打造市民最信任的健康科普平台为目标的“宁波健康教育云平台”正式上线。

_____

① 案例由宁波市健康办提供。

一、主要成效

经过近 3 年的推广运行,平台实现全市基层医疗机构终端网点全覆盖,建成健康宣教视频资源库,在应急健康教育中发挥了重要作用,方便了基层医疗机构开展宣教服务。平台建设成果得到了国家、省、全国各地兄弟单位的好评和认可,截至 2020 年底,累计接受各级各类单位参观来访 40 余次,并在部分城市实现了平台复制和本地推广。平台还于 2018 年被授予"中华预防医学会健康科普基地"称号①。2021 年 2 月 23 日,健康中国行动推进委员会办公室发布《关于推介健康中国行动推进典型经验案例的通知》,宁波市"实施健康知识普及行动,打造权威健康科普平台"被纳入全国重点推介的首批健康中国行动推进典型经验案例。

二、主要做法

2018—2020 年,宁波市疾病预防控制中心按照"总体控制、分级播放、市县联动、过程评估"的建设原则,一方面加大信息化升级改造,另一方面主动拓展平台服务区域,正式建成了"全市同步、一网到底、自主管理"的权威健康科普发布平台。

(一)铺设终端网点

截至 2020 年底,宁波健康教育云平台铺设在医疗机构的终端网点数量已达 2400 余个,覆盖了全市基层医疗机构,并延伸至部分民营医院、私人诊所等医疗机构,实现了全市一张网的规划目标。此外,平台网点已经覆盖部分敬老院、村民文化大礼堂,铺设在酒店的终端网点数量已达 2 万余个,其中,覆盖核心城区三星级以上酒店 63 家。鄞州区还率先将平台内容嵌入 40 万户数字电视用户开机页面中。

(二)形成健康资源库

平台媒体资源库中已有各类主题的健康宣教视频资源 1500 余部,主要是国家、省、市级健康教育专业机构、临床医疗机构、疾控机构等制作的健康科普视频,并且片源持续更新。

---

① 徐倩倩.让健康科普走进百姓家[J].健康博览,2022(5):64.

(三)开展应急健康教育

在新冠肺炎疫情防控中,平台及时整合国家、各省市及自制的以新冠肺炎疫情防控为主题的权威的健康科普视频,进行全天循环播出,日均播放流量高达 10 万人次。

(四)开展宣教服务

平台设计合理、功能实用、终端操作简便,医疗机构工作人员借助平台即可为大众播放最新、最全、最具针对性的健康宣教视频,为收集、整理资料节省了时间。2020 年全年,平台累计播放次数达到 7000 万人次,累计播放时长达到 450 万时。

◎案例九

北仑区锻造营养健康农贸市场
——从市民餐桌源头倡导合理膳食行动①

为全面贯彻落实《浙江省人民政府关于推进健康浙江行动的实施意见》的文件精神和任务要求,按照健康浙江行动、健康宁波行动和健康北仑行动中关于推进合理膳食专项行动的工作任务要求,北仑区找准市民餐桌食材供应源头——农贸市场这一发力点,从食材源头进行营养干预,积极倡导合理膳食理念和生活行为,让周边市民逐步养成健康的饮食习惯。

一、聚拢营养健康农贸市场建设合力

2019 年底,随着《北仑区健康农贸市场示范点建设实施方案》的正式制定印发,北仑区全面投入健康农贸市场示范点建设。2020 年 6 月,浙江省卫生健康监测与评价中心联系点指导工作的开展为北仑区健康农贸市场建设提出了营养的理念,该中心还为北仑区与浙江大学公共卫生学院牵线搭桥;随后,营养健康农贸市场正式成为浙江大学公共卫生学院和北仑区卫生健康局合力共建的项目,得到全面推进。营养健康农贸市场的建设充分融合了浙江大学 TLC 注册营养师团队、区卫生健康局、街道办事处、试点农贸市

---

① 案例由宁波市北仑区健康办提供。

场、社区卫生服务中心等多方力量,它们协同推进,共创成效。

二、严把农贸市场各类食材供应品质

在营养健康农贸市场试点建设进程中倡导合理膳食、营养健康的首要原则是保证食品安全,北仑区有针对性地提出了经营环境健康整洁的"八项要求"和食品安全全面保障的"四项指标",同时成体系、成制度地将农贸市场从健康机制、健康环境、健康行为和健康风貌方面进行全方位重塑。

三、对接购菜市民健康营养知识需求

在营养健康农贸市场试点建设中,依托浙江大学 TLC 注册营养师团队精准分析买菜市民对饮食的营养需求,在试点的凤凰集市设立了"健康晓屋直播间",为凤凰集市开设了微信视频公众号,同时组建营养师团队定期入驻凤凰集市健康晓屋,实现了营养健康知识传播的线上线下融合。截至2021 年底,"健康晓屋直播间"观看人次累计 5000 余人次,微信视频公众号拍摄上传短视频 29 条,组织商户营养健康知识培训 1 次,培训人数 50 余人。

四、着力实施营养健康生活方式干预

北仑区依托凤凰集市这一营养健康农贸市场打造成传递营养健康知识的社区主阵地,通过培养家庭和社区营养健康指导员,推进"减盐、减油、减糖"生活方式,通过慢性病患者的营养干预和生活方式管理等途径提高居民营养健康素养水平,推广健康生活方式,探索健康可持续的营养学干预方案。浙江大学 TLC 注册营养师团队计划在凤凰集市周边社区培育社区营养指导员 50 名。

此外,2021 年 6 月 25 日,由健康北仑建设领导小组办公室、北仑区卫生健康局主办,浙江大学公共卫生学院、宁波卫生职业技术学院、浙江省营养学会注册营养师工作委员会、北仑区霞浦街道办事处协办的健康北仑行动"合理膳食行动"启动仪式暨"未来社区营养健康智慧菜市场建设方案"专家研讨会成功举行,北仑区营养健康农贸市场建设将跨入一个新的建设发展时期。

◎案例十

象山县以模范生的使命担当实施控烟执法数字化转型①

象山县坚持"走在前列，率先发展"的工作理念，利用信息技术助推政府数字化改革，在宁波市首推控烟执法数字化转型，以 34 家医疗卫生单位为试点，创新控烟执法"互联网＋监管"，推进"健康宁波"行动。

一、案例背景

《健康中国行动（2019—2030 年）》围绕疾病预防和健康促进两大核心，提出控烟行动，目标是到 2022 年和 2030 年，全面无烟法规保护的人口比例分别为 30％及以上和 80％及以上。截至 2021 年 8 月，我国全面无烟法规保护人口比例仅为 14％，与 30％的目标相距甚远。

《宁波市文明行为促进条例》施行 4 年来（2017 年 7 月—2021 年 7 月），象山县共开出禁烟个人罚单 84 张，均为简易程序案件，执法人员需现场制作纸质执法文书，提取当事人身份信息，经财政平台生成缴款单号，处置时间较长，易引发当事人不满情绪或造成当事人逃逸。

二、创新做法

（一）强化配套，铺设线上线下执法网络

一是抢占阵地布控，实现规范布点。选取 24 家公立医院、4 家民营医院、6 家公共卫生单位为试点，在预检分诊、病区楼道、候诊室等重点区域安装 95 个监控摄像头。

二是管理、监督并重，实时推送预警。研发由控烟处罚系统、控烟执法抓拍告警与处置系统、热成像网络电子摄像头组成的"两平台一抓拍"系统，组建执法队伍与劝导员队伍，依托抓拍告警与处置系统，将违法线索实时推送至执法人员和场所管理人员的手机端，作为劝导或执法依据。

三是劝导、处罚结合，规范分类处置。该系统实施"联合控烟两步法"：第一步，主动告警，吸烟触发摄像头第一次声光告警，吸烟者若立即灭烟，则

---

① 案例由象山县卫生健康局提供。

劝导成功,以告警为主、处罚为辅;第二步,劝阻或执法,吸烟触发摄像头第一次声光告警,吸烟者若仍继续吸烟而触发第二次告警,由场所劝导员或执法人员依法处置。

(二)技术应用,实现全过程非现场执法

一是热成像及 AI 行为分析。安装热成像摄像头实现 24 小时可视监管,依托 AI 行为分析技术,自动抓拍并声光告警,可精准发现违法行为,破除控烟取证难问题。

二是部门联动,借助人脸识别技术。联动公安对未及时改正吸烟行为的个人,通过抓拍的图片,比对人脸数据库,识别身份信息,实施非现场行政处罚。

三是配备基于 PDA 的手持执法终端。植入控烟掌上执法小程序,让行政处罚决定书通过手持执法终端现场打印并送达,现场缴纳罚款并生成电子发票。行政处罚从过去的 30 分钟压缩至 5 分钟,"即罚即达",实现了执法的减本增效。

(三)宣传造势,发挥社会舆论监督作用

一是营造禁烟氛围。按照"三统一"原则,室外吸烟区统一布局(无烟单位不得设置),监控区域统一张贴"禁烟违法抓拍"标识,场所重要出入口统一告知非现场控烟执法信息。

二是搭建曝光平台。开展"文明啄木鸟"行动,搭建各类媒体曝光平台,曝光违禁吸烟处罚情况,发挥社会监督作用。

三是机器人流动宣传。在空间范围广的综合商场、车站配置控烟机器人进行流动宣传及巡查。

三、改革突破

(一)强化成果推广运用

将建设成果推广至酒店商超、车站等场所,将监管端口开放给文旅、公安等部门,以及智控网吧、娱乐场所等,实现执法联动、案件联办。

(二)实施量化考核机制

将禁烟劝导、部门管理、执法查办情况纳入健康象山建设考核,明确部门责任,形成合力。

（三）建立综合监管体系

探索宁波市公共信用信息平台应用,公共场所吸烟不文明行为与个人社会信用挂钩,推进形成机构自治、行业自律、政府监管、公众参与、社会监督的综合监督管理体系。

四、初步应用

智慧化控烟执法系统于 2021 年 9 月初建成并测试使用,至 2021 年底,声光告警劝阻吸烟人员 500 余人次,捕捉违法线索 328 条,预警图片 100 张,对接公安人脸识别核实身份信息 50 条,下达《违禁吸烟告知书》50 份,行政处罚 23 件。

第五节　健康产业发展

◎案例十一

优化产业体系,推动健康产业高质量发展①

宁波市积极优化健康产业发展环境,推动医药器械、医疗服务、康养、数字健康以及健康管理等重点产业共同发展、共同提升,探索构建覆盖全生命周期、特色鲜明、布局合理的健康产业体系,使健康产业成为宁波市产业转型升级的新引擎和国民经济的主导产业之一。

一、健康产业工作进展

（一）强化政策引导

加强对健康产业发展的引领指导,研究制定《宁波市健康产业发展"十四五"规划》。持续强化健康产业重点领域政策创新,制定出台《宁波市生物医药产业集群培育三年行动计划(2020—2022 年)》《关于加快推进生物医药产业发展的意见》《关于推进宁波市医疗卫生与养老服务相结合实施意见》等一系列政策文件,从推进产业集聚、加强主体培育、加快改革创新、推动试

---

① 案例由宁波市健康办提供。

点示范、促进健康消费等方面加大支持力度,为健康产业拓展发展空间、消除发展障碍、补充发展动力。

(二)推动示范试点

支持各区县(市)、各部门申报国家级、省级健康产业相关领域、区域的试点示范项目,在健康管理、健康信息、健康保险、医养结合、健康旅游等产业领域,以及产业链协作与整合、产业集聚集群、产业生态圈构建和产业创新与成果转化等重点领域开展试点示范。

(三)紧抓项目建设

全市积极推进实施一批医疗器械、生物医药、医疗卫生、健康养老、体育健身、健康旅游、健康信息、健康管理等领域的重点项目,带动健康产业结构持续升级。其中,三生细胞基因纸杯临床转化基地、宁波智能医疗及医疗诊断器械制造产业园、奉化生命健康产业园、中国·浙江海洋运动中心(亚帆中心)、象山经济开发区海洋科技创业园、宁波美诺华医药科技有限公司高端制剂项目等一批工程开工建设。

二、健康产业发展成效

(一)产业规模稳步扩大

"十三五"期间,宁波健康产业规模持续提升,逐步成为城市经济转型发展的新动能。健康产业体系逐步完善,产业结构日趋优化,已形成覆盖第一、第二、第三产业,包括医疗器械、生物医药、医疗卫生、健康养老、体育健身等领域的健康产业体系,其中健康服务业总产出占健康产业总产出的比重稳步提升。

(二)重点领域成绩亮眼

医药制造和医疗器械制造领域快速发展,涌现了以宁波美康生物科技有限公司、宁波戴维医疗器械股份有限公司、宁波荣安生物药业有限公司等为代表的一批单项冠军培育企业。医疗服务规模持续扩大,民营医疗机构蓬勃发展,截至2020年底,全市共有民营医疗机构3134家,占全市医疗机构总数的65.58%,4家民营医院通过浙江省等级医院评审。养老服务设施更趋完善,全市新(改、扩、迁)建养老机构60家,护理型床位占机构床位比例在50%以上,民办(民营)机构床位占机构床位比例在70%以上。医养融合不断深入,养老机构医养结合覆盖率达 100%,成功建成康养联合体建设试点 15 个。体育产品和服务供给实现创新,中体 SPORTS 城以全国首个文化体育服务综合体首创"体育+商业"模式,社会机构利用城市边角地、闲置地、高架桥下等"金边银角"建设多处体育设施。智慧健康保障体系逐步建立,建成全市健康医疗大数据平台、医疗机构综合监管服务平台和区域云影像平台,在全国率先提出以"政府主导、O2O 服务模式、区域化布局"为特色的宁波云医院。

(三)载体建设成效明显

产业集聚加快形成,涌现了杭州湾新区生命健康产业园、宁波生物产业园、梅山生命健康产业园、慈溪市生命健康产业园等一批拉动区域产业发展的园区载体。创新平台建设成果显著,成功引进并启动建设北京大学海洋药物研究院、国科大宁波生命与健康产业研究院和温州医科大学慈溪生物医药研究院。截至 2020 年底,全市拥有省级重点实验室 2 家、省级新型研发机构 2 家及市级产业创新服务综合体 3 家,推动药品及医疗器械临床试验基地建设,认定市级临床医学研究中心 3 家。

(四)创新能力显著提升

产业创新主体不断壮大,截至 2020 年底,培育认定宁波江丰生物、康达洲际、戴维医疗、美康生物等国家高新技术企业 113 余家,备案科技型中小微企业 300 余家,初步形成"科技型小微企业—高新技术企业—创新型骨干企业"的创新企业梯队。医学科技创新取得新突破,获省市及以上各类科技成果奖 146 项,较"十二五"增加 26.96%。医研企合作不断深入,成立宁波市体外诊断产业和宁波市天然生物产业技术创新联盟 2 个。部分重点行业形成创新优势,在数字诊疗装备、核酸检测、生物医用材料与组织器官修复替代等领域取得了一批标志性成果,部分产品性能达到国际先进水平,经导管三尖瓣置换瓣膜等 2 个产品进入国家医疗器械审批绿色通道,酶抑制剂环氧酮化合物等 2 个 I 类新药获得国家临床批件。

◎案例十二

<h2 style="text-align:center">鄞州区做强农业"芯片"，打造种业"硅谷"①</h2>

2021 年 8 月 23 日，浙江省政府召开全省农业高质量发展大会，"鄞州区做大做强种业基地"作为全省科技强农、机械强农"十佳案例"之一在会上展示。

鄞州区大力实施"种业强区"战略，以"一流人才驱动、一流企业带动、一流环境推动"为目标，积极构建以政府为主导、企业为主体、产学研融合、育繁推一体的现代种业发展体系，为乡村产业振兴注入"芯"动力。② 鄞州区每年可为省内外提供水稻种子 2860 吨、果蔬种子 190 吨，推广种植面积分别达 580 万亩、87 万亩，"一颗小种子"实现年产值 6 亿元以上，带动创造农业产值 228 亿元，成功入选浙江省高质量发展建设共同富裕示范区首批典型案例和全省争先创优行动"最佳实践"。主要做法介绍如下。

一、把顶尖人才作为主心骨，解决种业技术创新问题

一流人才研发一流成果。鄞州区充分利用浙江大学、宁波大学、宁波市农科院等高等院校和科研机构的专业资源，搭建与本地种业企业产学研对接平台，实施重点技术难题合力攻坚。宁波种业通过引进马荣荣团队，育成"甬优系列"杂交水稻组合 78 个。2019 年，"甬优 12"以亩产 1106.39 公斤成为全省最高亩产新标杆；微萌种业在领军人才薄永明的带领下完成"蔬菜育种省级重点农业企业研究院"创建，取得农业农村部植物新品种授权 24 个、国家非主要农作物登记品种 33 个，2019 年自主研发投入近 1300 万元；爱卡畜牧依托吴常信院士工作站建成全省首家猪人工授精中心，选育的种猪精液在全国各地推广 50 万瓶以上，通过科技赋能有效保障了生猪生产和供应。

二、把优秀企业作为主力军，解决种业发展市场问题

一流企业打造一流业绩。鄞州区通过龙头带动，加快培育一批育种创新能力强、市场占有率高、经营规模大、产业链长的种业企业，加速产业集聚，释

---

① 案例由宁波市农业农村局提供。
② 李永伟.建设现代种业强区 促进农业转型升级[J].新农村，2021(7)：10-12.

放规模效应,提升整体发展水平。2021 年,宁波种业的"甬优"等系列籼粳杂交水稻使浙江省单季稻最高亩产稳定突破 1000 公斤、连作稻最高亩产稳定突破 800 公斤,累计推广面积已达 5500 余万亩,占全国籼粳杂交播种面积的 70% 以上,累计增产稻谷 44 亿公斤,增加社会经济效益 132 亿元,产值位居全国水稻种业第 7 位[①],成为国家级高新技术企业并列入国务院国企改革"科改示范企业";微萌种业成为浙江省销售额最大、自主研发品种最多的瓜菜种业企业,其自主培育的"美都"品牌西瓜在全国推广种植 65 万亩,联结带动 1.3 万名农民增收,创造年产值约 80 亿元,自主研制的杂交青菜实现进口替代,在全国推广种植面积 20 万亩,实现年产值近 5 亿元。鄞州区积极对接引进先正达、印尼环球集团等国内外知名种业企业,进一步实现现代种业总部集聚。

三、把政策支撑作为助推器,解决种业企业做大做强问题

一流环境促进一流发展。鄞州区成立种业强区工作领导小组,并于 2020 年出台《关于推进现代种业发展着力打造种业强区的实施意见》,强化土地、资金、人才用能保障,以要素禀赋优势厚植发展后劲。在用地需求上,优先满足研发型种业企业、科研机构和重点项目,为微萌种业、宁波种业落实建设用地 55 亩、育繁推基地 900 亩;在财政支持上,安排 2000 万元专项资金,采取"以奖代补""先建后补"等形式支持现代种业,引导社会资本和金融资源投向种业领域,累计落实财政投入和企业投资 2.6 亿元;在人才引育上,对从事育种或种质资源保护的"高、精、尖、特、缺"优秀人才,明确享受就业创业扶持政策且不受人数限制,共引育种业领域高端人才 12 人,5 个创业团队(人才)入选相关人才计划。

第六节　健康治理现代化

◎案例十三

鄞州区未来社区健康场景建设[②]

根据浙江省委、省政府对未来社区建设和数字化改革的工作部署,鄞州

---

① 朱军备,林幼娟,余璐."种业巨头"为何纷纷落户姜山?[N].宁波日报,2021-09-06.
② 案例由鄞州区健康办提供。

区卫健局围绕"健康大脑＋智慧医疗＋未来社区"的建设要求,认真对照《浙江省未来社区健康场景建设方案》(征求意见稿)相关内容进行了梳理。鄞州区未来社区健康场景建设情况、做法与成效介绍如下。

一、基本情况

鄞州区下应街道海创家园社区被省卫健委增补确定为全省未来社区健康场景建设 11 个试点之一。下应街道海创家园社区于 2015 年交付使用,2021 年常住人口 1.5 万人,整个社区人口结构偏年轻,以中青年为主。社区卫生服务站于 2017 年启用,用房面积 500 平方米,是宁波市五星级社区卫生服务站,设有全科、儿科、中医科内科、针灸理疗科,配备医护人员 5 名(医生 2 名、护士 2 名、针灸科医生 1 名)。该服务站是鄞州区第一家"云站点",是依托医共体总院技术支撑,提供线上线下 24 小时服务的智能化社区卫生服务站。

二、做法与成效

(一)建成鄞州"云站点"

"云站点"由自助诊室和智慧药房组成,居民可以通过自助诊室进行互联网诊疗,并在智慧药房内完成自助配药和医保结算,实现 24 小时基本医疗服务①。"云站点"的设置,能够在有效满足居民群众基本医疗服务的前提下优化医务人员配备,有效提升运行效益。2019 年底建成至 2021 年底,"云站点"累计完成线上问诊配药服务 512 例,居民自助购药(OTC)近 1000 例。

(二)建成"医养融合健康服务 e 站"

作为鄞州区政府 2019 年民生实事项目"医养融合健康服务 e 站"的 30 个建设站点之一,海创卫生服务站配备了健康自测一体机、即时检测设备、远程心电系统、动态血压＋家庭远程血压、移动随访包等,为居家养老老年人提供家庭档案建档、心理评估、中医药体质辨识、常规体检等服务,并开展血脂四项、血糖、糖化血红蛋白、C 反应蛋白等 14 个项目的即时检验。同时,依托鄞州区眼底病诊断共享中心配备眼底相机,于 2019 年底开始实施糖网

---

① 鄞州区打造未来社区健康场景[N].中国人口报,2022-07-06.

筛查项目,为糖尿病患者和老年居民开展眼底镜检查。截至2021年底,共提供健康自测4000余人次,各类检验200余人次,远程心电、动态血压监测等检查50余人次,眼底镜检查400余人次,筛查出早期眼底病变76例。

(三)注重诊疗支撑

一是依托区域远程心电诊断、动态血压诊断和眼底病变诊断中心,可远程为患者提供相关检查服务。

二是医生端开通诊间问诊系统,医生可实时与医共体分院高年资或总院医生进行视频问诊。同步配有“共享药房”系统,建立医共体范围内各级医疗机构可衔接的用药机制,为服务站诊间签约患者提供在上级医院开具的慢性病用药配送入户服务①。

三是创建云诊室,开通远程会诊系统,为患者提供上级医疗机构专家远程会诊服务。

四是精准转诊。依托分级诊疗平台,实现住院、门诊和大型仪器设备预约检查,实现点对点精准预约转诊。

五是预检分诊区配备了自动测温仪,并通过区域卫生平台上线建立了发热病人闭环管理系统。

六是配备AED(自动体外除颤器)设备,全体人员经过相关培训,可正确操作使用。

(四)推进智慧化健康管理

一是开展健康自助监测。通过健康自测一体机,可为居民提供基本健康状况自助检测评估和健康指导,评估体检报告可实时传入居民健康档案。配置家庭远程血压计供签约居民轮转租赁使用,血压值传送给家庭医生和亲属,并开通异常值预警提醒功能。

二是推动在线签约服务。借助宁波云医院平台,家庭医生可提供在线自费签约和免费签约,自费签约可提供与线下签约同等服务,免费签约提供基本公共卫生、在线咨询、健康信息推送等服务。

三是建立“智惠公卫”系统。通过线上线下相结合的方式,以手机短信、智能语音、微信公众号等载体将各类公共卫生服务定向精准告知居民。居

---

① 鄞州区打造未来社区健康场景[N].中国人口报,2022-07-06.

民及时获得并应答服务,自主监测健康状况,定期获得健康评估报告。服务供给侧、需求侧双方信息传输实现"数据跑"代替"人工跑",提高了公共卫生服务效率。截至 2021 年底,已在健康体检、慢病随访、疫苗接种等场景应用130 万人次。未来,将启动对老年慢病患者用药指导、定时服药、复诊、复检等提醒。

◎案例十四

慈溪市大力开展健康"细胞"建设,促进全民健康知识普及①

一、案例背景

2017 年,慈溪市被正式命名为国家卫生城市。近年来,慈溪市把巩固创卫成果与文明城市创建、健康慈溪建设紧密结合起来,不断完善城市基础设施建设、加大城市管理力度、加强市民素质教育、落实长效管理机制等,城市配套功能逐步完善,城市管理水平不断提升,城区环境面貌进一步改善,市民卫生意识和健康水平稳步提高。在首轮健康浙江考核中,慈溪市考核分位列首批优秀等次,居宁波市第二。2019 年,慈溪市出台了《慈溪市全民健康生活方式行动实施方案(2019—2025 年)》,拓展健康支持性环境建设形式和内涵,分类建设健康细胞,旨在普及健康生活方式,营造健康环境,培育居民健康意识和健康行为能力,不断提高居民健康水平,大力推进健康慈溪建设。

二、推进成效

目前,慈溪市共创建健康单位(企业)9 家,健康步道 71 个,健康食堂 31家,健康餐厅 21 家,健康酒店 8 家,健康一条街 15 个,健康主题公园 45 个,健康加油站 24 个,健康小屋 30 个,健康角 171 个,健康社区 14 个,健康学校53 家。

---

① 案例由慈溪市健康办提供。

三、主要做法

（一）积极推进健康支持性环境建设，营造健康生活环境

慈溪市全面开展环境污染治理，实施城市绿地增量行动。同时，全市各地加快全民健身场地设施建设，大力推进健康支持性环境建设，积极打造绿色和谐人居环境。2019年，全市完成5个乡镇（街道）"污水零直排区"建设，9个饮用水水源水质达到Ⅲ类以上，新建绿道23公里（新城河、北三环等绿道分获"宁波最美绿道"称号）。慈溪各地在全面推进健康小屋、健康步道、健康食堂等传统健康支持性环境建设的基础上，创新形式，与党建、文明城市创建相融合，在先锋驿站、文化礼堂、老年活动室设置健康角；与特色小镇建设融合，推进健康示范街建设，并出台了各类健康支持性环境建设标准。目前，全市已实现镇级健康主题公园、健康步道、健康小屋全覆盖。龙山镇率先打造了市内第一条健康示范一条街，其中包括投资700万元，集健身运动场馆、健康展馆和健康（身）步道于一体的镇级健康主题公园，以及健康餐饮单位，健康菜市场、健康宣传公交站、健康宣传墙等各类健康细胞。

（二）借助媒体提升知晓度，不断提高居民健康素养

慈溪市充分发挥电视台、广播电台和慈溪日报等大众传媒覆盖面广、影响面深、接触量大的传播作用，在广播电台开设了《健康加油站》专栏，宣传疾病预防知识、慢性疾病保健常识，提醒市民防病要点。与气象局合作，在每日天气预报中开展每日防病播报和每月疾病预报，由慈溪电视台新闻综合频道播出。自2013年起，联合慈溪报社在《慈溪日报》桥城快报A7版开设《健康慈溪》卫生专版，设置了"健康大讲堂""图片新闻""健康小稿""健康微互动"等版块，半个月刊出一期；自2013年起，与慈溪电视台合作开辟《健康零距离》电视专栏，定期邀请医院专家和观众做客电视台，内容涉及老百姓常见的疾病防治知识，如"糖尿病与吃的关系""肿瘤离我们有多远，怎样生活更健康"等，每周播出一期。

（三）深入推进健康村镇建设，培植村级健康细胞

慈溪市在崇寿镇傅家路村、白沙路街道长春村、周巷镇万安庄村、龙山镇徐福村、观海卫镇大岐山村5个村镇试点的基础上，因地制宜，制订了具有各村特色的健康村镇建设工作计划，开展了形式多样的建设活动，通过示范

带动作用,全面推动慈溪市健康村镇建设工作。截至 2019 年底,共开展健康村(社区)建设 78 个,每个健康村均创建村级健康支持性环境 1 种及以上。建成 135 个村级健康角,比例达到 41%,分布于各村(社区)先锋驿站、老年活动室以及文化礼堂。同时,慈溪市全面实施"健康素养进农村文化礼堂"工作,倡导科学的健康理念,普及健康生活方式,丰富群众精神文化生活,提升农民健康素养,不断增强群众的获得感、幸福感和品质感。2019 年底,全市 35% 的农村文化礼堂开展健康素养进农村文化礼堂工作试点,居民健康素养水平从 2018 年的 25% 提升到 2019 年的 29%。

(四)全面推进健康家庭建设,培育家庭健康细胞

慈溪市在推进健康村镇建设的过程中,同步推进健康家庭建设。通过选择一批关注健康养生、健康知识掌握程度较高、经常参与健身活动、健康生活方式养成较好的家庭和群众,开展"十佳健康家庭""十佳健康达人"评比,在健康村镇建设动员会、推进会上进行表彰,邀请获奖者分享健康家庭建设经验,激发普通群众关注健康、参与健康家庭建设的积极性。同时,注重对健康家庭的指导,落实相关工作保障。镇村安排专项资金,为每个健康家庭免费提供至少 3 件(包括限盐罐、控油壶、腰围尺和体重秤等)家庭健康工具。传递健康知识,印制包含中国公民健康素养 66 条、膳食指南、"三减三健"核心信息等健康知识的村民健康读本,免费发放给各个家庭。2019 年,全市已全面推开健康家庭建设工作,3000 户以上居民开展健康家庭建设,居民健康素养水平、健康意识和健康行为能力显著提高。

(五)提升健康促进学校水平,实现健康医院全覆盖

一是加大浙江省健康促进学校建设力度。2019 年,坎墩街道宏展学校和逍林镇镇西小学顺利通过浙江省健康促进金牌学校评审。目前,慈溪市已创建省健康促进学校 108 所(慈溪共有中小学校 128 所,比例达 84.38%),其中铜牌 65 所、银牌 38 所、金牌 5 所。

二是连续 3 年开展健康促进进校园"五个一"系列活动("健康慈溪"优秀中学生夏令营、健康教育骨干教师培训活动、健康教育优秀课例评选活动、儿童青少年眼保健服务、省健康促进金银牌学校学生健康状况监测)。通过家校联动,宣传健康教育知识和理念,取得了良好社会反响。

三是营造健康和谐诊疗环境,积极传播健康文化,参与社区健康公益活

动,不断提升患者就医体验。全市 8 家二级及以上医疗机构全部建设成为省健康促进医院,实现省级健康促进医院全覆盖。

（六）结合健康产业发展,打造一批健康企业

慈溪市健康企业建设工作开展得有声有色并富有成效。被称为"全国企业健康管理样板"的宁波大发化纤有限公司积极倡导健康文化,每年投入200 多万元设立健康奖,奖励健康考核合格的员工,并逐年增加奖励额度;将员工体检情况导入健康管理系统,作为健康奖考核指标。同时,公司重点把运动健康、饮食健康和居住健康纳入日常管理工作范畴,每年举行全员运动会,建立职工活动中心、健身房,营造森林办公室,创建清洁生产车间,配备各种测试仪器,由健康专员随时跟踪检测。近年来,公司在健康管理方面的投入累计达 7000 多万元,获得中央媒体和国家卫健委的高度关注①。人民政协网用 16 分钟专题报道了大发公司的"健康之路"。在此引领下,健康企业创建工作快速推进,公牛集团、新海集团、中兴集团等一大批知名企业纷纷加入建设行列。

◎案例十五

深耕"健康＋",小城镇大治理②

近年来,余姚泗门镇以营造健康环境、构建健康社会、优化健康服务、培育健康人群、弘扬健康文化、发展健康产业为主要任务,做好"健康＋"文章,实现小城镇大治理,打造成为环境宜居、社会和谐、人群健康、服务便捷、富有活力的健康样板镇。主要做法介绍如下。

一、深耕"健康＋基础设施",小投入优化大环境

（一）强化资金保障,推进基础设施建设

开展"最美街景"改造和"四扇门"城市地标建设,建成多个区块的城市绿化景观。组建镇域公交公司和出租车公司,5 条公交线路（33 辆）覆盖全

---

① 我市"健康细胞"示范建设提档升级［N］.慈溪日报,2020-01-04.
② 案例由余姚市泗门镇人民政府提供。

镇、辐射周边,是全省首个开通镇域公交的试点镇。建成投用占地 24 亩、投资 2580 万元的新环卫站,顺利推进 2 个精品村建设,先后被评为宁波市幸福美丽新家园建设先进乡镇和首届"浙江最美乡镇"①。

(二)探索管理新路,推进农村生活污水治理

全面落实"河长制"、大力整治镇村两级河道,成功入选"治水美镇·浙江样本"50 强。组建市政公用管理服务中心,运用"数字市政",设立"1890"服务热线,通过完善服务外包、部门联动、常态考核,探索出一条泗门特色的市政管理新路子。启动泗门镇农村生活污水治理设施终端标准化运维提升改造工程,重点对小路下村、万圣村、楝树下村、谢家路村、湖北村、上新屋村的污水处理终端进行标准化运维改造。

(三)实行垃圾分类,完善垃圾清运体系建设

以全镇 83 个网格为单元,实行网格长负责制,做好生活垃圾分类工作。购置厨余垃圾、其他垃圾等专用收集车 9 辆,改装 2 辆,逐步提高生活垃圾分车装运能力。搭建完整的回收信息大数据管理服务体系,在万圣、海南、东大街等 3 个村(社区)以及 200 户以上居民小区试点开展智能回收,投放配备智能物联网的回收设备。

二、深耕"健康十环境治理",小整治撬动大提升

(一)开展环境卫生综合治理

采取以奖代补的方式激励企业清洁生产,实施废塑、电镀、印染等行业整治,完成废旧金属熔炼行业整治。建立健全常态化保洁机制,加强城乡村镇环境治理,引入第三方检测机构每季开展一次病媒生物预防控制效果监测,村镇环境面貌得到有效改善,实现省级卫生村、宁波市级森林村庄全覆盖。

(二)加强农业面源污染治理

切实抓好畜禽养殖关停退养、治理提升和准入把关。积极开展农业面源污染控制,13 家榨菜企业实现纳管排放,散户腌制污水实现集中装运。

---

① 从镇到城的华丽蝶变:余姚市泗门镇[J].宁波通讯,2016(12):F2-3.

（三）深入开展美丽乡村建设

以农村环境集中整治为载体，积极开展"美丽村庄""美丽庭院"创建，打造农村宜居环境，成功入选浙江省第一批"美丽乡村"示范镇，成为余姚市唯一上榜的乡镇。目前，已建成大型公园 3 个、村级公园 19 个、绿化景观带 7 处、环村林 106 公里。

三、深耕"健康＋医疗卫生"，小服务彰显大情怀

（一）完善公共卫生服务体系

实行市级医院和镇卫生服务中心"合二为一"模式，镇公共卫生服务工作由余姚市第四人民医院承担。22 家卫生室实施基本药物制度，楝树下村、大庙周村、上新屋村、湖北村卫生室顺利通过宁波卫健委的等级卫生室验收工作。设立新冠疫苗方舱式集中接种点，安全有序、按计划推进新冠疫苗接种工作。

（二）完善社会保障体系

注重医疗、就业、养老等社会保障体系的建设，努力让城乡居民享受基本均等的公共服务。养老综合参保率达 92%，医疗保险综合参保率达 98%，慈善募捐总额屡创历史新高，建立社会救助平台。投资 9000 万元的老年公寓建成投用。

（三）推进家庭医生签约服务

走村入户普及家庭医生制度，签约期内，医院方为个人免费建立电子健康档案，免收一般诊疗费，免费提供基本公共卫生项目服务，充分发挥家庭医生作为居民健康"守门人"的作用。

四、深耕"健康＋素养提升"，小举措营造大氛围

（一）全方位普及健康知识

结合传统阵地宣传，进一步加大宣传力度，开设"泗门健康教育促进中心"微信公众号，开通"健康小提示"短信服务，编印《健康泗门》报，组建健康教育巡讲团，组织中小学生健康素养绘画比赛、健康素养知识竞赛以及减盐少油健康厨艺大赛等活动。

(二)多角度传播健康生活理念

在健康主题公园内设立健康教育促进中心,分为健康素养、生命起源、青少年健康、女性健康、生命救护、健康生活、慢病防治等7个区域,向民众普及健康知识和人口文化理念,倡导健康生活方式。健康主题公园启用以来,受益群众逾万人,被评为宁波市第三批市级中小学生社会实践大课堂资源基地,成为镇内学校的校外健康课堂。

(三)推进体育健身场所和设施建设

全镇免费开放8所学校的体育设施,设有健身公园20个,健身路径54条,人均体育设施1.7平方米,有各类健身团队20个,经常性参加体育锻炼的人数达4.5万人。全镇每年举办的各类大型体育健身活动达10次以上,发展社会体育指导员和健康生活方式指导员183名,他们成为居民科学健身指导者、体育活动组织者、健康生活方式引领者。

◎案例十六

镇海区打造健康校园,助力每一名学生的健康成长①

"十年树木,百年树人",镇海区以"生命教育""教师发展学校""办好每一所学校"作为全区教育发展的三大基本理念,深入推进厚德校园、健康校园、艺术校园、书香校园、科技校园"五个校园"建设,助力每一名学生的健康成长,促进健康浙江行动在镇海落地。

一、重视"健康校园",扎实推进区域健康建设

"健康校园"作为镇海区"五个校园"建设之一,被列入镇海区"十四五"教育发展30项重点工作。2021年,镇海区教育局重点强调完善"健康知识＋基本运动技能＋专项运动技能"体育教学模式,鼓励有条件的学校每天开设体育课、鼓励学校争创省市级体育特色学校等3项工作,出台《关于加强镇海区中小学五育并举的实施意见》《镇海区教育局关于印发进一步建立健全教师和学生荣誉体系的指导意见》,明确"德"定方向、"智"长才干、"体"健身

---

① 案例由宁波市镇海区健康办提供。

躯、"美"塑心灵、"劳"助梦想,并提出要开展五育并举特色学校和"五好"学生评选,以评促进,积极争创健康促进学校。截至2021年,镇海区已有金牌学校3家,银牌学校5家,铜牌学校实现全覆盖。

二、开展"阳光体育",切实提升学生运动素养

(一)广泛开展阳光体育运动

高度重视体育课开设,严格落实"阳光体育一小时"。镇海区澥浦初级中学、张和祥小学等一批学校已经确保每天一节体育课,学生每天的体育锻炼达到1.5小时,采用"2+3"模式(常规体育课＋年级分层项目化体育课),为每位学生熟练掌握1项或1项以上的运动技能提供保障。广泛开展"阳光体育"活动和特色体育活动,全区拥有全国足球特色学校(幼儿园)7所,全国冰雪运动特色学校2所,全国青少年校园篮球特色学校2所,3所学校(幼儿园)被授予"全国大众蹦床体教融合实验学校(幼儿园)"称号。

(二)创新方式提升学生体质健康水平

镇海区要求学校每年定期开展全体学生参加的达标运动会,引导每一位学生发现自身的优势与不足。蛟川中心学校每年11月举行全员运动会,实现"变体育运动为健康活动、变竞技运动为娱乐活动、变少数参与为全员参与"的目标。在2020年公布的浙江省高校新生体质健康测试中,镇海区在全省各区县(市)总成绩优良率排名中列第21位。在宁波市2019年学生体质健康标准抽测(2020年因新冠肺炎疫情未测)中,镇海区普高、职高均列全市第一。在宁波市中学生田径运动会中,镇海区高中组团体总分连续4年获得区县(市)第一名,初中组获得三连冠。

(三)积极创设保障阳光体育开展的环境

在机制保障上,镇海区在编制紧张的情况下,优先保障学校体育、美育等教师配备。设立学校自主发展项目,安排专项经费,让学校申报特色体育项目,聘请优秀体育教练,逐步提高体育在中考中的比分。此外,镇海区部分学校还将信息技术融入体育运动之中,开创"大数据＋体育"的运动监测与评价体系,实现体育教学的精准化。

三、细化"心育"工作,积极促进学生身心健康

镇海区历来重视学校心理健康教育,每年对小学一年级、初一、高一新

生进行心理健康专项筛查,做好学生清单式心理排查,对"心理危机"学生实行"一人一档",先后出台《镇海区学校学生心理危机识别与干预工作实施方案》《镇海区教育系统特殊学生关爱专项行动实施方案》,建立校领导和教师与"心困生"双结对制度,加强相关危机预防和干预工作。学校积极落实"心育"课时,加强课程建设,常态化开设心理健康教育辅导课。同时,要求各学校设立德育小课,以长课、短课、微课等多种形式开展班级心理健康教育活动。打造全员育人队伍,将心理健康教育纳入各校的大德育体系,成立心理健康教育工作讲师团,为全区中小学开展心理健康教育专题培训、知识宣讲、辅导活动。截至2021年,全区中小学、幼儿园的心理健康教育C证及以上持证人数4240人,持证率接近100%,B级资格92人,A级资格11人。

四、做好"专项管理",扎实开展预防近视工作

在2021年的全国教育工作会议上,教育部部长陈宝生在工作报告中重点提出,要落实推进中小学作业、睡眠、手机、教辅、体质"五项管理"。镇海区在此基础上增加了放学时间管理,优化教育方式,强化重点领域管理,促进学生身心健康发展。同时,不断加强教研指导,加强学科组、年级组作业统筹,倡导每一份作业由教师精心选择设计,减少学生教辅书数量,提高作业精准性和有效性,保障学生睡眠时间,引导家长加强对孩子在家里使用手机的教育和管理。常态化开展学校上学和放学时间专项督查。结合学校综合考核,开展学校教育生态的社会满意度测评。在每年的3月、6月、9月推进"明眸亮睛"的预防近视宣传教育行动,分批对全区的保健教师、班主任、学生、家长进行预防近视的专题培训,加快教室护眼灯光改造筹备工作,全面推进辖区青少年近视预防工作。

参考文献

［1］European Commission. Regulation of the European Palliament and of the Coucil［EB/OL］．［2022-08-30］. https://eur-lex. europa. eu/legal-content/EN/TXT/? uri=CELEX:52020PC0405.

［2］European Commission. EU4Health Programme 2021-2027:A vision for a healthier European Union［EB/OL］．［2022-08-30］. https://health. ec. europa. eu/funding/eu4health-programme-2021-2027-vision-healthier-european-union_en.

［3］European Commission. EU4Health Programme for a healthier and safer Union［EB/OL］．［2022-08-30］. https://ec. europa. eu/health/sites/health/files/funding/docs/eu4health_factsheet_en. pdf.

［4］Yang J,Siri J G,Remais J V,et al. The Tsinghua-Lancet Commission on Healthy Cities in China:Unlocking the power of cities for a healthy China ［J］. The Lancet,2018,391(10135):2140-2184.

［5］Lurie N. Healthy people 2010:Setting the nation's public health agenda ［J］. Academic Medicine,2000(1):12-13.

［6］National Center for Health Statistics. Healthy People 2020［EB/OL］．［2022-08-30］. https://www. cdc. gov/nchs/healthy_people/hp2020. htm.

［7］National Center for Health Statistics. Healthy People 2030［EB/OL］．［2022-08-30］. https://www. cdc. gov/nchs/about/factsheets/factsheet-hp2030. htm.

［8］National Healthy Lifestyle Campaign of Singapore. Health Promotion Board (HPB)［EB/OL］．［2022-08-30］. https://www. hpb. gov. sg/article/national-healthy-lifestyle-campaign-2014-celebrates-healthy-living-master-plan-achievements-raises-awareness-of-healthy-living-options.

［9］UK Department of Health. Choosing health:Making healthy choice easier［R］. London:Stationary Publishing Office,2004.

［10］World Health Organizatioan. Global status report on road safety 2013：
　　　Supporting a decade of action［R］. Geneva：World Health Organization,2013.

［11］World Health Organization（WHO）. Integrated health services：What
　　　and why［R］. Geneva：World Health Organization,2008.

［12］World Health Organization. World health statistics 2016：Monitoring
　　　health for the SDGs,sustainable development goals［R］. Geneva：World
　　　Health Organization,2016.

［13］陈丽君,郁建兴,徐铱娜. 共同富裕指数模型的构建［J］. 治理研究,2021
　　　（4）:5-16.

［14］陈柳钦. 健康城市建设及其发展趋势［J］. 中国市场,2010（33）:50-63.

［15］陈敏,陈琼. 二级以上医院患者平均候诊时间缩短至 26 分钟［N］. 宁波
　　　日报,2021-07-13.

［16］陈敏,周琼. 宁波开全国"医保家付"先河［N］. 宁波日报,2021-12-31.

［17］陈敏. 多项技术领先全省全国多个学科辐射浙东地区［N］. 宁波日报,
　　　2021-05-25.

［18］陈敏. 中医药助力打造"健康宁波"［N］. 宁波日报,2021-02-03.

［19］陈佩,李晓晨. 中日韩国家健康计划比较分析及对健康中国建设的启示
　　　［J］. 体育教育学刊,2022（3）:81-88.

［20］陈锐,索玮岚. 全球城市化进程动态监测与分析［J］. 中国科学院院刊,
　　　2012（2）:197-204.

［21］陈霄,何志辉,刘文华. 健康城市的概念、现状与挑战［J］. 华南预防医学,
　　　2019（1）:85-90.

［22］陈钊娇,许亮文. 健康城市评估与指标体系研究［J］. 健康研究,2013（1）:
　　　5-9.

［23］从镇到城的华丽蝶变:余姚市泗门镇［J］. 宁波通讯,2016（12）:F2-3.

［24］代涛,朱坤,韦潇,等. 美国、英国和加拿大健康战略的比较分析［J］. 医学
　　　与哲学（人文社会医学版）,2008（11）:14-17.

［25］邓晓,吴春眉,蒋炜,等. 2006—2008 年全国伤害监测道路交通伤害病例
　　　分布特征分析［J］. 中华流行病学杂志,2010（9）:1005-1008.

［26］方文倩. 健康城市指数测算及其影响因素研究［D］. 徐州:中国矿业大
　　　学,2019.

[27]傅华,高俊岭.健康是一种状态,更是一种资源:对 WHO 有关健康概念的认识和解读[J].中国健康教育,2013(1):3-4.

[28]傅华,李枫.现代健康促进理论与实践[M].上海:复旦大学出版社,2003.

[29]国家卫生健康委党组书记、主任马晓伟:传承党领导卫生健康事业百年经验 在新征程上推动健康中国建设迈上新台阶[N].学习时报,2022-01-12.

[30]贺胜兰,蔡圣楠.学术界关于高质量发展评价体系的研究综述[J].国家治理周刊,2019(38):17-24.

[31]洪群联.中国服务业高质量发展评价和"十四五"着力点[J].经济纵横,2021(8):61-73.

[32]侯静静,苏丽丽,黄晓光.江苏卫生健康事业高质量发展评价指标体系研究[J].卫生软科学,2021(2):36-40.

[33]胡华宏.坚持"绿水青山就是金山银山"理念 打造全民共享全域美丽环境[J].宁波通讯,2021(15):32-33.

[34]李冠伟,孙统达,柴子原,等.公立医院绩效评价研究[J].卫生经济研究,2009(10):24-26.

[35]李京.高温热浪对济南人群健康的影响及社区干预研究[D].济南:山东大学,2017.

[36]李鲁.社会医学[M].北京:人民卫生出版社,2019.

[37]李梦欣,任保平.新时代中国高质量发展指数的构建、测度及综合评价[J].中国经济报告,2019(5):49-57.

[38]李滔,王秀峰.健康中国的内涵与实现路径[J].卫生经济研究,2016(1):4-10.

[39]李贤相,洪倩.卫生综合评价方法研究进展.实用预防医学,2003(6):1035-1038.

[40]李晓晨,陈佩."健康中国 2030"背景下日本国民健康促进政策及启示:基于第二次"健康日本 21"实施效果的考察[J].体育成人教育学刊,2020(6):29-37.

[41]李永伟.建设现代种业强区促进农业转型升级[J].新农村,2021(7):10-12.

[42]联合国国际减灾战略.气候变化使人类更易受灾害影响[EB/OL].(2017-03-02)[2022-08-30].http://www.un.org/chinese/News/story.asp?news ID=7846.

[43]梁鸿,许非,王云竹,等.论健康城市与社会经济发展[J].中国卫生经济, 2003(7):8-9.

[44]梁旭,牟昀辉,那丽,等.基于德尔菲法的卫生健康高质量发展指标体系构建研究[J].中国卫生经济,2022(4):70-73.

[45]廖琴,曾静静,曲建升.国外环境与健康发展战略计划及其启示[J].环境与健康杂志,2014(7):635-639.

[46]刘军.世界卫生组织提出"全球健康新战略"[N].光明日报,2004-02-12.

[47]陆建玉,周莺.基于BSC的高职院校图书馆绩效评价指标体系构建[J].中华医学图书情报杂志,2012(4):21-25.

[48]马祖琪.健康城市与城市健康:国家视野下的公共政策研究[M].南京:东南大学出版社,2015.

[49]马祖琦.城市健康视角中的公共住房政策研究:美国经验及其对我国的启示[J].未来与发展,2008(7):65-69.

[50]马祖琦.从"城市蔓延"到"理性增长":美国土地利用方式之转变[J].城市问题,2007(10):86-90.

[51]马祖琦.欧洲"健康城市"研究评述[J].城市问题,2007(5):92-95.

[52]宁波"最多跑一次"群众满意率全省第一[EB/OL].(2020-05-06)[2022-08-30].http://www.ningbo.gov.cn/art/2020/5/6/art_1229099769_51834622.html.

[53]宁波获评"浙江省清新空气示范区"[EB/OL].(2021-03-10)[2022-08-30].http://www.ningbo.gov.cn/art/2021/3/10/art_1229187613_59026469.html.

[54]宁波市民政局.积极引导 创新机制:宁波市推进城市养老服务业创新发展[J].中国社会工作,2019(6中):11-12.

[55]宁波市民政局.养老服务业发展的宁波实践[J].宁波通讯,2018(10):52-53.

[56]宁波市全民健康信息平台通过国家医疗健康信息互联互通标准化成熟度五级乙等测评[EB/OL].(2021-01-04)[2022-08-30].http://www.

ningbo. gov. cn/art/2021/1/4/art_1229096033_59024679. html.

［57］宁波卫生健康信息化水平位居全国第六［EB/OL］.（2021-07-13）［2022-08-30］. http://www. ningbo. gov. cn/art/2021/7/13/art_1229099763_59035428. html.

［58］彭佳学. 胸怀两个大局服务国之大者 勇担时代大任 为加快建设现代化滨海大都市而努力奋斗：在中国共产党宁波市第十四次代表大会上的报告［EB/OL］.（2022-02-28）［2022-08-30］. http://news. cnnb. com. cn/system/2022/02/28/030333038. shtml.

［59］彭佳学. 忠实践行"八八战略"奋力推进"两个先行"在高质量发展中加快建设现代化滨海大都市［J］. 宁波通讯，2022(13):10-13.

［60］钱东福，王志琳，林振平，等. 城市医疗服务体系整合的研究回顾与展望［J］. 医学与哲学(人文社会医学版)，2011(2):43-45.

［61］清华新型城镇化研究院. 新一年度全国城市健康大数据研究成果出炉：《清华城市健康指数 2021》发布［EB/OL］.［2022-08-30］. https://mp. weixin. qq. com/s/7WTPTnOZinLEhktI7SfAmA.

［62］裘东耀. 牢牢把人民健康放在优先发展战略地位 高质量落实健康宁波建设的具体任务［J］. 宁波经济(三江论坛)，2018(8):6-9.

［63］裘东耀. 政府工作报告：2021 年 2 月 21 日在宁波市第十五届人民代表大会第六次会议上［N］. 宁波日报，2021-02-26.

［64］全国首个生态环境教育特色小镇试点项目在奉化启动［EB/OL］.（2020-06-05）［2022-08-30］. http://www. ningbo. gov. cn/art/2020/6/5/art_1229187613_53343677. html.

［65］全国首家云医院在宁波开张［EB/OL］.（2014-09-15）［2022-08-30］. http://www. ningbo. gov. cn/art/2014/9/15/art_1229096033_52670157. html.

［66］任光圆，蒋志云，洪钟鸣，等. 整合型健康服务绩效指数评价体系及实证研究［J］. 卫生经济研究，2020(10):16-20.

［67］任延荣，刘庆欧. 卫生管理技术基础：实用运筹学与系统工程［M］. 北京：北京医科大学、中国协和医科大学联合出版社，1993.

［68］阮景，白锦表，茅莺对，等. 提升宁波市医疗卫生水平的开放合作路径初探［J］. 宁波经济(三江论坛)，2019(4):5-8.

［69］沈敏. 打造美丽宜居品质城市和高水平交通强市 全力助推宁波争创社

会主义现代化先行市[J].宁波通讯,2021(3):15-18.

[70]史永.众志成城齐战疫:记抗击"非典"和新冠肺炎疫情[J].宁波通讯,2021(23):53-54.

[71]苏小游,司明玉,朱之恺,等.健康生活总体规划:新加坡的经验和启示[J].中华预防医学杂志,2019(12):1198-1202.

[72]孙春兰.全面推进健康中国建设[N].人民日报,2020-11-27.

[73]孙统达,陈健尔,李冠伟,等.对公立医院收支综合评价体系的探讨[J].中华医院管理杂志,2009(12):842-846.

[74]孙统达,陈健尔,李冠伟,等.公立医院绩效评价指标体系的构建[J].中国农村卫生事业管理,2009(12):896-898.

[75]孙统达,陈健尔,李冠伟,等.建设新农村健康发展指数评价体系研究[J].中国预防医学杂志,2010(2):135-138.

[76]孙统达,陈健尔,李冠伟,等.宁波市公立医院绩效评价研究[J].中国医院,2010(2):23-26.

[77]孙统达,蒋志云,王涌,等.宁波市整合型医疗卫生服务体系的实践与探索[J].卫生经济研究,2018(12):21-24.

[78]孙统达,李辉,王幸波,等.共同富裕视域下卫生健康发展评价体系构建及实证研究[J].卫生经济研究,2022(9):5-9.

[79]孙统达.打造健康中国的宁波样本[J].宁波通讯,2018(9):30.

[80]王昊,张毓辉,王秀峰.健康战略实施机制与监测评价国际经验研究[J].卫生经济研究,2018(6):38-40.

[81]王鸿春,盛继洪.北京健康城市建设研究报告(2017)[M].北京:社会科学文献出版社,2017.

[82]王虎峰.全球健康促进30年的共识与经验[J].中国行政管理,2019(12):133-139.

[83]王陇德.健康管理师基础知识[M].北京:人民卫生出版社,2019.

[84]王仁元,高巍,朱波,等.区域卫生科技创新绩效评价指标体系的构建[J].中国农村卫生事业管理,2016(1):8-11.

[85]王锐,那丽,马月单,等.卫生健康高质量发展的内涵与路径选择[J].卫生经济研究,2022(7):1-4.

[86]王欣,孟庆跃.国内外卫生服务整合案例的整合策略比较[J].中国卫生

经济,2016(6):9-12.

[87]王秀峰,吴华章,甘戈.卫生健康在共同富裕中的地位作用与主要任务[J].卫生经济研究,2022(2):1-5,9.

[88]王仔鸽,吴华章,宋杨.国外健康战略发展经验及对中国的启示[J].医学食疗与健康,2021(5):203-205.

[89]温秋月,卢东民,姜宝荣,等.我国城市健康城市指标体系的系统评价[J].中国循证医学杂志,2018(6):617-623.

[90]我市"健康细胞"示范建设提档升级[N].慈溪日报,2020-01-04.

[91]吴向正.市人大常委会跟踪监督农民"喝好水"工程[N].宁波日报,2020-08-14.

[92]武云亮,钱嘉兢,张廷海.新发展理念下长三角经济高质量发展的测度与评价[J].沈阳大学学报(社会科学版),2021(5):530-538.

[93]习近平.扎实推进共同富裕[J].共产党员,2021(11 上):5-7.

[94]肖月,赵琨,薛明,等."健康中国2030"综合目标及指标体系研究[J].卫生经济研究,2017(4):3-7.

[95]谢华丽,张军.试论现代健康观与护理模式的转变[J].中国卫生质量管理,2003(3):42-43.

[96]徐娇.论健康国家战略规划与实施路径[J].中国食品卫生杂志,2021(4):400-403.

[97]徐倩倩.让健康科普走进百姓家[J].健康博览,2022(5):64.

[98]杨莉,王静,曹志辉,等.国外基本卫生服务实施背景、策略及其影响研究[J].中国循证医学杂志,2010(3):284-297.

[99]杨绪忠,张彩娜,文瑜.到2025年我市将建成绿道2000公里[N].宁波日报,2021-03-17.

[100]杨芝,郑俊之.一城五金!看"冠军之城"如何打响体育产业"金"字招牌[J].宁波通讯,2021(18):62-65.

[101]姚军,刘世征.健康管理职业导论[M].北京:人民卫生出版社,2019.

[102]鄞州区打造未来社区健康场景[N].中国人口报,2022-07-06.

[103]鄞州卫健晒2018成绩单10件大事记录高质量健康鄞州建设[EB/OL].(2019-03-21)[2022-08-30].http://yz.cnnb.com.cn/system/2019/03/21/030037351.shtml.

[104]尹纯礼,吴静雅,邹佳彤,等.中美健康国家战略比较分析与启示[J].中国卫生政策研究,2017(5):45-52.

[105]张凯凯,何开艳.我市全面打造"最干净城市"[N].宁波日报,2021-05-17.

[106]张莉清,陈同童.俄罗斯青少年体育制度研究[J].青少年体育,2017(10):139-140,110.

[107]张罗漫,黄丽娟,夏结来,等.综合评价中指标值标准化方法的探讨[J].中国卫生统计,1994(4):1-4.

[108]张南芬.高水平推进健康宁波建设高标准增进人民健康福祉[J].宁波通讯,2018(17):19-23.

[109]张鑫华,王国祥.从"健康日本21"计划实施看日本社会国民健康的管理与服务[J].成都体育学院学报,2014(9):19-23.

[110]张雪艳,何霄嘉,马欣.我国快速城市化进程中气候变化风险识别及其规避对策[J].生态经济,2018(1):138-140,158

[111]赵灿,王建勋,滕忆希,等.浙江省杭州市健康城市建设评估[J].中国卫生政策研究,2020(10):1-6.

[112]浙江省卫生健康委.扩容提质强发展 普惠共享促均衡 努力在高质量发展建设共同富裕示范区中展现卫生健康新作为[J].政策瞭望,2021(7):48-51.

[113]郑继伟.区域视野下的健康发展战略选择:以浙江为例的实证研究[M].北京:科学出版社,2013.

[114]中国健康教育中心.健康影响评价实施操作手册(2021版)[M].北京:人民卫生出版社,2022.

[115]中国十大"舒适之城"宁波城市增添新"名片"[EB/OL].(2021-04-24)[2022-08-30].http://www.ningbo.gov.cn/art/2021/4/24/art_1229099763_59027855.html.

[116]中华人民共和国国务院新闻办公室.中国健康事业的发展与人权进步[N].人民日报,2017-09-30.

[117]周国明,王仁元,等.健康城市建设与治理[M].杭州:浙江大学出版社,2019.

[118]周琼,徐铭穗.我市医保参保人可免备案[N].宁波日报,2021-06-29.

[119]周向红.健康城市:国际经验与中国方略[M].北京:中国建筑工业出版社,2008.

[120]朱军备,林幼娟,余璐."种业巨头"为何纷纷落户姜山？[N].宁波日报,2021-09-06.

[121]朱坤,代涛,张黎黎,等.英国健康战略的特点及启示[J].医学与哲学(人文社会医学版),2008(11):9-11.

[122]朱启星,傅华.预防医学[M].北京:人民卫生出版社,2015.

后　记

　　本书为宁波市社会科学研究基地（重点）——"健康宁波研究基地"的最终研究成果之一，课题研究得到了宁波市社科院（市社科联）、宁波市卫生健康委员会的资助。健康宁波研究基地既是新型特色智库，也是服务于区域卫生健康事业的健康服务业研究中心、咨询服务评估中心和技术推广中心。它紧扣健康中国建设重大战略需求，立足区域卫生健康事业发展，融入长三角一体化，加强"政产学研用"协同创新，以公共卫生体系、长期照护服务体系及特殊儿童教育康复的现状及治理为研究主线，服务政府、行业与企业，开展关系健康浙江长远发展的重大公共健康政策理论与应用研究；在此基础上，提炼宁波特色，提出基于"健康中国"的具有浙江风格、宁波特色的卫生健康发展政策及实现路径，积累一批可复制、可借鉴的改革创新经验，并辐射全国。健康宁波基地致力于贡献健康中国建设的宁波素材、宁波经验，为持续推进健康中国建设服务。

　　宁波市健康办主任、宁波市卫生健康委员会党委书记、主任俞曹平和宁波市健康办副主任、宁波市卫生健康委员会党委委员、二级巡视员黄加成负责书稿的总体设计，组织现场调查，召开研讨会，审定书稿大纲和章节内容。宁波卫生职业技术学院健康服务研究院院长孙统达教授和宁波市爱卫办副主任王幸波负责书稿的修改完善与全书的统稿审定。各章主要执笔人介绍如下：第一章，王幸波、孙统达；第二章，赵凌波、孙统达、李辉；第三章，董晓欣、李辉、孙统达；第四章，孙统达、李辉、傅一栋、董晓欣、胡苏珍；第五章，孙统达、张颖、王幸波、李辉、董晓欣、胡苏珍；第六章，李辉、董晓欣、王飞飞、史晓峰、江志琴、李双央、李峰、张志永、周高祥、郑代丰、顾生风、唐倩如、董奇军、褚婷婷。

　　本书在撰写过程中得到了宁波市哲学社会科学发展规划领导小组办公室、宁波市社科院（市社科联）、宁波市卫生健康委员会、宁波市爱卫办、宁波卫生职业技术学院等部门领导的大力支持和帮助,得到了浙江大学出版社领导的大力支持和帮助。在现场调查工作开展过程中,课题组得到了宁波市卫生健康委员会、宁波市统计局、宁波市发改委、宁波市财政局、宁波市生态环境局、宁波市综合行政执法局、宁波市医保局、宁波市民政局、宁波市商务局、宁波市农业农村局、宁波市体育局、宁波市教育局、宁波市住建局等部门的领导和工作人员的热情支持与指导。在此一并致以衷心的感谢!

由于时间仓促,书稿中难免存在疏漏甚至是不当之处,敬请广大读者批评指正。

本书编委会

2022 年 10 月于宁波